Engelsing/Heid

Homöopathie & Co. für Schwangerschaft und Babyzeit

Die Autorinnen

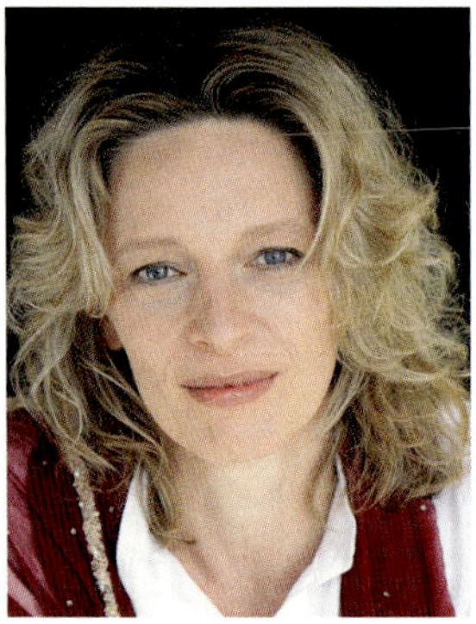

Dr. med. Anja Maria Engelsing ist Fachärztin für Frauenheilkunde und Geburtshilfe, Homöopathie und Naturheilverfahren. Sie arbeitet in eigener Praxis, Behandlungsschwerpunkt ist die Ganzheitliche Frauenheilkunde mit Homöopathie und Heilpflanzen. Frau Engelsing ist verheiratet und lebt mit ihrer Familie in Bad Feilnbach/Bayern.

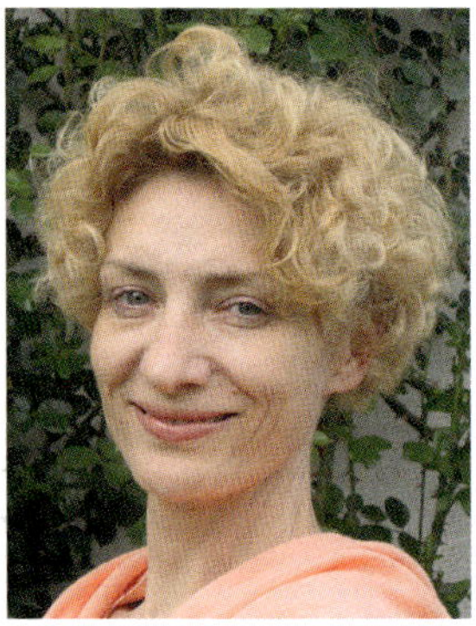

Nicole Heid war nach ihrem Staatsexamen zur Hebamme zunächst freiberuflich als Beleghebamme tätig. Eine Stillausbildung und eine Weiterbildung als Mediatorin sowie Zusatzausbildungen in Akupunktur und Kraniosakraltherapie folgten. Ihr Schwerpunkt ist die ganzheitliche und individuelle Betreuung junger Mütter. Auf ihre Initiative wurden ein Geburtshaus und der Verein LebensMomente e. V. mit Hebammenpraxis, in der sie derzeit tätig ist, gegründet.

Dr. Anja Maria Engelsing
Nicole Heid

Homöopathie & Co. für Schwangerschaft und Babyzeit

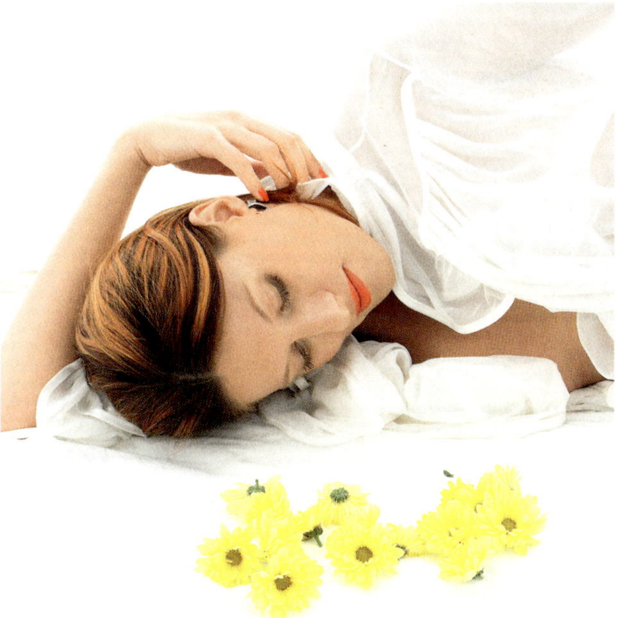

Haug

Schwangerschaft

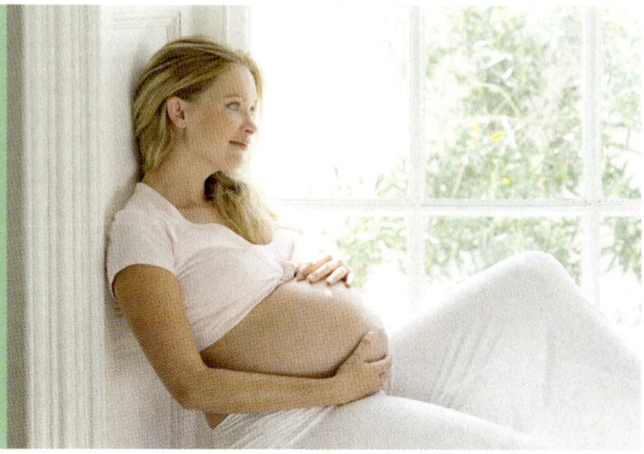

Geburt

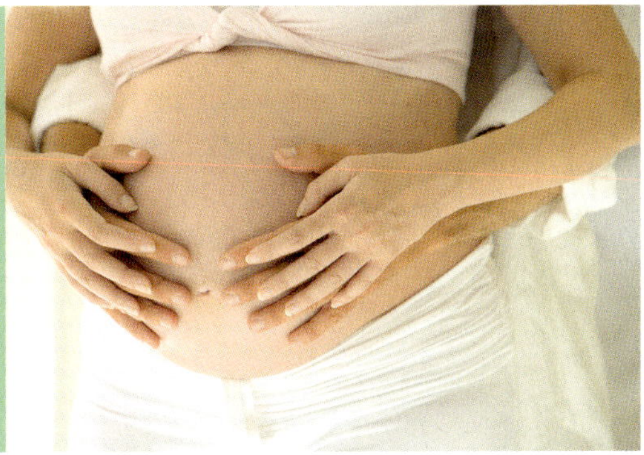

Wochenbett

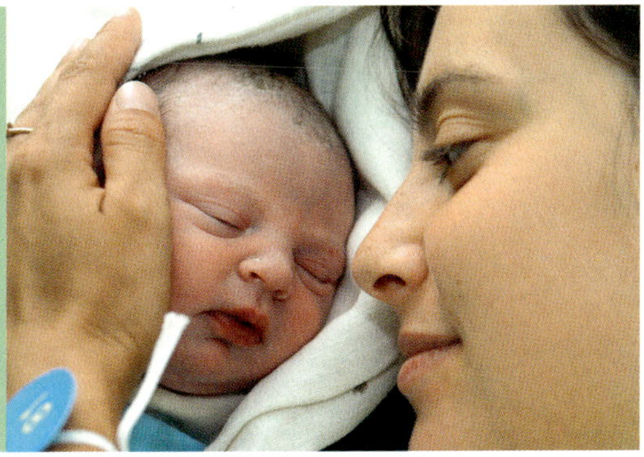

Das erste Jahr

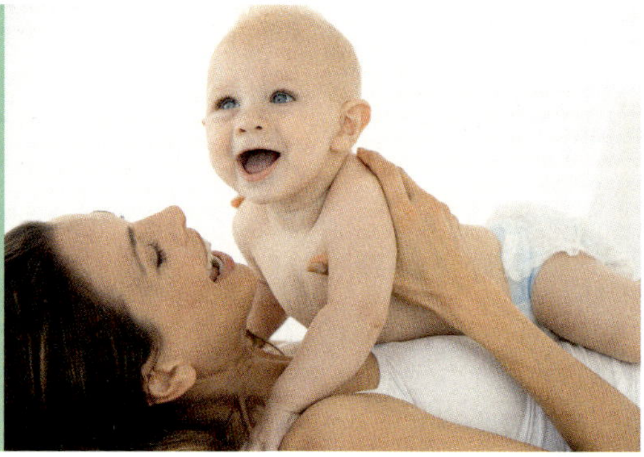

Kleine Einstimmung auf das Baby

Mein Wunsch für Sie!

Noch bis vor wenigen Jahrzehnten machte das Erleben von Schwangerschaft, Geburt und Mutterschaft einen Großteil des Frauenlebens aus. Schwanger zu sein oder zu stillen war so normal, dass viele Frauen über Jahre fast keine Monatsblutung hatten. Das ist in unserer modernen Welt ganz anders geworden. Ich habe im letzten Teil meines Studiums zu Beginn der 1990er Jahre in Andalusien meine ersten Erfahrungen in der Geburtshilfe machen dürfen und den Zauber dieser archaischen Frauenwelt noch miterleben können. Damals war mir auf einmal klar: Ich möchte als Frauenärztin arbeiten. Und das empfinde ich noch heute jeden Tag aufs Neue als großes Geschenk.

Die meisten Frauen erleben die Vielzahl der Möglichkeiten vorgeburtlicher Diagnostik und die technisierte Überwachung von Schwangerschaft und Geburt heutzutage oft schwankend zwischen Fluch und Segen. Viele Möglichkeiten zu haben heißt auch, viele Entscheidungen treffen zu müssen. Werdende Eltern werden von dem Moment an, in dem die vielleicht lang ersehnte Schwangerschaft festgestellt wird, mit einer Flut von Informationen überschüttet, aus denen sie sorgsam wählen müssen, was sich für sie richtig anfühlt.

Ich wünsche Ihnen, dass Sie bei all den vielen kleinen und großen Entscheidungen rund um Schwangerschaft, Geburt und Elternsein stets mit Ihrem fühlenden Wissen in Verbindung bleiben und sich davon tragen lassen können. Und dass Sie die für Sie besten Begleiter finden, Frauenärztin und Hebamme, die Ihnen zur Seite stehen.

Auch dieser Ratgeber möchte Ihnen dabei helfen. Wir haben die Themen zunächst grob chronologisch geordnet: Schwangerschaft – Geburt – Wochenbett – Das erste Jahr. Unser Fokus liegt dabei immer auf dem Wohlergehen der Mama. Was kann ich tun, damit ich diese Zeit für mich gut erlebe, mich wohlfühle, im Einklang mit mir und meinen Lieben durch diese wundervolle Zeit hindurchgehen kann? Denn nur, wenn es Ihnen gut geht, wird es auch Ihrem Baby gut gehen. In den einzelnen Kapiteln finden Sie sowohl allgemein Wissenswertes als auch viel Hilfreiches zu möglichen Problemen. Dabei sind wir von unseren Erfahrungen ausgegangen. Wir möchten auf die Fragen Antworten geben, die uns in den vielen Jahren unserer Arbeit immer wieder gestellt worden sind und die (werdende) Mütter bewegen. Wenn Sie Ihr »Problem« nicht gleich dort finden, wo Sie es vermuten, schauen Sie doch im Stichwortverzeichnis des Buches nach.

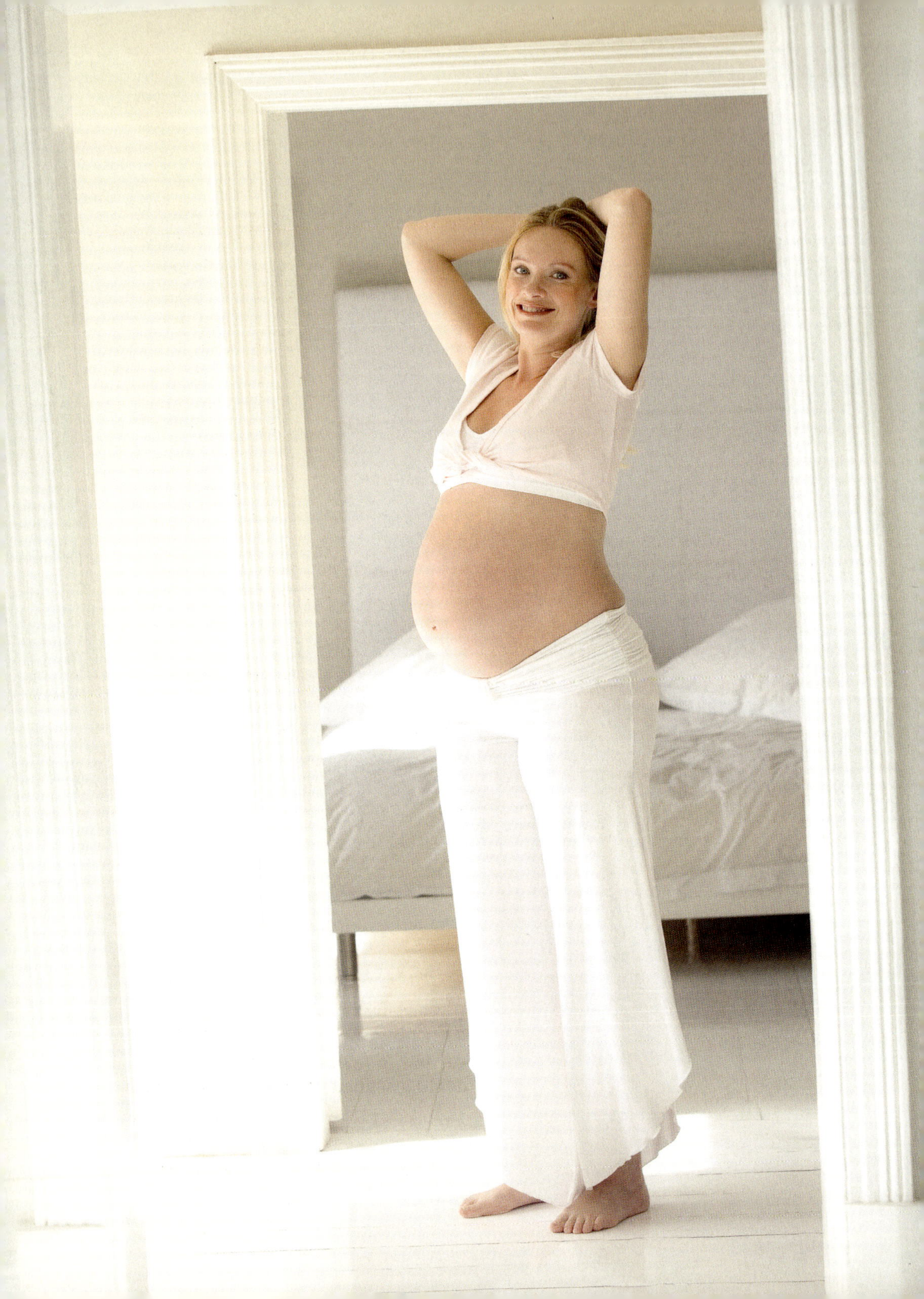

Die Homöopathie liegt mir persönlich besonders am Herzen. Seit meiner ersten Begegnung mit diesen »Zauberkügelchen« noch während meiner Klinikjahre und der Zusatzausbildung zur Homöopathin hat mich das Staunen über diese Methode nie mehr verlassen. Sicher wird es Ihnen wie mir gehen: Wer einmal die prompte und durchschlagende Heilung durch Globuli am eigenen Leib erlebt hat, verfällt dieser nebenwirkungsfreien Medizin mit Haut und Haaren. Homöopathie in der Schwangerschaft ist eine wundervolle Möglichkeit, nebenwirkungsfrei zu lindern und zu heilen und so Mutter und Kind zu unterstützen. Der Beschreibung hilfreicher homöopathischer Arzneien habe ich immer den deutschen Namen des Mittels hinzugefügt.

Ich wünsche Ihnen, dass Sie in diesem Buch vieles für Sie Hilfreiche finden und dass Sie die »Heilige Zeit« Ihrer Schwangerschaft in all Ihrem Zauber erleben dürfen und können.

Ihre Anja Maria Engelsing

Und mein Wunsch für Sie!

Schwangerschaft und Geburt sind Wandelzeiten im Leben einer Frau wie Pubertät und Wechseljahre. Unser Körper und unsere Wahrnehmung der Dinge ändern sich wie von selbst, nur wenig davon ist aktiv beeinflussbar. Spätestens wenn sich ein Mädchen zur jungen Frau entwickelt hat, wird aktiv das Erwachsensein geplant – Schulabschluss, Studium oder Ausbildung sind heute die Regel und die Berufsorientierung hat, im Gegensatz zu den Generationen vor uns, Vorrang vor der Familienplanung. Längst haben sie sich in die berufliche Männerwelt integriert und gestalten die Arbeitswelt mit.

Auch wenn wir immer wieder hören, wie wertvoll weibliche Eigenschaften für die Wirtschaft und die Berufswelt an sich sind, muss sich eine Frau leider auch heute noch in der Regel zuerst mit männlichen Eigenschaften profilieren. Unsere Arbeitswelt ist geprägt von klar planbaren Strukturen, Termin- und Zeitdruck, hoher Flexibilität und Funktionieren nach Plan. Fast alles ist mach- und vorstellbar – Grenzen werden nur widerwillig akzeptiert. Mitten in dieser Lebenssituation nun werden Frauen schwanger! Der biologische Prozess der Fortpflanzung verläuft seit Anbeginn der Menschheit nach seinem ureigenen Plan und Rhythmus – ungeachtet, welche Werte gerade in der Gesellschaft herrschen. Die Veränderungen, die eine

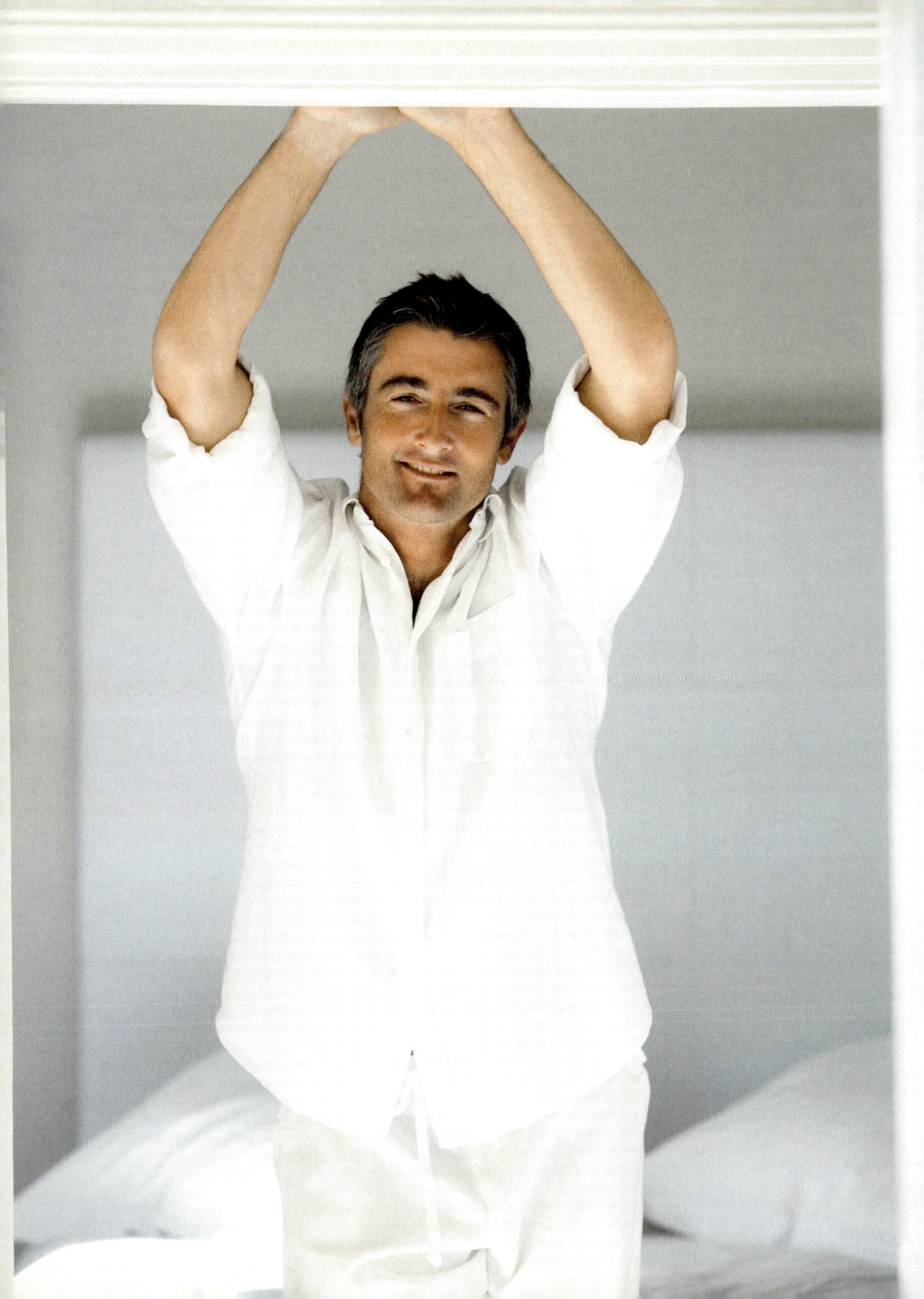

Schwangerschaft mit sich bringt, in unsere derzeitige gesellschaftliche Lebensform zu integrieren, sind zu einer großen Herausforderung für uns Frauen geworden.

Ich wünsche deshalb allen Frauen Mut, Kraft und das Selbstverständnis, sich den Raum zu schaffen, den sie brauchen, damit Mutterschaft in unserer Gesellschaft als etwas Selbstverständliches gelebt werden kann, mit all den Veränderungen, die damit einhergehen. Ich wünsche mir, dass Frauen in ihre Weiblichkeit vertrauen dürfen und sich einlassen können auf das, was im Inneren in den Wandelphasen geschieht – und bei denen es keiner Kontrolle von außen bedarf. Ohne Zweifel ist es segensreich, was die moderne Medizin für uns alle leisten kann – aber Frausein an sich darf nicht zu einem »Risikofall« werden, der engmaschig kontrolliert werden muss.

Aus tiefstem Herzen wünsche ich Ihnen, dass Sie Zutrauen in Ihre weibliche Intuition haben und die Wandelphasen kraftvoll und lebensbejahend durchleben können. Ich denke, Sie selbst wissen, wenn Sie nicht be- und gedrängt werden, am besten, was richtig für Sie ist, was Ihnen hilft, und auch was Ihnen nicht gut tut! Ich würde mich freuen, wenn wir Sie und Ihr Kind mit diesem Buch auf dem Weg durch die Schwangerschaft stärkend ein Stück begleiten dürfen.

Wir haben der Einfachheit halber und für den besseren Lesefluss die jeweils weibliche Form von Berufsbildern gewählt. Selbstverständlich sind mit Ärztinnen auch Ärzte gemeint.

Ihre Nicole Heid

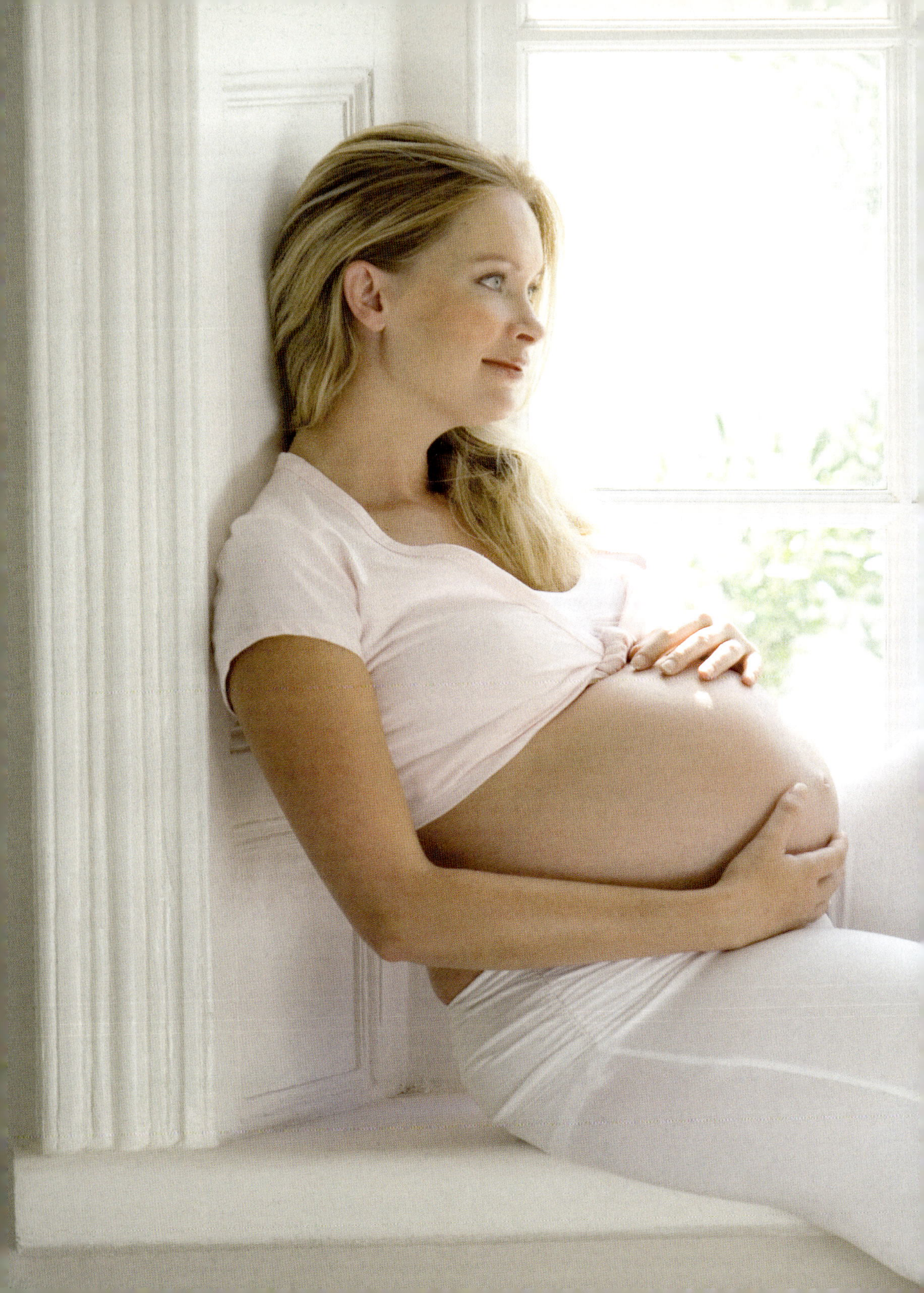

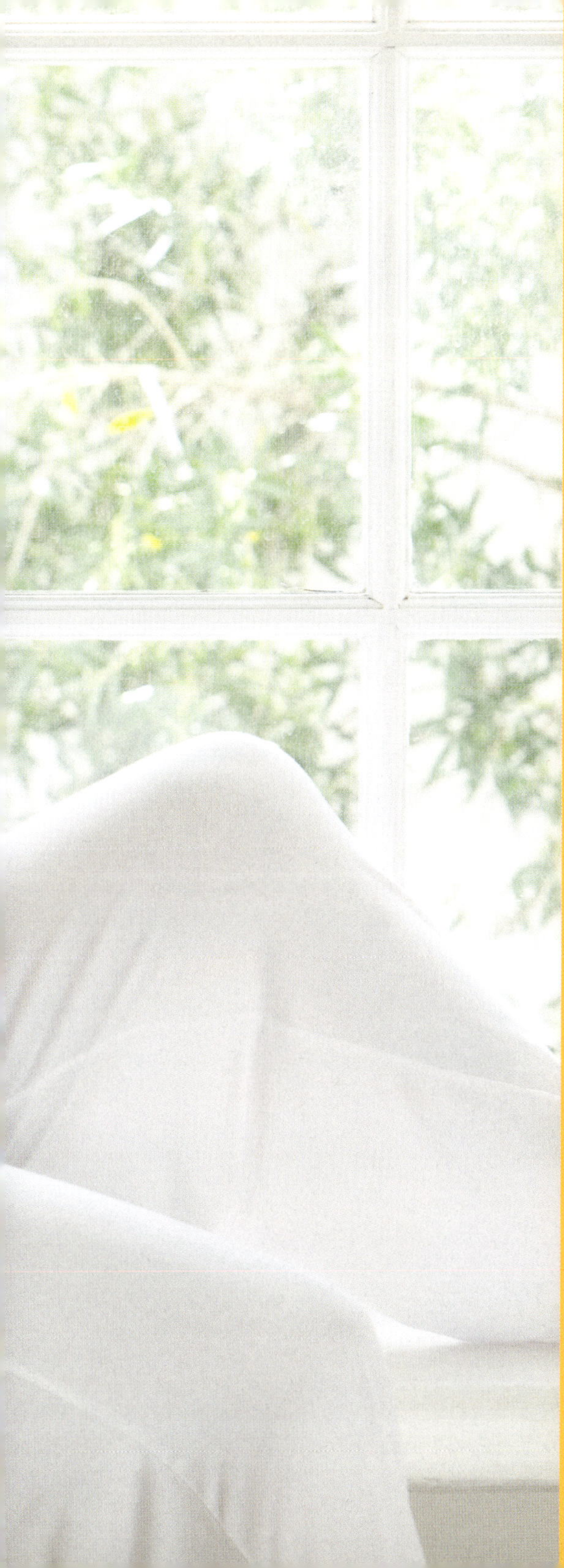

Schwangerschaft

Eine Schwangerschaft ist eigentlich das Normalste auf der Welt. Und doch ist es eine ganz besondere Zeit für uns Frauen. In diesem Kapitel erfahren Sie, wie Sie diese Zeit mit den vielen Veränderungen Ihres Körpers und des heranwachsenden Lebens in Ihnen gut durchstehen und was Ihnen bei Problemen helfen kann.

Wunder des werdenden Lebens

Die ersten 3 Monate einer Schwangerschaft sind für die meisten Frauen besonders spannend.

Zu Beginn der Schwangerschaft finden bedeutsame Veränderungen statt, auch wenn Sie das Kind noch nicht wirklich wahrnehmen können. »Meine Periode ist ausgeblieben und der Schwangerschaftstest ist wirklich positiv!« – Staunen, unglaubliche Freude und vielleicht auch manches Hadern machen den Beginn der Schwangerschaft zu einer Achterbahnfahrt der Hormone und der Gefühle.

In der ersten Zeit der Schwangerschaft ist es vor allem wichtig, sich viel Zeit und Raum zu nehmen für das Gewahrwerden des Wunders, das geschehen ist. Sie fühlen bereits die Veränderungen, welche die Schwangerschaft mit sich bringt – Die Brust spannt, Sie müssen nachts häufiger Wasser lassen, plagen sich mit Kreislaufschwankungen und vielleicht auch Übelkeit, die erhöhte Geruchsempfindlichkeit ist unangenehm, Sie nehmen Gewichtsveränderungen wahr, Sie bewegen sich vorsichtiger, sehen plötzlich überall kleine Kinder und Babybäuche. Sie sind schwanger, aber noch niemand sieht es. Und doch verändert sich bereits ganz viel für Sie.

Nicht immer ist es hilfreich, die große Freude gleich mit den lieben Verwandten und Freunden zu teilen. Nur wenn diese wirklich Ihre Freude teilen können und nicht vor allem eigene Geschichten und eigenes Erleben zum Hauptgesprächsthema machen, kann es wunderbar sein, Mitwisser zu haben.

Wir sprechen im Allgemeinen von 9 Monaten Schwangerschaftsdauer. Im medizinischen Alltag geht man der Einfachheit halber vom ersten Tag der letzten Periode aus und berechnet dann den wahrscheinlichen Entbindungstermin nach 40 Schwangerschaftswochen,

Tipp

Geben Sie den voraussichtlichen Entbindungstermin Ihrer Familie und engen Freunden eher vage an und rechnen Sie großzügig noch eine Woche dazu. Babys halten sich nur zu circa 5 Prozent an die medizinische Berechnung. Spätestens wenn Ihr berechneter Termin erreicht oder auch überschritten ist, kann ständiges Nachfragen, ob und wann das Baby nun endlich kommt, sehr an den Nerven zerren.

also 10 Mondmonaten. Doch nur die allerwenigsten Kinder halten sich an die Berechnung und kommen an ihrem berechneten Entbindungstermin zur Welt. In manchen Ländern wird deshalb gleich nur ein wahrscheinlicher Entbindungszeitraum angegeben. Das ist klüger und hilft, Warten und vielleicht sogar unnötiges Einleiten von Geburten zu vermeiden.

Eine Hoch-Zeit der Hormone

Manche Frauen spüren ihr Schwangersein schon vor dem Ausbleiben der Regelblutung: an ihrem rosigen Teint, der strahlenden und schönen Haut, dem Wachsen der Brüste. Die Schwangerschaft ist eine Hoch-Zeit der Hormone. Das merken nicht nur die werdenden Mütter, sondern auch die Menschen, die mit ihnen zu tun haben. Viele Frauen erleben ihre Gefühlswelt in dieser Zeit viel intensiver. Es ist, als hätte die Welt auf einmal mehr Farben. Das ist oft wunderschön, kann aber auch zu seelischen Tiefs und wechselnden Stimmungen führen.

- Nehmen Sie sich Zeit, um die vielen Veränderungen bewusst zu erleben. Erlauben Sie sich all Ihr Glück, aber auch all Ihre Zweifel.

Suchen Sie das Gespräch und den Austausch mit Ihrem Partner, erklären Sie ihm Ihr Befinden. Auch für ihn geschieht so viel Neues, aber er ist eben »außen stehend«, erlebt die Veränderungen nicht am eigenen Leibe.

Oft setzt schon früh eine uns sonst völlig fremde Häuslichkeit, ein »Nestbedürfnis« ein. Waren Sie früher vielleicht froh, wenn Ihr Partner auch seinen eigenen Interessen und Hobbys nachging und sich Zeit für alte Freunde oder berufliche Termine außer der Reihe nahm, fühlen Sie sich dadurch jetzt vielleicht allein gelassen. Die sonst mit Spannung erwarteten Berichte über neue Männerbekanntschaften der besten Freundin auf ihrer ewigen Suche nach Mister Right langweilen Sie jetzt vielleicht und erscheinen Ihnen oberflächlich und unwichtig.

Schwangerschaft bedeutet auch eine immense Chance, mit denen, die uns nahe sind, und vor allem mit uns selbst, neu und tiefer in Beziehung zu treten. Dazu braucht es Wahrhaftigkeit und Ehrlichkeit, immer wieder, immer neu. Lassen Sie sich diese wunderbare Gelegenheit nicht entgehen! Seien Sie aufrichtig zu sich selbst und den Ihnen Nahestehenden. Auch wenn Sie befürchten, egoistisch zu wirken.

GUT ZU WISSEN

Schutz am Arbeitsplatz

Das Mutterschutzgesetz regelt Ihren besonderen Schutz am Arbeitsplatz. Wenn dieses an Ihrer Arbeitsstelle nicht aushängt, fragen Sie nach der Broschüre beim Betriebsrat, beim Gewerbeaufsichtsamt, in Schwangerenberatungsstellen oder bestellen Sie es direkt beim Bundesministerium für Familie, Senioren, Frauen und Jugend, 10117 Berlin.

Besonders wenn Sie bei der Arbeit hohen Belastungen oder einer erhöhten Ansteckungsgefahr, wie in Kindergärten oder Schulen, ausgesetzt sind oder mit Gefahrenstoffen zu tun haben, ist es sinnvoll, sich möglichst gleich zu Beginn der Schwangerschaft über Ihre Rechte und Pflichten zu informieren. Auch die Betriebsärztin kann Ihnen weiterhelfen.

Vorgeburtliche Diagnostik

Nach den gesetzlichen Mutterschaftsrichtlinien werden Vorsorgeuntersuchungen, zunächst monatlich und gegen Ende der Schwangerschaft in häufigeren Abständen, angeboten. Sie beinhalten regelmäßige Kontrollen von Blutdruck, Urin und Gewicht der Schwangeren, um mögliche übermäßige Wassereinlagerungen frühzeitig erkennen zu können, sowie die Überwachung des Größenwachstums der Gebärmutter und einiger Blutwerte. Die Mutterschaftsrichtlinien sehen 3 Ultraschalluntersuchungen des Kindes vor. Die erhobenen Befunde werden in Ihren Mutterpass eingetragen. Wir empfehlen Ihnen, diesen möglichst ständig mit sich zu führen, da wichtige Daten über die Schwangerschaft dort dokumentiert sind.

Die Vorsorgeuntersuchungen sind freiwillig. Sie können selbstverständlich selbst mitentscheiden, welche Untersuchungen Sie wahrnehmen möchten. Die Stiftung Warentest hat einen Ratgeber »Untersuchungen zur Früherkennung. Für Schwangere. Nutzen und Risiken« herausgegeben. Er bietet sachliche Informationen und unterstützt Eltern bei Entscheidungen. Denn nicht jeder machbare Test ist für jede Frau und jedes Kind von Nutzen.

Leider ist nicht allgemein bekannt, dass jede Schwangere bereits während der Schwangerschaft das Recht auf Hebammenbegleitung hat, und eben nicht nur bei und nach der Geburt. Diese Leistungen werden auch von allen Krankenkassen übernommen. Während in der frauenärztlichen Schwangerschaftsbetreuung oft die eher technischen Aspekte der Vorsorge im Vordergrund stehen, erlaubt die Hebammenbegleitung ein umfassenderes Einbeziehen des Ergehens der werdenden Mutter beziehungsweise der Eltern, des familiären Umfeldes und konkreter alltäglicher Fragen. Das sollten Sie sich unbedingt gönnen!

Jedes Mal Ultraschall, am besten 3D-Bilder oder gar 4D? Gar keinen Ultraschall? – Viele Möglichkeiten zu haben heißt auch, viele Entscheidungen treffen zu müssen. In den Mutterschaftsrichtlinien werden Ultraschalluntersuchungen zur Schwangerschaftsfeststellung um die 10., dann um die 20. und 30. Woche empfohlen. In der Regel wird gegen Ende der Schwangerschaft eine weitere Ultraschalluntersuchung zur Feststellung des zu erwartenden Geburtsgewichts des Kindes durchgeführt, wobei Abweichungen des geschätzten kindlichen Gewichtes von bis zu 10 Prozent von dem wirklichen Geburtsgewicht durchaus normal sind.

Manche Frauen oder Paare wünschen sich so viele Ultraschalluntersuchungen wie möglich. Ihnen vermittelt das Sehen des Kindes auf dem Bildschirm anfänglich ein Gefühl von Sicherheit: »Ja, du bist da!« Oftmals ändert sich das im Laufe der Schwangerschaft. Je mehr die werdenden Eltern das Kind spüren können, desto unwichtiger erscheinen die technischen Abbilder.

Ultraschallaufnahmen können heutzutage bereits in der Frühschwangerschaft sehr plastische Bilder der kleinen Embryonen darstellen. Manche Frauen erschrecken diese konkreten Bilder zu einem Zeitpunkt, an dem sie das Baby selbst noch nicht oder kaum wahrnehmen können.

- Spüren Sie vor allen Untersuchungen genau in sich hinein. Dann werden Sie feststellen, was und wie viel Ihnen gut tut.

Der Zauber des Momentes, in dem Sie, irgendwann im 5. oder 6. Monat, die Bewegungen des Kindes zum ersten Mal spüren können, ist wohl mit nichts zu vergleichen. Und je größer das Kind dann wird, umso deutlicher macht es durch kräftige Box-, Dreh- und Strampelbewegungen auf sich aufmerksam. Da gibt es keinen Zweifel mehr: »Hier ist mein Revier und hier geht es mir gut!«

Welche der Möglichkeiten vorgeburtlicher Diagnostik sich für Sie und Ihren Partner richtig anfühlen, kann niemand außer Ihnen selbst wissen. Die Aufgabe der Sie begleitenden Ärztinnen und Hebammen ist es, Sie so gut zu beraten, dass Sie sich wirklich fähig fühlen,

GUT ZU WISSEN

Was ist eigentlich Pränataldiagnostik?

Zur Pränataldiagnostik gehören alle Untersuchungen, die dem Erkennen des körperlichen Zustandes des Ungeborenen dienen. Ziel ist die Feststellung genetischer Defekte, Behinderungen oder Erkrankungen des Kindes, die jedoch nur selten therapierbar sind. Zu den Methoden gehören unter anderem Ultraschall- und Fruchtwasseruntersuchungen.

Bei allen diesbezüglichen Fragen kann Ihnen die Broschüre »Pränataldiagnostik – Beratung, Methoden, Hilfen« weiterhelfen. Sie können sie bei der Bundeszentrale für gesundheitliche Aufklärung, 51101 Köln anfordern. Ausführliche neutrale und kostenfreie Beratungsgespräche bieten Ihnen auch die staatlich anerkannten Schwangerenberatungsstellen.

Entscheidungen zu treffen. Führen Sie sich immer die möglichen Konsequenzen von Untersuchungen, auch wenn Ihnen noch so sehr dazu geraten wird, vor Augen: Welchen Vorteil brächte es uns, und welchen dem Kind, wenn wir wüssten, dass … So kommt für viele Paare eine Fruchtwasseruntersuchung gar nicht infrage, weil die werdenden Eltern entschieden haben, dass für sie eine Beendigung der Schwangerschaft ohnehin nicht vorstellbar wäre. Die meisten Behinderungen entstehen sowieso erst im Laufe des Lebens durch schwere Krankheit oder Unfälle.

- Machen Sie sich immer wieder klar, dass es keine Garantie für ein gesundes Kind gibt. Auch heute nicht, in unserer Welt der hoch entwickelten Möglichkeiten der modernen Medizin.

Sich einzulassen auf eine Schwangerschaft, auf das Elternsein, heißt in wundervoller Weise sich einzulassen auf das Leben selbst. Mit all seinen Unwägbarkeiten und Überraschungen, mit all dem Vielen, was nicht vorhersehbar ist. Es heißt, Elternsein sei eine der letzten wirklichen Abenteuerreisen dieser Welt.

Kontakt mit dem Baby in den ersten Monaten

Sie spüren Ihr Kind noch nicht, und sind sehr damit beschäftigt, all die Veränderungen der ersten Zeit zu verarbeiten und zu integrieren? Vielleicht kann Ihnen diese kleine Reise helfen, bereits jetzt bewusst in Kontakt mit Ihrem noch sehr kleinen Kind zu treten. Sie können diesen Text selbst lesen oder aber ihn sich langsam und liebevoll von Ihrem Partner oder einer guten Freundin vorlesen lassen, oder Sie lernen ihn auswendig.

Machen Sie es sich an einem ungestörten Ort bequem, räkeln und strecken Sie sich und atmen Sie einige Male tief und gelöst durch. Vielleicht möchten Sie die Hände auf Ihr Becken oder den Unterbauch legen und die Augen schließen.

Stellen Sie sich nun vor, Sie laden Ihr Baby liebevoll ein, für die nächsten Monate bei Ihnen zu bleiben. Vielleicht entsteht in Ihrer Vorstellung eine weite, weiche, kuschelige Höhle in Ihrem Becken oder ein geräumiger, schützender Wohnraum. Welches Bild auch immer entsteht, damit sich Ihr Baby herzlich eingeladen fühlt, ist richtig.

Was braucht Ihr Kind, um gut wachsen zu können in der nächsten Zeit?

Gehen Sie in Ihrer Vorstellung davon aus, dass die Gebärmutter Ihr kleines Kind mit allem versorgt und versorgen wird, was es benötigt.

Vielleicht spüren Sie bereits, wie sich bei dieser Vorstellung Ihr Becken entspannt und ein Gefühl von mehr Weite entsteht. Sie spüren, wie Ihr Becken das Kind schützt, ihm aber auch Raum gibt, um wachsen zu können.

Oder aber Sie stellen sich sanft wiegende Bewegungen mit Ihrem Becken vor und spüren, wie sich Lebendigkeit und Kraft, aber auch Sanftmut und Liebe in Ihrem Becken ausbreiten. Vielleicht nehmen Sie wahr, wie wohlig sich dies für das kleine Leben in Ihnen anfühlt.

Überlassen Sie dann langsam Ihr Becken wieder sich selbst und kehren Sie mit Ihrer Aufmerksamkeit wieder an den Ort zurück, an dem Sie sich gerade befinden.

Dehnen und strecken Sie sich und atmen Sie einige Male tief und gelöst durch.

Sie können diese kleine Reise, so oft Sie möchten, wiederholen. Vielleicht entwickeln Sie auch eine Kurzform oder andere Version als passender für sich selbst.

Ernährung in der Schwangerschaft

Essen für 2? Bitte nicht! Ernähren Sie sich ausgewogen, maßvoll und entsprechend Ihren Bedürfnissen. Die berühmten Heißhungergefühle gibt es. Erlauben Sie sich all Ihre Gelüste, solange Ihr Heißhunger Ihnen nicht gerade von zig Tafeln Schokolade täglich vorschwärmt.

Saure Gurken, die Sie vorher nie mochten? Auch das ist kein Problem und schon sprichwörtlich geworden. Viele Frauen erleben Ihr Schwangersein als eine Zeit ungeahnter Sinnlichkeit, wie schön! Geben Sie sich Ihren Wünschen hemmungslos hin, behalten Sie aber immer im Auge, was Ihnen wirklich gut tut.

Essen Sie bewusst!

Essen Sie reichlich frisches Obst und Gemüse sowie Vollkornprodukte, die die Verdauung in Schwung halten. Auch Meeresfisch 1- bis 2-mal wöchentlich auf dem Speiseplan ist gut für Mama und Baby. Naturbelassene Pflanzenöle, mageres Fleisch, Salate und frische Kräuter runden den Speiseplan ab.

Reduzieren Sie den Verzehr von Fertigprodukten mit chemischen Zusätzen, Süßstoffen, Fast food, Zucker- und Weißmehlwaren sowie Limonaden- und Colagetränke. Das wird Ihnen beiden sicher gut tun.

Einige wenige Nahrungsmittel könnten Bakterien oder andere Krankheitserreger enthalten, die Ihrem Baby schaden könnten (siehe Kasten »Gut zu wissen«, Seite 22). Absolut verboten sind selbstverständlich Alkohol und Zigaretten. Und Kaffee und schwarzen oder grünen Tee bitte auch nur in Maßen. Diese bringen nämlich nicht nur Ihren müden Kreislauf in Schwung, sondern auch den Ihres Kindes.

Nicht nur was, sondern auch wie wir essen, beeinflusst unser Wohlbefinden. Nehmen Sie sich Zeit, richten Sie sich, wo immer es Ihnen möglich ist, Ihr Essen appetitlich und liebevoll an. Mehrere kleine Mahlzeiten sind für viele Schwangere bekömmlicher als 3 große.

- Verlassen Sie sich beim Essen mehr auf Ihr Gefühl, was Ihnen gut tut, als ständig nachzudenken, ob es auch gesund ist.

Das heranwachsende Kind holt sich, was es braucht. Sehr einseitig ausgerichtete Ernährungsformen jedoch können Auswirkungen auf das Geburtsgewicht Ihres Kindes haben. Anhaltend zu hungern oder eine stark

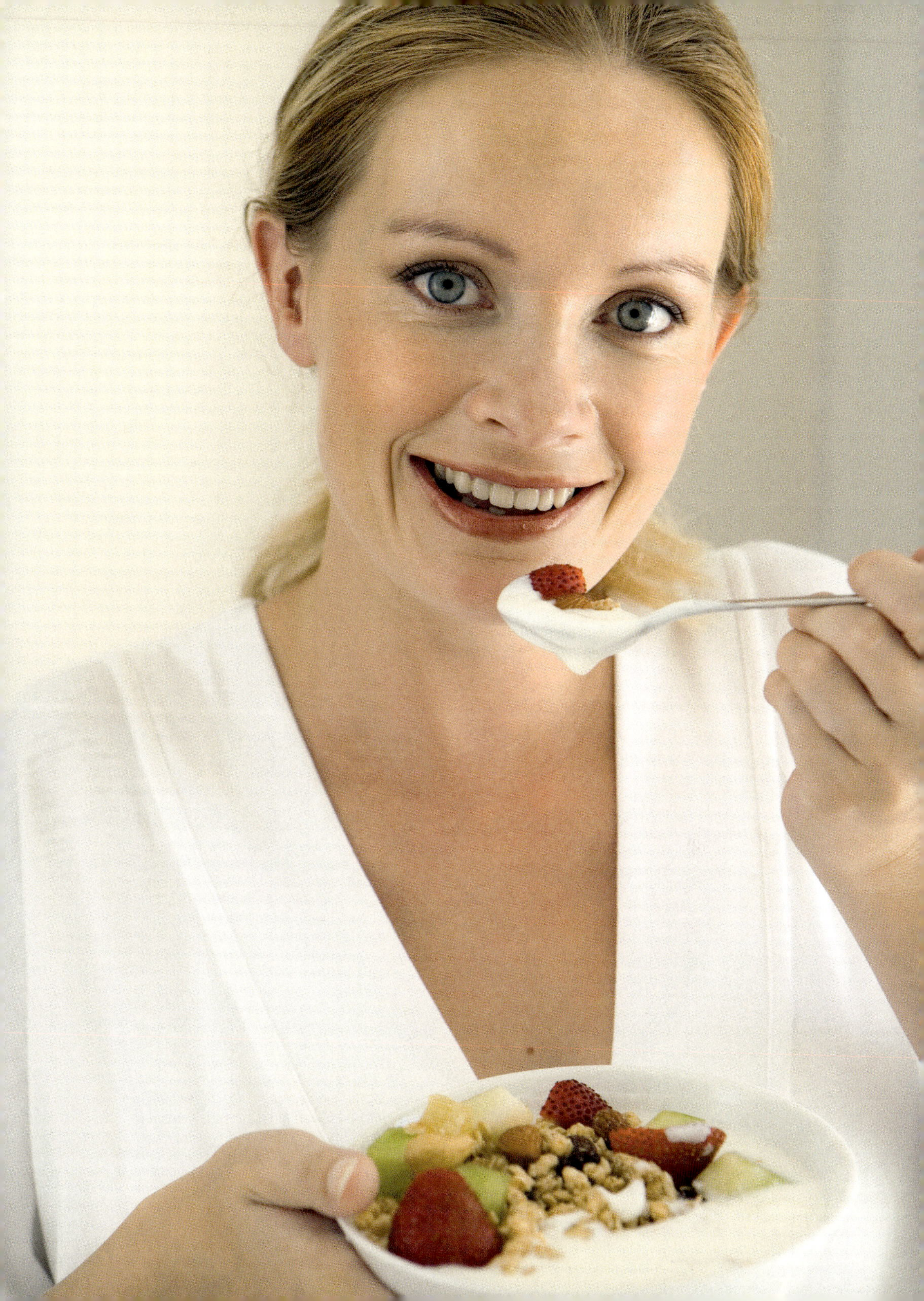

eiweißbetonte Ernährung führen eher zu einem geringen Geburtsgewicht. Wenn Sie dagegen reichlich stärkehaltige Kohlenhydrate verzehren, wird Ihr Kind eher mehr wiegen, vor allem wenn Sie sich wenig bewegen.

Zusätzliche Vitamine und Mineralstoffe?

Sie leben in einem reichen Land, in dem Sie sich ganzjährig problemlos über die Nahrung mit dem versorgen können, was Sie und Ihr Kind brauchen. Wissenschaftlich empfohlen werden lediglich 4 Milligramm (mg) Folsäure täglich in den ersten 14 Wochen der Schwangerschaft. Am besten beginnen Sie damit schon bei Kinderwunsch, spätestens sobald Sie glauben oder wissen, dass Sie schwanger sind. Dieses Vitamin ist sehr wichtig für die gesunde Entwicklung des Embryos. Leider ist es in der Nahrung nicht immer ausreichend vorhanden. Außerdem reagiert Folsäure empfindlich auf Sauerstoff und Hitze, sodass es beim Kochen zu hohen Verlusten kommen kann. In manchen Gegenden wird die Einnahme von Jod empfohlen. Eine individuelle Beratung ist hier empfehlenswert.

- Eine pauschale Einnahme von Nahrungsergänzungsmitteln ist nicht sinnvoll. Vitamine und Mineralien sind Vitalstoffe, die sehr wohl überdosiert werden können, vor allem wenn sie in Kombination und ohne ausführliche Beratung bezüglich der Ernährungsgewohnheiten eingenommen werden.

Viel hilft hier ganz sicher nicht viel! Künstlichen Vitalstoffen zum Beispiel fehlen die Begleitstoffe, die in Nahrungsmitteln natürlicherweise vorkommen und die Aufnahme und

GUT ZU WISSEN

Lebensmittel, die Sie in Schwangerschaft und Stillzeit meiden sollten

- Rohmilch (gibt es fast ausschließlich direkt vom Bauern)
- Rohmilch-Weichkäse
- Käserinde
- Leber (zu hoher Vitamin-A-Gehalt)
- rohe Eier (Salmonellen-Gefahr)
- Rohwurst (Tee- oder Mettwurst)
- rohes Fleisch (Carpaccio, Tatar, blutige Steaks)
- roher Fisch (Sushi, Austern)
- chininhaltige Limonade (Bitter Lemon)

Sicher sind dagegen

- gepökelte Rohdauerwaren (Rohschinken und Salami)
- Hart- und Schnittkäse (auch Emmentaler, obwohl er aus Rohmilch hergestellt ist)

Verwertung im Körper regeln. Die Nahrungsverwertung ist ein sehr komplexes und schwieriges Geschehen, das die Wissenschaft noch nicht annähernd erforscht hat.

Medikamente in der Schwangerschaft?

So wenig wie möglich, aber so viel wie nötig, um Sie und Ihr Baby gesund durch die Schwangerschaft zu begleiten. Viele Medikamente erreichen über die Plazenta Ihr Kind. Deshalb empfehlen wir Ihnen, Medikamente nur nach Rücksprache mit Ihrer Ärztin einzunehmen. Lassen Sie sich auch in der Apotheke ausführlich beraten und lesen Sie vor allem in Ruhe den Beipackzettel.

Gegen viele Erkrankungen ist ein unbedenkliches Kraut gewachsen und die komplementäre Medizin (alternative Behandlungsmethoden) kann gerade für Schwangere, Stillende und Kinder ausgesprochen hilfreiche und darüber hinaus sanfte Alternativen bieten.

Sollten Sie bereits Medikamente, zum Beispiel wegen einer Grunderkrankung wie Diabetes mellitus oder Rheuma, einnehmen, sind viele (Fach-)Ärztinnen auch offen für den Hinweis, dass es von Christof Schaefer das Buch »Arzneiverordnung in Schwangerschaft und Stillzeit« zum Nachlesen gibt. Sowohl Ihre Ärztin als auch Sie selbst können direkt bei der Landesberatungsstelle in Berlin (Embryotoxikologie), Telefon 030/30686-712, nachfragen, welche Medikamentenkombinationen für Ihre Situation angeraten sind.

Sport und Bewegung

Alles in Maßen und immer unter der Leistungsgrenze ist kurz gefasst der beste Rat für werdende Mütter. Sport und Bewegung sind wunderbar für Körper, Seele und Geist. Das gilt für gesunde Schwangere ebenso wie für Nicht-Schwangere. Bei Schwangerschaftsproblemen wie vorzeitiger Wehentätigkeit gelten allerdings ganz andere Empfehlungen. Fragen Sie dann sicherheitshalber bei Ihrer Frauenärztin oder Ihrer Hebamme nach!

Sollten erhöhte Blutzuckerwerte festgestellt worden sein oder leiden in Ihrer Familie Verwandte an Diabetes, dann ist sportliche Betätigung gar die beste Medizin: Täglich 20–30 Minuten zügig spazieren gehen zum Beispiel hat einen wahren Turboeffekt auf Ihren Zuckerstoffwechsel! In Kombination mit einer Ernährung, die stärkehaltige Kohlenhydrate einschränkt, ist dies in den meisten Fällen sogar ausreichend, einem beginnenden sogenannten Schwangerschaftsdiabetes vorzubeugen und ihn oft sogar ausreichend zu behandeln.

Stimmen Sie dabei Ihr Vorgehen aber immer mit Ihrer Frauenärztin oder Hebamme ab.

GUT ZU WISSEN

Sport in der Schwangerschaft

Uneingeschränkt empfehlenswert sind alle (Ausdauer-)Sportarten wie Walking, Rad fahren, Schwimmen, Yoga, Tai Chi und Qigong.

Abzuraten ist von allen Sportarten, die leicht zu Verletzungen führen können wie Ski fahren, Drachenfliegen, Mountainbiking, Reiten, Inlineskating und auch Bauchmuskeltraining.

Tätigkeiten, die mit ruckartiger Belastung einhergehen und mit Springen und Hüpfen verbunden sind, belasten den Beckenboden. Das kann in der Schwangerschaft zu einer Schwächung des Beckenbodens und auch zu späteren Beschwerden wie Blasenschwäche führen.

Die Schwangerschaftshormone lockern die Bänder auf und die Gelenke werden instabiler. Vorsicht also mit Jogging, Squash, Tennis und Ähnlichem.

Bleiben Sie mit allem, was Sie tun, unter Ihrer Leistungsgrenze. Dann können Sie nicht viel falsch machen. Auf einen Marathon in der Schwangerschaft zu trainieren, wäre wohl kaum die beste Idee.

Rundum-Wohlfühl-Zeit

Genießen Sie die Schwangerschaft in vollen Zügen.

Für die meisten Frauen sind die mittleren 3 Monate der Schwangerschaft eine echte Wohlfühl-Zeit. Unwohlsein und Beschwerden der Frühschwangerschaft weichen einem herrlichen Gefühl von Kraft, Wohlergehen und Lebenslust.

Nun beginnt sich der Bauch langsam, aber sichtbar zu runden. Bis zum Ende des 6. Monats ist die Gebärmutter dann etwa bis auf Nabelhöhe angewachsen. Irgendwann in dieser Zeit meldet sich das Baby, »einem Schmetterlingsflügelschlagen gleich«. Zunächst ganz zart nur, kaum zu glauben, und dann immer kräftiger, sodass auch der Partner es spüren kann. Frauen, die bereits ein oder mehrere Kinder geboren haben, spüren das oft schon erheblich früher. Welch eine Glückseligkeit!

Schneller als gedacht ist die erste Hälfte der Schwangerschaft vergangen. Waren in den ersten Monaten die Veränderungen, die bei Ihnen stattgefunden haben, vorrangig, rückt jetzt mehr und mehr das Baby selbst in der Vordergrund. Die Schwangerschaft wird zunehmend auch für die Umgebung sichtbar. Menschen in der Öffentlichkeit reagieren auf Sie fortan ganz anders. Dies kann sich anfangs durchaus seltsam anfühlen, und es dauert oftmals eine Weile, sich damit zu arrangieren.

Nun ist eine gute Zeit, ins Elterndasein hineinzuschnuppern. Vielleicht melden Sie sich für einen Säuglingspflegekurs an oder Sie besorgen sich den neuesten ökologischen Ratgeber zum Thema Säuglingspflege und Ausstattung. Lassen Sie sich von Freunden und deren teils stark überzogenen Geschichten rund um die Geburt und das Leben mit einem Säugling nicht aus der Ruhe bringen. Es ist noch kein Meister vom Himmel gefallen, aber jeden Tag werden Kinder und damit auch Eltern geboren!

- Zweifel und Ängste, neue Situationen und Veränderungen in der Paarbeziehung – auch das gehört zum Schwangersein.

Auch Wolken gehören zum Himmel

Schwangersein ist kein ständiges Baden in Freude, so schön das wäre. Sie werden auch weiterhin Ihren Alltag mit seinen Aufs und Abs bewältigen müssen. Seien Sie unbesorgt, Ihrem Baby schadet die bunte Palette Ihrer Gefühle nicht. Trotzdem ist es gut, wenn Sie Rücksicht auf sich und Ihre Bedürfnisse nehmen und Streit aus dem Weg gehen. Auch für Krankenbesuche ist jetzt nicht unbedingt die richtige Zeit. Lassen Sie es sich, wo immer es geht, besonders gut gehen. Vielleicht vergessen Sie auch zwischendurch ganz, dass Sie schwanger sind – das ist ganz in Ordnung so. Ihr Baby braucht zum Wohlfühlen nicht ständig Ihre Aufmerksamkeit. Es weiß sich immer von Ihnen getragen und badet in seiner Glückseligkeit.

Unsere Gedanken beeinflussen unsere Gefühle und damit auch unsere Hormone, beispielsweise Stress- und Glückshormone. Die kann auch das Baby unbewusst spüren. Die Balance Ihrer Emotionen bereitet Ihr Kind bereits auf sein Leben in dieser Welt vor.

- Wenn Sie merken, dass Ihre Ängste die Überhand gewinnen, sollten Sie Hilfe suchen. Wenden Sie sich an jemanden, der Ihr Vertrauen genießt und ein offenes Ohr für Sie hat – jemand aus der Familie, eine Freundin oder Ihre Hebamme.

Schauen Sie dem Feind, Ihrer Angst, ruhig ins Auge. Was könnte im schlimmsten Fall passieren und welche Lösungsansätze wären denkbar? Einmal ausgesprochen sieht die Situation oft schon wieder besser aus. Probleme, Ängste und Sorgen brauchen Gehör, aber es braucht auch eine positive Haltung, um gut damit umzugehen. Anhaltend zu grübeln löst negative Gefühle aus, die eher blockieren als helfen, gute Lösungen zu finden. Auch wenn Ihnen vielleicht nicht zum Lachen zumute ist, gerade das brauchen Sie jetzt am meisten: leichte, lustige Lektüre, eine Komödie, die Sie zum Lachen bringt, beschwingte Musik, Menschen, die Sie mit ihrer Lebendigkeit mitreißen.

Wenn es anhaltend schwierig für Sie wird, auch die Sonnenseiten des Lebens zu spüren, suchen Sie unbedingt eine Psychotherapeutin auf, die Ihnen mit professioneller Hilfe zur Seite steht. Vergessen Sie nicht: Hinfallen ist nie eine Schande. Nur das Liegenbleiben.

Kontakt mit dem Baby in der Mitte der Schwangerschaft

Machen Sie es sich an einem ungestörten Ort bequem, räkeln und strecken Sie sich und atmen Sie einige Male tief und gelöst durch. Vielleicht möchten Sie leise angenehm ruhige Musik hören oder einfach die Ruhe genießen und entspannt die Augen schließen. Überprüfen Sie nochmals, ob Sie wirklich gut liegen oder ob Sie noch etwas ändern möchten.

Genießen Sie für einen Augenblick, nichts tun zu müssen, dieses angenehme Gefühl, wenn Arme und Beine sich ausruhen dürfen und auch die Gedanken zur Ruhe kommen.

Stellen Sie sich vor, wie so gelöst und entspannt nun in Ihrem Körper irgendwo ein kleines Lächeln entsteht, sanft und liebevoll. Und wie die Umgebung beginnt zurückzulächeln.

Spüren Sie, wie das Lächeln sich immer weiter in Ihrem Körper ausbreitet und so nicht nur Arme und Beine erreicht, sondern auch die Gebärmutter. Und wie diese, so freundlich angelächelt, ihrer Umgebung im Körper dankbar zurücklächelt und sich dann nach innen zum Kind wendet.

Stellen Sie weiter vor, wie liebevoll und achtsam dieses Lächeln von allen Seiten nun Ihr Kind erreicht und wie wundervoll sich dies wohl anfühlen wird.

Vielleicht nehmen Sie wahr, wie Ihr Baby darauf reagiert. Hält es inne und genießt oder lächelt es zurück? Derart in liebevoller Aufmerksamkeit gebadet, kann es sich wunderbar wohl fühlen.

Vielleicht möchten Sie beide noch weiter in diesem engen Kontakt sein oder ihn mit Ihrer Wahrnehmung und Ihren Gedanken noch verstärken.

Vielleicht möchten Sie auch wieder mit Ihrer Aufmerksamkeit in Ihre Umgebung zurückkehren – wohl wissend, dass Sie Ihr Kind jederzeit wieder mit einem Lächeln nach innen erreichen können.

Sobald nun der richtige Zeitpunkt für Sie gekommen ist, kehren Sie mit Ihrer Wahrnehmung wieder langsam bewusst an den Ort zurück, an dem Sie sich gerade befinden.

Räkeln, dehnen und strecken Sie sich und spüren Sie, wie das Lächeln sich auch ganz von allein, einfach so, auf Ihren Lippen ausgebreitet hat.

Ein wohliger Seufzer oder auch ein herzhaftes Gähnen macht Sie wieder frisch für den Rest des Tages.

Wellness für Schwangere

Genießen Sie die Zeit der Schwangerschaft, so gut Sie nur können! Wenn Sie saunieren gewohnt sind, dann können Sie dies ruhig weiter tun. Achten Sie darauf, dass Sie nur mit warmen Füßen in die Sauna gehen und schon mindestens ½ Stunde vorher reichlich getrunken haben. Sehr heiße Saunagänge mit Aufgüssen führen schnell zu Schwindelgefühlen und Unwohlsein. Vielleicht versuchen Sie es mit einer Bio- oder Farbsauna oder Sie wählen eine weniger belastende Hitze. Schockabkühlen tut nur wenigen Schwangeren gut. Sanfter ist es, zuerst ein Frischluftbad zu nehmen und dann erst Arme und Beine und zum Schluss den ganzen Körper langsam lauwarm bis kühl abzuduschen. Gehen Sie einfach davon aus, dass Sie auf Saunareize stärker und länger anhaltend als sonst reagieren. Dampfbäder belasten den Kreislauf weniger und stärken ebenso das Immunsystem.

Generell dürfen Sie auch ein Solarium benutzen. Allerdings ist die Sonnenbrandgefahr höher und durch die stärkere Pigmentierung in der Schwangerschaft kann das Ergebnis leider auch mal fleckig werden.

Sie baden gern? Und auch noch heiß? Bei Bädern über 39 °C können verstärkt Herzklopfen oder Schwindel auftreten – Ihr Herz ist bereits durch die Veränderungen der Schwangerschaft stärker belastet. Lieber das Wasser etwas weniger heiß wählen und einfach häufiger warm nachlaufen lassen. Ihre Haut trocknet während der Schwangerschaft etwas schneller aus, sodass Badezusätze mit Öl, Shea- oder Kakaobutter herrlich pflegend sind.

Bei Wellness-Anwendungen brauchen Sie in der Regel auf nichts zu verzichten. Es gibt Hotels, die aus haftungsrechtlichen Gründen und wegen mangelnder Erfahrung des Personals keine Angebote für Schwangere haben. Klären Sie dies gleich bei der Buchung. Wichtig ist, dass Sie vor der Anwendung beziehungsweise Behandlung nochmals auf Ihre Schwangerschaft hinweisen. Wählen Sie sanfte Massagen und nicht zu heiße Bäder und überhaupt eher Entspannendes als Anregendes. Genießen Sie es, verwöhnt zu werden! Lagern Sie sich bequem mit Kissen, Handtüchern und Decken.

Ein Urlaub in Zweisamkeit kann eine wunderbare Möglichkeit sein, sich ohne den Alltag bewusst gemeinsam auf ein Leben zu dritt einzustellen. Bahnfahrten mit reservierten Plätzen sind eine entspannende Möglichkeit zu reisen. Wenn Sie das Auto wählen, gönnen Sie sich viele Pausen. Die Ihre Gebärmutter stabilisierenden Mut-

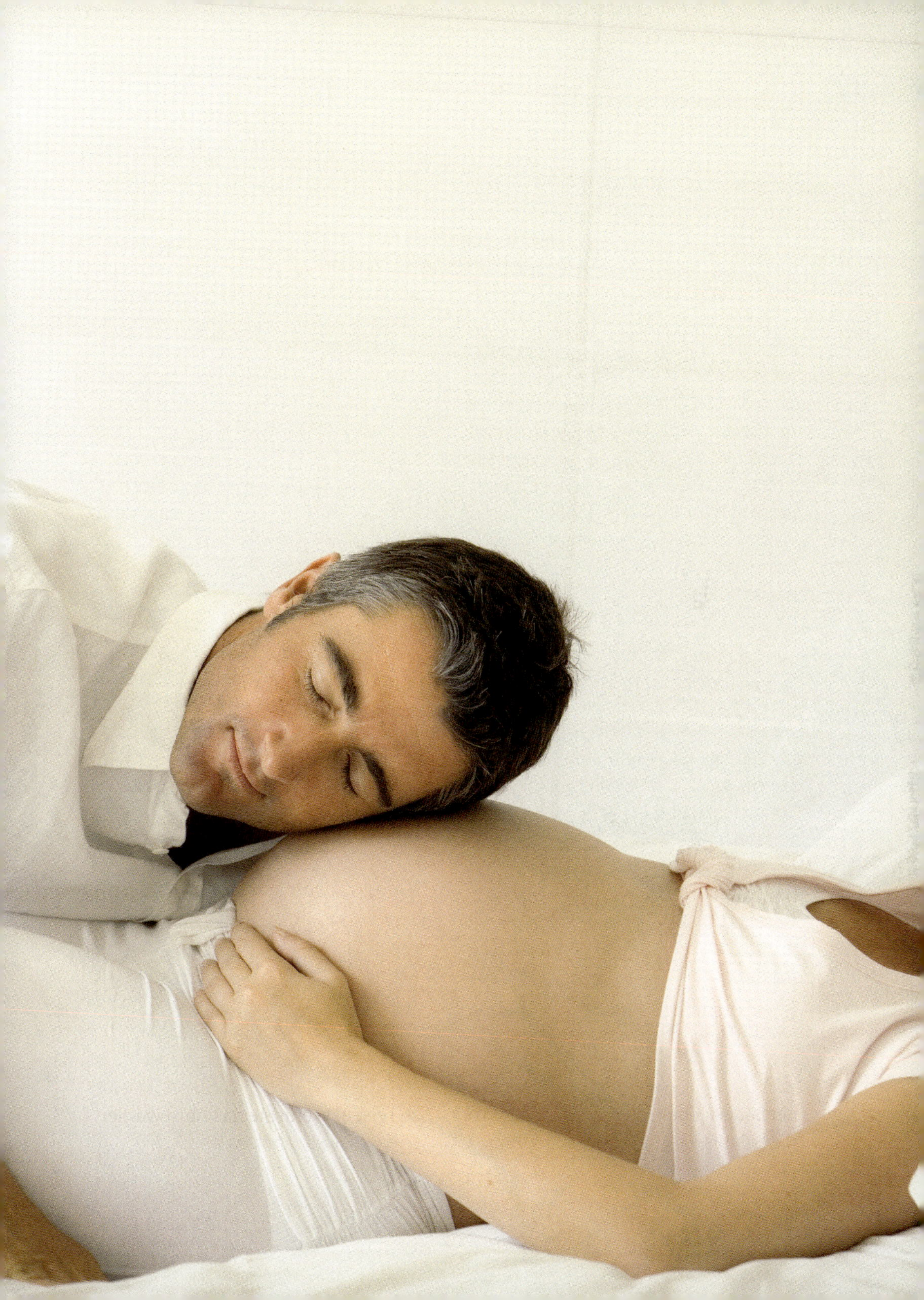

terbänder und Ihre Harnblase können sich nach langer Fahrt sonst schnell mit Schmerzen oder leichten Krämpfen melden. Das ist zwar harmlos, aber sehr unangenehm.

Um eine Flugreise zu planen, ist die Mitte der Schwangerschaft die beste Zeit. Dann nämlich, wenn es Ihnen richtig gut geht! Trinken Sie während des Fluges reichlich und besorgen Sie sich Stützstrümpfe zur Venenentlastung. Sollten Sie zu Krampfadern oder Wassereinlagerungen neigen, sind angepasste Kompressionsstrümpfe besser (siehe »Venenprobleme«, Seite 47). Geben Sie bei der Buchung die Schwangerschaftswoche an und lassen Sie sich, falls gefordert, von Ärztin oder Hebamme die Flugtauglichkeit attestieren. Meiden Sie im Ausland sicherheitshalber Leitungswasser, auch zum Zähneputzen. Essen Sie auch kein rohes Gemüse oder Salate und Obst nur frisch geschält.

- Länder mit niedrigem Hygiene- und Medizinstandard und Länder, die eine Malariaprophylaxe oder spezielle Impfungen erfordern, sind in der Schwangerschaft kein empfehlenswertes Reiseziel.

Sex – erlaubt ist, was gefällt

Alles ist möglich und richtig, was für Sie stimmt. Frauen erleben in der Schwangerschaft sowohl gesteigerte als auch verminderte Lust auf sexuelle Aktivität. Sorgen Sie gut für sich! Achten Sie immer darauf, dass es Ihnen mit der Sexualität gut geht, sowohl das Wann wie auch das Wie betreffend.

Sexuelle Erregung fördert die Durchblutung des Beckens und ein Orgasmus kann wohlige Entspannung bringen. Ihre Bedürfnisse und Empfindungen sind möglicherweise anders, als Sie es von sich kennen. Darauf sollten Sie und Ihr Partner Rücksicht nehmen. Alles, was gut tut, ist richtig, und nie sollte Sex schmerzhaft sein. Vor allem mit größer werdendem Babybauch profitieren Sie wahrscheinlich von einer besonders bequemen Position.

Ein harter Bauch? Ein paar Tropfen klebrige Vormilch? Alles ganz normal! Ihr Körper reagiert auf das ausgeschüttete Hormon Oxytozin.

- Bei vorzeitiger Wehentätigkeit und (Neigung zu) vaginalen Infektionen kann sexuelle Abstinenz notwendig sein. Fragen Sie dann unbedingt Ihre Frauenärztin!

Geburtsvorbereitungskurse

Die Kurse zur Geburtsvorbereitung beginnen meist im 8. Monat. Allerdings müssen Sie sich in vielen Gegenden bereits Monate vorher anmelden! Idealerweise liegt der letzte Kursabend circa 3–4 Wochen vor Ihrem voraussichtlichen Entbindungstermin.

Im Volksmund werden diese Kurse auch Schwangerschaftsgymnastik genannt, was den fälschlichen Eindruck erweckt, hier gehe es um gymnastische Übungen. Empfehlenswert sind geschlossene Kurse mit maximal 10 Teilnehmerinnen oder nicht mehr als 8 Paaren, in denen die Inhalte aufeinander aufbauen. Sie erhalten Informationen zum Geburtsverlauf, wie Sie den Geburtsbeginn erkennen, zu Interventionen und medizinischen Eingriffen. Körperwahrnehmungs- und Atemübungen sind ebenso Bestandteil wie was Sie selbst tun können, um die Geburt positiv zu unterstützen.

- Die Kosten für einen Kurs bis zu 14 Stunden bei einer Hebamme werden von den gesetzlichen Krankenkassen übernommen.

Die Kursteilnahme unterstützt Sie, informiert für sich und Ihr Kind zu entscheiden. Sie reduziert nachweislich Ängste und gibt Ihnen die Möglichkeit, aktiver die Geburt mitzugestalten. Kursangebote finden Sie in Hebammenpraxen, Geburtshäusern und Gesundheitszentren oder direkt an Krankenhäusern. Nichtangestellte Hebammen sind in der Regel bei der Gestaltung der Inhalte freier und brauchen sich nicht an der Arbeitsweise einer bestimmten Klinik zu orientieren. Kurse direkt an einer Klinik stellen hingegen konkreter die Geburtshilfe der jeweiligen Entbindungsabteilung dar. Sicher finden Sie das für Sie Richtige!

»Richtig« schwanger

Dass ein Kind unterwegs ist, ist nun nicht mehr zu leugnen. In den letzten 3 Schwangerschaftsmonaten beginnt die Vorbereitung auf die Geburt.

Nach dem 6. Monat wächst die Gebärmutter rasant Richtung Rippenbogen, der Bauch rundet sich sichtlich: endlich »richtig« schwanger. Auf einmal wird bewusst, wie schnell die Zeit vergangen ist, dass manches Nötige noch unbedingt erledigt sein möchte. Schön ist es, im letzten Drittel der Schwangerschaft zu wissen, wie und wo das Baby zur Welt kommen soll.

Deutlich wird jetzt auch, wie beschwerlich es sein kann, Tag und Nacht den stetig wachsenden Babybauch und die damit einhergehenden Veränderungen zu erleben. Sie sind schneller außer Atem, selbst eine bequeme Schlafposition zu finden, wird zur Herausforderung. Haben Sie schon ein Kuschelkissen zwischen den Knien ausprobiert? Ihre Befindlichkeit ist wenig planbar, Funktionieren nach Uhrzeit und Terminplan wird fast unmöglich oder ist nur mit großer Anstrengung zu erreichen.

Die Natur stimmt Sie bereits auf das Leben mit einem Neugeborenen ein. Wenn Sie sich bis jetzt noch kein Mittagsschläfchen angewöhnt haben, spätestens zu Beginn des Mutterschutzes ist der richtige Zeitpunkt dafür gekommen. Denken Sie daran, dass der Schlaf-wach-Rhythmus eines Babys am Anfang nur durch sein Hungergefühl gesteuert wird. Länger als 2–4 Stunden ohne Trinken hält es fast kein Säugling aus – und das 24 Stunden am Tag. Da kommt ein Schläfchen am Tag, welches Kraft für die nächtlichen Stillaktionen verschafft, gerade recht und je früher Sie sich diese Erholungsmöglichkeit angewöhnen umso besser.

GUT ZU WISSEN

Vorbeugen gegen Neurodermitis

Leiden Sie oder Ihr Partner an Allergien oder Neurodermitis? Dann sollten Sie unbedingt spätestens ab dem 8. Schwangerschaftsmonat Milchsäurepräparate einnehmen, zum Beispiel Symbiolact Comp (Symbiopharm). Diese trimmen Ihr Immunsystem auf gutes Funktionieren, und damit geben Sie dem Baby ein Schutzpaket für ein gut und nicht überschießend funktionierendes Immunsystem mit auf den Weg, wie in Studien bewiesen wurde.

Schutzfristen für Mutter und Kind

Der gesetzliche Mutterschutz beginnt ab Ende der 34. Schwangerschaftswoche, also 6 Wochen vor dem errechneten Geburtstermin. Ab diesem Zeitpunkt müssen und sollten Schwangere nicht mehr arbeiten und erhalten Lohnfortzahlung. Vielleicht konnten Sie sich zu Beginn der Schwangerschaft überhaupt nicht vorstellen, irgendwann nicht mehr arbeiten zu wollen oder zu können. Die meisten Frauen empfinden das anders, wenn es so weit ist. Diese Wochen dienen dem Schutz von Mutter und Kind und sind für die meisten Frauen dann, wenn es so weit ist, auch sehr willkommen.

Nun haben Sie Zeit, sich um Babys erste Ausstattung zu kümmern, Kinderflohmärkte zu besuchen, vielleicht gutes Gebrauchtes von der Freundin oder Schwester zu übernehmen. Nun haben Sie auch endlich Zeit, sich auszuruhen, wenn Sie müde sind. Die Beine einfach hochzulegen, wenn sie schwer geworden sind.

Wo soll das Kind geboren werden?

Langsam sollten Sie nun die Fühler Richtung Geburtsort ausstrecken. Welches der Krankenhäuser kommt für Sie in Frage? Soll es ein Geburtshaus sein? Können Sie sich vorstellen, dass Ihr Baby zu Hause auf die Welt kommt? Ist es für Sie wichtig, Hebamme(n) und Ärztinnen, die bei der Geburt dabei sein werden, vorher kennenzulernen?

- Alle in der Geburtshilfe tätigen Teams bieten Vorträge rund um die Geburt an. Neben Interessantem und Wissenswertem bekommen Sie als werdende Eltern einen Eindruck von den Räumlichkeiten, der Atmosphäre und den dort arbeitenden Mitarbeitern.

Jeder Entbindungsort hat seine spezifischen Sicherheiten und Risiken. Nicht automatisch ist das größte Krankenhaus oder die technisch bestausgestattete Klinik auch der beste Ort für Sie, Ihr Kind auf die Welt zu bringen. Gute und sichere Geburtshilfe beinhaltet mehr als technische Ausstattung oder wohnliche Gebärzimmer. Vielmehr ist entscheidend, ob die entsprechenden Hilfen bei jeder einzelnen Gebärenden sinnvoll und individuell der jeweiligen Situation und dem Bedürfnis der Frau und des Kindes entsprechend zum Einsatz kommen.

Sollten schwangerschaftsbedingte oder schon vorher bestehende Erkrankun-

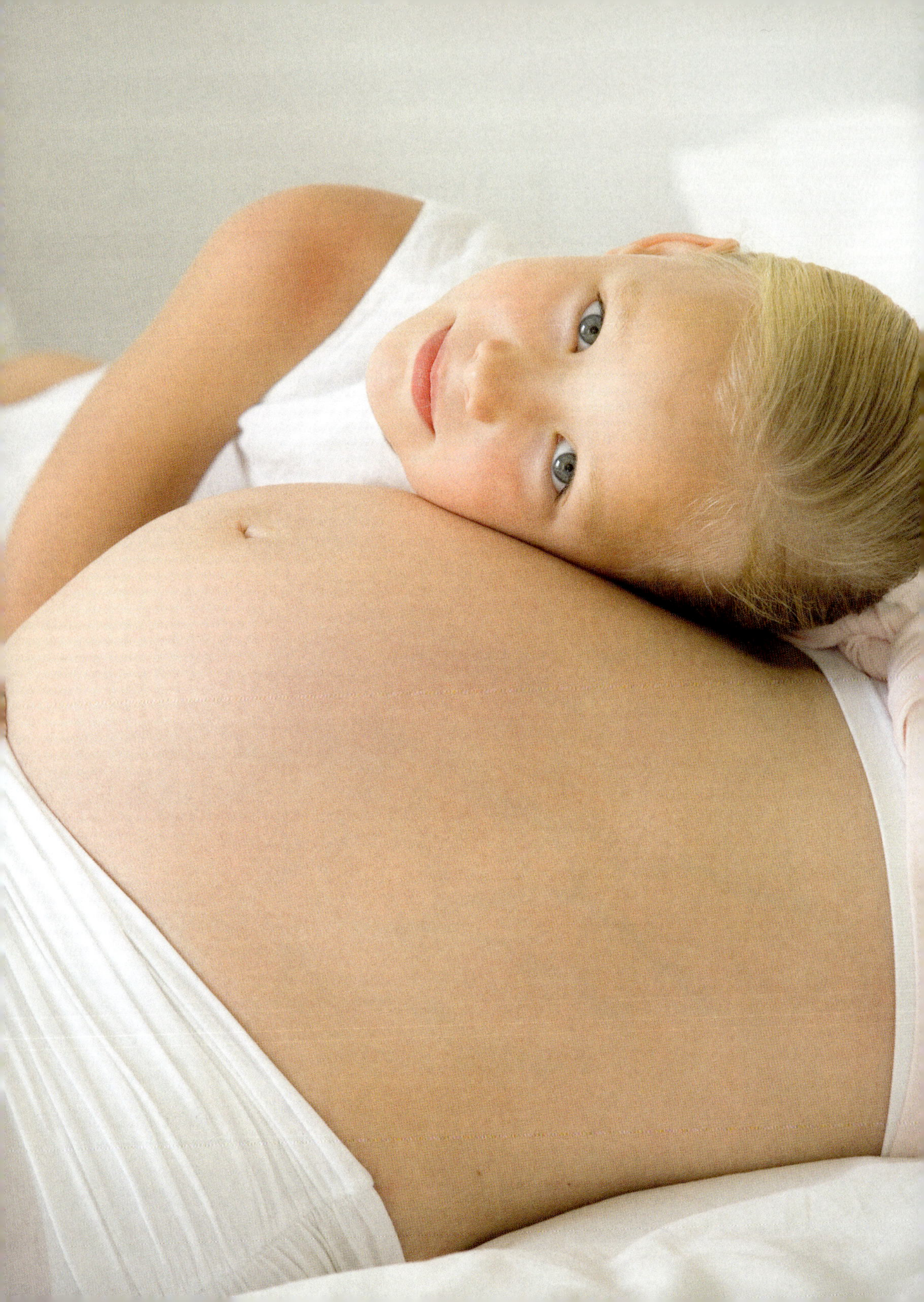

gen oder Probleme des werdenden Kindes die Geburt in einem spezialisierten Zentrum notwendig machen, wird Ihre Gynäkologin Sie das sicher so früh wie möglich wissen lassen. Je nach Wohnort stehen Ihnen meist mehrere Kliniken zur Auswahl. Informieren Sie sich, ob sich eines der umliegenden Häuser auf Ihr spezifisches medizinisches Problem spezialisiert hat.

Tipp

Es gibt eine Reihe von Fragen, die Sie bei der Besichtigung einer Entbindungsabteilung oder eines Geburtshauses klären sollten:

- Gibt es eine Philosophie, nach der die Geburtshilfe ausgerichtet ist?
- Wie häufig kommt es vor, dass eine Hebamme mehrere Frauen betreut?
- Können Sie Ihre Begleitperson frei wählen und darf sie von Anfang an bei Ihnen bleiben?
- Welche Routinemaßnahmen sind üblich?
- Werden Sie bei Maßnahmen und Entscheidungen miteinbezogen?
- Gibt es eine Statistik über die Häufigkeit von Interventionen, Geburtseinleitungen, Kaiserschnitten oder Dammschnittrate?
- Können Sie sich mit Wehen frei bewegen? Wie werden die Herztöne des Babys dann überwacht?
- In welchen Gebärhaltungen gebären Frauen üblicherweise?
- Werden Naturheilverfahren angeboten?
- Wird die erste Kennenlernphase mit dem Baby gleich nach der Geburt ernst genommen?
- Was tun die Geburtshelfer, um das Bonding zu fördern?
- Wie werden Schmerzmittel eingesetzt?
- Steht rund um die Uhr eine Anästhesistin für eine Periduralanästhesie zur Verfügung?
- Wie werden Neugeborene versorgt, die medizinische Hilfe benötigen?
- Wie hoch ist die Verlegungsrate der Neugeborenen?
- Welche Operationstechniken und Narkoseformen werden bei einem Kaiserschnitt angeboten?
- Bietet das Krankenhaus 24-Stunden-Rooming-In?
- Kann Ihr Partner auch über Nacht beim Baby und Ihnen bleiben? Gibt es Familienzimmer?
- Gibt es moderne Stillrichtlinien auf der Wöchnerinnenstation?
- Wer nicht stillen möchte: Wie wird abgestillt?
- Können Sie auf Wunsch auch frühzeitig entlassen werden?

Seien Sie ganz Ohr und nehmen Sie die Stimmung auf, die im Geburtshilfe-Team herrscht, und in welcher Art und Weise Fragen beantwortet werden.
Wichtig: Lassen Sie sich für die Wahl des Geburtsortes die Zeit, die Sie brauchen. Und wagen Sie, wenn Sie sich ausreichend informiert haben, Ihrem Bauchgefühl zu folgen. In letzter Konsequenz ist und bleibt die Entscheidung für einen Geburtsort Gefühlssache.

Die Geburt naht

Nun nähert sich diese schöne Zeit langsam dem Ende. Der Kurs für die Geburtsvorbereitung läuft seit Wochen, Sie kennen das Team Ihres Krankenhauses, wissen um die wichtigen Abläufe, haben Atmung geübt und Ihre Tasche fürs Krankenhaus gepackt. Was gibt es sonst noch zu tun?

Eigentlich nichts. Eine Geburt ist das Natürlichste der Welt. Irgendwo tief in uns wohnt das Programm Geburt. Jedes Säugetier kann seine Kleinen zur Welt bringen und wir können es auch. Und sogar, ohne dass uns irgendjemand irgendetwas vorgeben oder erklären müsste.

Leider sind wir in der westlichen Welt mit dem biologischen Urwissen in uns so gar nicht mehr vertraut. Zu vertrauen fällt uns schwer. Wir wollen verstehen, steuern, kontrollieren, vorausplanen. Doch wir dürfen auch auf die Natur vertrauen!

Die Geburt ist für viele Frauen das erste wirkliche Naturereignis ihres Lebens. Natürlich gibt es Ängste und Sorgen. Sprechen Sie mit Ihrer Hebamme, mit Schwestern, Freundinnen, Ihrer Ärztin darüber. Vielleicht lässt sich so manches einfach aus der Welt räumen, ehe es zu einem »hausgemachten« Problem wird.

Tipps für eine problemlose Geburt

Wohl jede Frau wünscht sich eine möglichst einfache und komplikationslose Geburt. Kein Wunder also, dass diverse Tipps zur Vorbereitung unter Frauen weitergegeben werden. Einige der Empfehlungen beruhen auf traditionellem Wissen, ohne wissenschaftlichen Hintergrund. Wir empfehlen Ihnen deshalb kein Pflichtprogramm, sondern raten Ihnen, sich von Ihrer Nase und Ihren Vorlieben leiten zu lassen. Trinken Sie Tees zum Beispiel nur, wenn Sie Kräutertees auch mögen. Zwingen Sie sich zu nichts.

Dammmassage

Von einer Dammmassage als Vorbeugung gegen Rissverletzungen profitieren vor allem Erstgebärende. Kupfersalbe rot (Wala) oder aber eine spezielle ätherische Ölmischung, Weizenkeim-, Oliven- oder Johanniskrautöl sind hierzu geeignet.

Beginnen Sie circa 6 Wochen vor der Geburt wenigstens 4-mal wöchentlich für 5–10 Minuten den Scheideneingang sowohl nach innen in die Tiefe als auch den oberen äußeren Rand Richtung Afterschließmuskel mit sauberen Fingern sanft zu massieren. Wenn Sie sanftes Kreisen als unangenehm empfinden, versuchen Sie es mit einer Druckmassage. Dabei sollten Sie das Gewebe sanft, aber nachdrücklich andrücken und den Druck einige Sekunden halten. Versuchen Sie dabei, das Gewebe bewusst in Gedanken zu entspannen und dann die Finger wieder sanft zu lösen. Bewegen Sie sich so Stück für Stück voran.

Falls Sie von einer vorangegangenen Geburt eine Narbe am Damm haben sollten, ist es gut, wenn Sie diese Stelle besonders aufmerksam massieren.

- Durch die Dammmassage werden nachweislich Ausmaß und Häufigkeit von Dammverletzungen bei der Geburt reduziert.

Sitzbäder

Ergänzend können Sie in den letzten beiden Wochen 2-mal wöchentlich Heublumen- oder Lindenblütensitzbäder anwenden. Hierfür 1 Handvoll Blüten mit 1 Liter Wasser aufkochen und 10 Minuten ziehen lassen. Dann abseihen. Bei 37–38 °C circa 10 Minuten als Sitzbad anwenden.

Akupunktur

Akupunktur zur Erleichterung der Eröffnungsphase wird ab der 36. Schwangerschaftswoche von vielen Hebammen und Kliniken angeboten. Wünschen Sie sich Unterstützung, um die Entspannung des Gewebes und die Aktivität der Gebärmuttermuskulatur auszugleichen und zu fördern, kann Akupunktur ein passendes Angebot für Sie sein.

Haben Sie aber Vorwehen, die den Gebärmutterhals bereits verkürzen und den Muttermund leicht öffnen, oder fühlen Sie sich in irgendeiner Weise beim Gedanken daran oder nach einmaligem Ausprobieren in Ihrem Inneren gestört, dann lassen Sie es lieber! Trauen Sie Ihrer Intuition! Auch ohne Akupunktur können Sie eine gute und einfache Geburt erleben!

Nachtkerzenölkapseln

Ob Nachtkerzenölkapseln die Geburt tatsächlich erleichtern, ist noch nicht erforscht. Allerdings scheinen sie, ähnlich wie Fischölkapseln, bei vorzeitigen Wehen und schwangerschaftsbedingtem Bluthochdruck (siehe Seite 81) förderlich zu sein. Nachtkerzenöl enthält besonders wertvolle Fettsäuren, sodass es sicherlich nicht schadet.

Nehmen Sie in den letzten 3–4 Wochen vor der Geburt täglich 1 Kapsel mit wenig Flüssigkeit ein.

Himbeerblättertee

Ein Geburtsvorbereitungsklassiker ist mittlerweile der Himbeerblättertee. Sie sollten 1–3 Tassen pro Tag trinken, beginnend 4–6 Wochen vor der Geburt.

Diesem Tee wird im Volksmund eine positive Wirkung auf die Elastizität des Gewebes im Becken, den Stoffwechsel und den weiblichen Hormonhaushalt nachgesagt. In der klassischen Pflanzen-

Das gehört in den Klinikkoffer

Papiere

- Mutterpass
- Familienstammbuch oder Heiratsurkunde; bei unverheirateten Müttern Geburtsurkunde
- Personalausweis
- Versichertenkarte oder Kostenübernahmeschein der Krankenkasse

Kleidung

- mehrere Nachthemden, Schlafanzüge oder T-Shirts, die sich zum Stillen vorne leicht und weit öffnen lassen
- Bademantel
- Hausschuhe
- Still-BHs oder Bustiers (1 Nummer größer als in der Schwangerschaft)
- Stilleinlagen
- Socken
- reichlich Slips, die nicht zu knapp sitzen
- bequeme Kleidung für den Weg nach Hause (Größe, die im 5.–6. Monat gut gepasst hat)

Speziell für die Geburt

- 2 große weite lange T-Shirts oder ausgediente Herrenhemden
- lange Jacke oder Bademantel
- wärmende Socken
- evtl. Haargummis, Lippenbalsam
- Duft- oder Massageöl
- CD- oder MP-3-Spieler mit Musik nach Wunsch (auch für Station schön zu haben)
- Fotoapparat mit lichtempfindlichem Film (Babys mögen kein Blitzlicht)
- Thermoskanne mit warmem Getränk
- Brotzeitpackerl auch für Papa (Riegel, Obst, Kekse und etwas »Handfestes«)

Pflege

- Waschlappen, reichlich Handtücher
- Zahnbürste, Zahnpasta und Sonstiges für die Mundhygiene
- mildes Duschgel
- Shampoo
- Kamm/Bürste
- Haarföhn
- evtl. weiches Toilettenpapier oder Feuchttücher
- was Sie sonst noch brauchen, um sich wohl zu fühlen
- Deos und Parfüm mögen Babys eher nicht. Alternative: Deokristall.

Sonstiges

- Brille (auch als Kontaktlinsenträgerin)
- Bücher/Zeitschriften
- Stillbuch
- Schreibutensilien
- Kleingeld, Adressbuch
- wichtige Telefonnummern
- Ohropax

Wenn kein oder nur ein Tag Klinikaufenthalt geplant ist

- Anziehkleidung in 2 Größen für das Baby (mit Jäckchen, Mützchen, Söckchen, Decke)
- Autokindersitz

Und was noch zu tun ist

- wichtige Telefonnummern von zu benachrichtigenden Personen neben das Telefon zu Hause bereitlegen
- Koffer griffbereit stellen
- dickes Handtuch oder alte Decke im Auto als Unterlage bereit legen, falls Fruchtwasser abgehen sollte

heilkunde zählt er hingegen eher zu den Genusstees als zu den Heilpflanzentees. Da er aber wohl auch nicht schadet, ist er für alle Kräuterteeliebhaber sicherlich ein empfehlenswerter Tee, aber auch kein »Muss« für jede Schwangere.

Spuren des Lebens

Unsere Erfahrungen im Leben hinterlassen Spuren – nicht nur in der Körpersprache und -haltung, sondern auch ganz direkt und schmerzhaft im Körper und in der Seele. All dies kann uns im Vorgang des Gebärens wieder begegnen. Die folgenden Behandlungsmethoden können gerade in der Schwangerschaft auf tiefgehende und nachhaltige Weise helfen, vergangene Schmerzerfahrungen zu überwinden und sich so optimal auf die Geburt vorzubereiten.

Osteopathie und Kraniosakraltherapie arbeiten mit ganzheitlichem Ansatz auf Körperebene und können zum Beispiel ein verschobenes Steißbein wieder an Ort und Stelle bringen, Blockaden und Verspannungen und traumatische Erfahrungen im Becken und Rücken lösen helfen.

Watsu (Wasser-Shiatsu) ist eine Bewegungs- und Massagetherapie in warmem Wasser, die zu tiefer Entspannung führen kann.

Haptonomie fokussiert auf einen guten Kontakt mit dem noch Ungeborenen und bringt den Betreffenden der eigenen differenzierten Körperwahrnehmung näher. Es wird gezielt zur Geburtsvorbereitung angeboten.

Hypnotherapie (Hypnose und Therapie), eine Form der Psychotherapie, kann effektiv mit den eigenen Erfahrungen, Glaubenssätzen und Ängsten verbinden und bereits in kurzer Zeit mit wenigen Sitzungen positive Veränderungen leisten.

Homöopathie zur Geburtsvorbereitung?

Homöopathie vorsorglich anwenden für eine leichtere Geburt? Wir halten ehrlich gesagt nichts davon. Homöopathie hilft immer dann gut, wenn eine konkrete Beschwerde behandelt werden soll und dazu konkrete Symptome ausgewertet werden können. »Einfach nur so« genommene Homöopathika werden bestenfalls und wahrscheinlich nichts nutzen und können schlimmstenfalls sogar Nebenwirkungen hervorrufen. Wenn aber die Wehen beginnen oder Sie Ihr Baby übertragen, dann sieht die Sache anders aus. Homöopathie ist wunderbar geeignet, eine möglichst leichte und komplikationslose Geburt zu unterstützen.

Sanfte Hilfen für Mutter und Kind

Kaum eine Schwangerschaft verläuft ohne Beschwerden. Oft kann mit homöopathischen und naturheilkundlichen Mitteln nebenwirkungsfrei wohltuende Linderung erreicht werden.

Eine Schwangerschaft bedeutet vielfältige Veränderungen für Ihren Körper. Er muss nun nicht nur einiges mehr an Gewicht tragen. Auch Ihre inneren Organe müssen mehr leisten. Sie versorgen nun Ihr ungeborenes Kind mit. Ihre Hormone bereiten den Körper auf die Geburt und die Stillzeit vor. Da ist es nicht verwunderlich, dass die meisten Schwangeren mehr oder weniger stark unter verschiedensten Beschwerden leiden.

Leichte Beschwerden stellen an sich keine Krankheit dar. Diese Unpässlichkeiten sind in der Regel harmlos, können aber das Wohlbefinden derart beeinträchtigen, dass Sie sich in Ihrem Alltag stark eingeschränkt oder belastet fühlen. Wir haben hier die häufigsten Beschwerden für Sie zusammengestellt. Beachten Sie aber, dass jeder Mensch anders ist. Wenn bei Ihnen die Beschwerden stark ausgeprägt sind, suchen Sie Ihre Ärztin auf.

- Mit sanften Hilfen können Sie sich diese Zeit so wundervoll und wohltuend erleichtern, dass Sie Ihre besonderen Umstände auch genießen können!

Schwangerschaftsübelkeit und -erbrechen

»Das kann doch wohl nicht wahr sein!«, werden Sie vielleicht denken. Doch, leider ist es wahr. Irgendwann geht es los. Nicht alle Frauen, aber doch fast ¾ aller Schwangeren in den hochindustrialisierten Ländern sind davon betroffen. Eine plötzlich einsetzende und wirklich fürchterliche, elende Übelkeit, teils mit morgendlichem oder aber, in besonders schlimmen Fällen, ständigem Erbrechen. Es kann eine wirkliche Qual sein und die ersten, eigentlich doch so glücklichen Monate überschatten. Warum manche Schwangere von dieser Übelkeit betroffen sind und andere nicht, ist bis heute nicht wirklich zufriedenstellend geklärt.

- Erstaunlich: Die Inuit und ganze Bevölkerungsgruppen in Afrika kennen das Schwangerschaftserbrechen nicht oder es ist nur gering ausgeprägt.

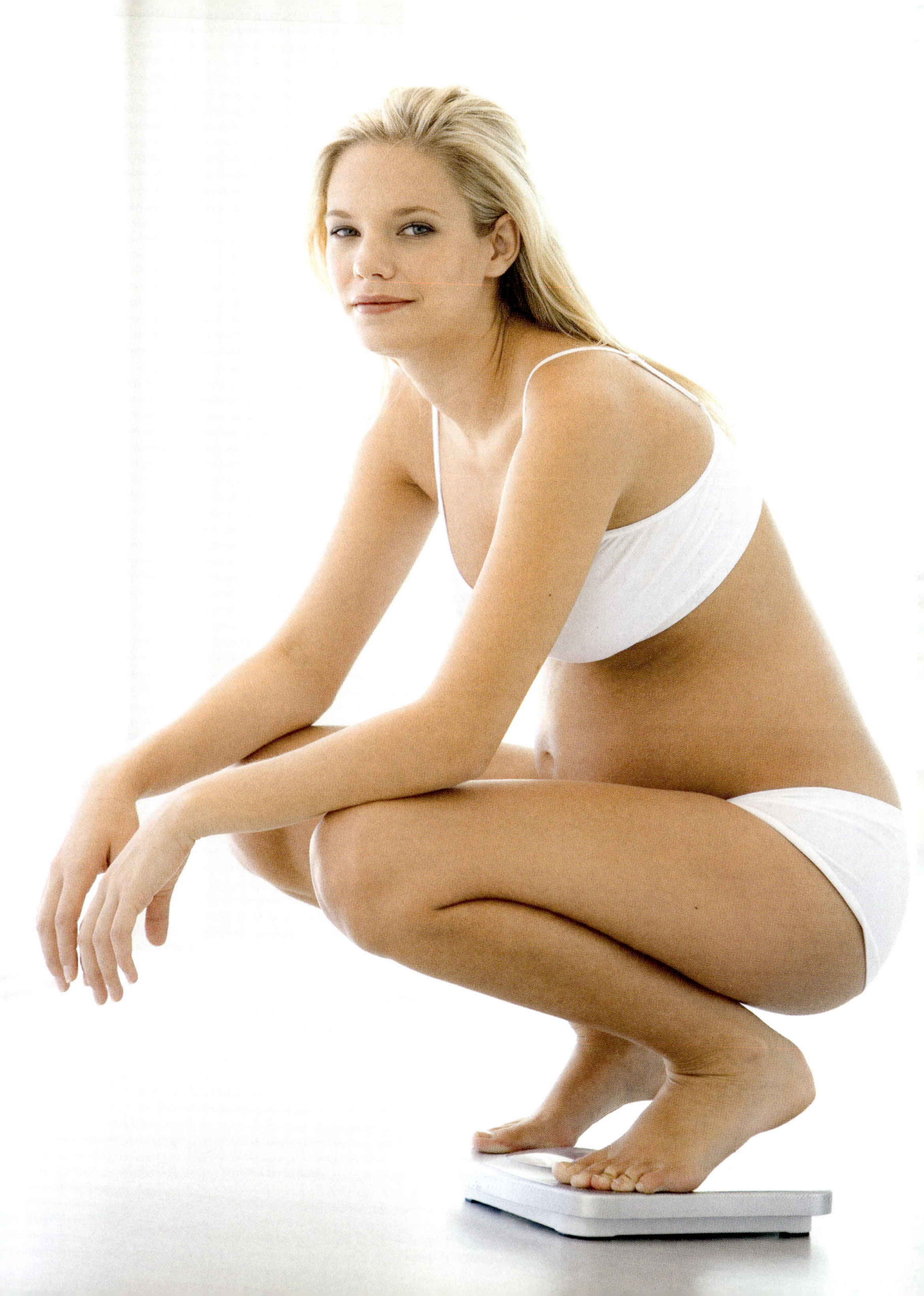

Einen kleinen Trost gibt es immerhin: Ziemlich sicher geht es Ihrem Baby gut und es gedeiht prächtig, daran erinnert Sie die Übelkeit ständig. Und fast immer ist dieser Spuk spätestens nach 3 Monaten, also ab der 13. Schwangerschaftswoche, vorbei. Eine von 10 Frauen ist leider über diese Zeit hinaus davon betroffen. Suchen Sie Hilfe bei naturheilkundlich arbeitenden Ärztinnen und Hebammen. Zumindest eine deutliche Linderung ist so gut wie immer möglich.

Wissenswertes aus dem Erfahrungsschatz der Hebammen

Die vielen Gespräche mit Schwangeren über all die Jahre unseres Arbeitens haben uns wissen lassen, dass die Übelkeit an ruhigen Wochenenden und zu Urlaubszeiten auffallend oft besser wird. Morgendliches Ausschlafen, Essen nach Bedürfnis, möglichst gelassen und mit ruhigen Tätigkeiten den Tagesablauf zu gestalten, ein Mittagsschläfchen zur Unterstützung der Verdauung – insgesamt Stress und Zeitdruck reduzieren –, all das tut einfach gut. Unser (antrainierter) Tagesablauf hat oft wenig mit unserem Biorhythmus zu tun – aber gerade der ist der Taktgeber für die Anpassung des Körpers an die Schwangerschaft. Und obwohl Schwangersein an sich ein sehr gesunder Zustand ist, finden im Körper enorme Veränderungen statt, die ihm viel abverlangen.

Eule oder Lerche?

Schwangerschaftshormone lassen nicht nur das Baby und den Bauch wachsen, vielmehr sind auch die inneren Organe und das Herz-Kreislauf-System mehr gefordert. Finden Sie heraus, ob Sie eher zu den Eulen oder zu den Lerchen gehören oder zumindest, zu welchem Typ Sie tendieren. Erstere sind abends leistungsfähiger und kommen morgens schwer aus dem Bett und Letztere stehen gern früh auf. Dafür fällt ihre Leistungskurve ab dem Spätnachmittag rasch ab. Schwanger fällt es viel schwerer als sonst, die innere Uhr zu überlisten.

Finden Sie selbst heraus, unter welchen Umständen es Ihnen am besten geht, und passen Sie Ihren Alltag, so gut es geht, daran an. Dabei kann es durchaus sinnvoll sein, zum Beispiel den Arbeitsbeginn ½–1 Stunde später zu legen und sich zwischendurch mehrmals ein Viertelstündchen auszuruhen. Ist dies nicht möglich oder zeigt der Arbeitgeber wenig Verständnis, hilft oft nur die Krankschreibung.

Im häuslichen Bereich ist Ihr Partner gefordert, Sie im Haushalt zu entlasten. Und wenn Sie bereits Kinder haben, nehmen Sie Hilfe in Anspruch, wo es nur geht. Vielleicht besorgen Sie sich einen Antrag auf eine Haushaltshilfe bei Ihrer Krankenkasse. Sollten nämlich die Übelkeit und das Erbrechen unstillbar werden, was Gott sei Dank selten der Fall ist, wird ein Krankenhausaufenthalt notwendig. Und auch dann fehlen Sie bei der Arbeit und die häusliche Situation muss ohne Sie geregelt werden. Vielleicht können Großeltern helfen, wechselnde Fahrdienste in den Kindergarten eingerichtet werden oder eine Freundin nimmt Ihr Kind zum Spielplatz mit und Sie legen sich zu Hause hin.

- Sich auf die Veränderungen und anderen Bedürfnisse einzulassen und Hilfe anzunehmen heißt auch, den biologischen Ablauf der Schwangerschaft anzunehmen. Und je eher Ihnen das gelingt, umso leichter kann Ihr Körper es bewältigen, in »anderen Umständen« zu sein.

Gute Tipps gegen Schwangerschaftsübelkeit

Wichtig ist es, den Kreislauf anzuregen und den Blutzuckerspiegel anzuheben, bevor Sie aufstehen. Dafür können Sie sich schon am Abend ein kleines Glas Orangen- oder Apfelsaft ans Bett stellen. Trinken Sie ihn morgens langsam in kleinen Schlucken. Bleiben Sie anschließend noch kurz im Bett liegen.

Auch ein Stück trockenes Brötchen im Bett zu essen, kann helfen. Räkeln und dehnen Sie sich wohlig wie eine Katze und atmen Sie mehrmals tief durch, bevor Sie aufstehen.

Sie können außerdem folgende Maßnahmen zur Linderung der Schwangerschaftsübelkeit ergreifen:

- Lassen Sie im Bad kaltes Wasser über die Füße und Waden oder Hände und Unterarme laufen. Das überwindet ein Kreislauftief. Vermeiden Sie morgendliches Stehen im Bad oder in der Küche. Sitzend geht Zähneputzen besser.
- Sowohl ein niedriger Blutdruck als auch Unterzucker führen rasch zu Übelkeit bis hin zum Erbrechen. Essen Sie deshalb mindestens 5-mal am Tag und packen Sie sich Nüsse, Studentenfutter, Müsliriegel und Saftschorle für unterwegs ein.
- Wird Ihnen häufig am späten Vormittag übel? Dann essen Sie mindestens ½ Stunde vorher eine Kleinigkeit.
- Wählen Sie milde, leicht verdauliche Speisen und meiden Sie scharf Gewürztes oder stark Angebratenes. Eine Ausnahme stellt frischer Ingwer dar. Fünf Scheibchen Ingwer in 1 Liter kochendes Wasser geben und lauwarm über den Tag verteilt trinken, das beruhigt den Magen.
- Viele Schwangere vertragen rohes Obst und Gemüse gar nicht gut. Wählen Sie lieber Kompott, Mus und gedünstetes Gemüse.
- Trinken Sie nach Lust und Laune, am besten den ganzen Tag über, auch wenn es nur schluckweise möglich sein sollte. Stark verdünnte Saft-

schorle ist oft angenehmer als Wasser oder Tee.

- Um Ihren Kreislauf morgens in Schwung zu bringen, können Sie es mit einer Tasse (125 ml) leicht gesüßtem grünen oder weißen Tee (maximal 3 Minuten ziehen lassen) versuchen. Diese Teesorten enthalten zwar Tein, das ähnlich wie Koffein wirkt, allerdings hat der Tee hier eine therapeutische Wirkung. Er stabilisiert Ihren Kreislauf. An Pfefferminze oder Rosmarin zu riechen oder ein Tasse lauwarmer Teezubereitung daraus zu trinken, kann ebenso helfen.
- Plagt Sie die Übelkeit eher gegen Abend, versuchen Sie es mit einem Spaziergang an der frischen Luft am späten Nachmittag.
- Nausyn-Tabletten (Weleda) oder Gentiana Magen-Globuli in Kombination mit Robinia comp (Wala) unterstützen und stabilisieren Ihren Magen.
- Ein Akupressur-Armband gegen Reiseübelkeit, das Sie in der Apotheke erhalten, hilft Ihnen durch den Tag. Akupunkturbehandlungen und Fußreflexzonenmassage können therapeutisch sehr wertvolle Hilfe bieten.

Wenn Sie finanzielle Sorgen haben oder Ihre derzeitige Lebenssituation schwierig ist, hilft Ihnen vielleicht ein Termin bei einer Schwangerenberatungsstelle. Auch Hebammen stehen Ihnen mit Tipps, einem offenen Ohr und psychosozialer Hilfe zur Seite. Holen Sie sich Unterstützung!

Ein Gewichtsverlust in der Frühschwangerschaft ist genauso normal wie bereits 2–3 Kilogramm zuzunehmen. Lassen Sie sich auf die Bedürfnisse Ihres Körpers ein und versuchen Sie bestmöglich, nach Ihrem Biorhythmus zu leben.

Homöopathie

Versuchen Sie die Ihnen am passendsten erscheinende homöopathische Arznei in der Dosierung D6, 3-mal 4 Globuli täglich, oder aber in D12, 2-mal 4 Globuli täglich.

Die Behandlung der Hyperemesis gravidarum (Schwangerschaftsübelkeit) mit homöopathischen Arzneien kann überaus erfolgreich sein, wenn das richtige Mittel gefunden wird. Dies ist nicht immer einfach, aber auf jeden Fall einen Versuch wert. Folgende homöopathische Arzneimittel kommen infrage.

Arsenicum album (Arsen): Erbrechen mit «tödlicher Übelkeit«, als brennend empfundene Magenschmerzen, die sich durch warme Getränke und Milch bessern. Die Zunge ist weiß belegt. Die Frau ist fröstelig, wünscht sich Wärme und ist sehr ruhelos.

Ipecacuanha (Brechwurzel): ständige, unerträgliche Übelkeit. Die Übelkeit wird durch das Erbrechen nicht gebessert. Ekel vor Nahrung, selbst vor dem Geruch von Nahrung. Die Zunge ist bemerkenswert rein trotz der ständigen Übelkeit.

Kreosotum (Buchenholzteer): Übelkeit, Sodbrennen und Erbrechen. Sehr übler Mundgeruch. Begleitend häufig Wundsein und Entzündung der Schleimhäute (Mund, Vagina).

Nux vomica (Brechnuss): Magenschmerzen, Übelkeit und Erbrechen, schlimmer durch Wut, besser durch Wärme wie warme Anwendungen und warme Getränke. Die Frau ist gehetzt, Typ Workaholic, reizbar, ungeduldig, ehrgeizig. Hintergrund ist häufig ein Erschöpfungszustand durch Überarbeitung.

Sepia (Tinte des Tintenfischs): Schwangerschaftsübelkeit und -erbrechen. Essen bessert kurzfristig die Beschwerden, die Frau muss ständig essen. Verlangen nach Süßigkeiten, Essig, Saurem. Extreme Geruchsempfindlichkeit, schon das Denken an die Gerüche der Speisen verursacht Übelkeit. Die Frau ist fröstelig, Bewegung tut ihr gut und bessert die Symptomatik.

Tabacum (Tabak): als »tödlich« empfundene, elende Übelkeit. Handlungsunfähigkeit durch die ständige Übelkeit und das Erbrechen. Häufig begleitend Kopfschmerzen.

Mit Haut und Haaren schwanger

Die Hormonumstellung wirkt sich auf Haut und Haare aus. Viele Schwangere erfreuen sich einer strahlend schönen Haut und glänzenden Haaren – aber auch Unreinheiten oder Haarausfall sind leider gar nicht so selten. Insgesamt ist die Haut empfindlicher und stärker durchblutet. Und mögen Sie bisher eher zur fröstelnden Frauenbevölkerung gehört haben, erfreuen Sie sich jetzt warmer Hände und Füße. Schwangere frieren deutlich weniger und schwitzen stärker.

In der Schwangerschaft neigt die Haut zu kräftigen Pigmentierungen, vor allem im Gesicht (Vorsicht beim Sonnenbaden), an den Brustwarzen und im Genitalbereich. Am Bauch findet sich eine dunklere, mittig längs verlaufende Linie. Sie verschwindet nach der Geburt wieder vollständig.

Da Ihre Haut empfindlicher ist, kann häufiges Duschen oder Baden zu unangenehmem Juckreiz mit leichtem Spannungsgefühl, besonders an Rücken und Bauch, führen. Da hilft nur, Wasseranwendungen zu reduzieren und nach Bedarf auf Genitalbereich, Achseln, Hände und Füße zu beschränken. Manchen Schwangeren hilft es, sich nach dem Duschen mit 1 Liter Wasser, das mit einem kräftigen Schuss Obstessig vermischt ist, abzuspülen und sich anschließend reichlich einzucremen. Wenn Sie zu sehr trockener Haut neigen, sind Produkte mit Kakao- und Sheabutter die richtige Wahl.

Sollte der Juckreiz sich ausbreiten oder unabhängig von Wasseranwendungen bestehen bleiben, kann die Ursache dafür in einem schlechteren Abbau von Gallensäuren über die Leber liegen. Neben einer besonders sanften Hautpflege können Sie mit Hepatodoron (Weleda) oder Chelidonium-Kapseln und gesunder, leicht bekömmlicher Ernährung Ihre Leber stärken.

Spröde Haare oder Haarausfall? Das tritt sicher nur vorübergehend auf und findet spätestens nach der Stillzeit ein Ende. Hier hilft die Einnahme von Heilerde oder Silicea-Präparaten (Kieselsäure).

Schwangerschaftsstreifen erkennen Sie als bläulich-rötlich schimmernde Streifen in Ihrer Haut, nicht selten mit leichtem Juckreiz verbunden. Sie treten besonders an Bauch, Hüften, Brüsten und Oberschenkeln auf und sind Folge der hormonellen Veränderungen des Bindegewebes. Nach der Geburt verblassen sie zusehends und werden deutlich schmäler. Ganz verschwinden werden sie jedoch nicht mehr. Eine gute Hautpflege, sowohl mit Feuchtigkeit (Aloe vera) als auch mit Fetten wie pflanzliche Hautöle und Sheabutter, können helfen vorzubeugen, jedoch nicht gänzlich die Entstehung verhindern.

- Trinken Sie reichlich, und bewegen Sie sich, so viel Sie können, an der frischen Luft. Streben Sie eine langsame und beständige Gewichtszunahme an und achten Sie auf eine gesunde, basenreiche Ernährung. Alles, was dem Bindegewebe gut tut, ist jetzt förderlich.

GUT ZU WISSEN

Empfehlenswerte Auswahl von Pflegeprodukten

Wählen Sie bevorzugt parfümfreie Produkte mit pflanzlichen Inhaltsstoffen und ohne Konservierungsmittel. Haarfärbemittel an sich sind unbedenklich. Haare nehmen keine (Gift-)Stoffe auf. Allerdings ist es sicherlich sinnvoll, den Haaransatz nicht mit anzufärben, so dass die Kopfhaut möglichst färbemittelfrei bleibt.

Ökologische Ratgeber testen in regelmäßigen Abständen viele Produkte auf die Unbedenklichkeit der Inhaltsstoffe. Sie sind eine gute Möglichkeit, sich aktuell zu informieren.

Venenprobleme

Venenprobleme kommen in der Schwangerschaft häufig vor. Die zirkulierende Blutmenge im mütterlichen Gefäßsystem ist nun deutlich erhöht und die Hormone sorgen für eine Weitstellung der Gefäße. Auch die wachsende Gebärmutter mit dem Baby behindert den Rückfluss aus den Beinen. Viele Frauen sind zudem erblich belastet. Vielleicht hatten auch schon Ihre Mutter oder Großmutter Krampfadern. Am häufigsten treten Venen an den Innenseiten der Unterschenkel, in den Kniekehlen und oberhalb der Knöchel hervor. Aber auch im Vulva- oder Leistenbereich können sich Gefäße erweitern.

Die meisten Krampfadern bilden sich nach der Schwangerschaft von allein zurück und bedürfen keiner weiteren Behandlung. Wenn Besenreiser und Krampfadern auch nach der Geburt noch störend für Sie sein sollten, können sie diese bei einer Spezialistin (Hautärztin, Phlebologin, Venenklinik) veröden oder entfernen lassen.

Was tun gegen erweiterte Venen?

Entlasten Sie Ihre Venen, so gut Sie können. Legen Sie so oft wie möglich die Beine hoch, vielleicht erhöhen Sie sogar das Fußende Ihres Bettes. Meiden Sie beengende, einschneidende Beinkleidung und langes Sitzen. Gewöhnen Sie sich an, die Beine nicht mehr übereinanderzuschlagen, denn diese Haltung drückt die Venen ab und fördert auch die Entstehung von Besenreisern. Erledigen Sie möglichst viele Hausarbeiten im Sitzen. Und gönnen Sie sich immer, wenn Sie merken, dass Ihre Beine müde und schwer werden, eine Pause.

Das Meer im Bach hinter dem Haus finden

An heißen Sommertagen die Füße und Beine in kühlem Wasser, vielleicht sogar in einem flachen Bach, zu baden, ist doch einfach herrlich! Zu Hause können Sie auch einen Eimer mit kaltem Wasser bereitstellen und ein paar Eiswürfel hineinwerfen. Am besten legen Sie die Beine hoch, tauchen kleine Handtücher in das kalte Wasser und wickeln diese klatschnass und relativ straff um Ihre Waden. Diese sollten Sie, so wie es Ihnen angenehm ist, immer wieder erneuern.

Salben für kräftigen Durchfluss

Wenn Sie sich überlastet haben und Ihre schmerzhaften Beine Sie das wissen lassen, helfen auch Einreibungen mit Hamamelis- oder Calendulasalben sehr gut, zum Beispiel Hametum-Salbe (Spitzner Arzneien), Calendula-Pflegecreme oder Venadoron (Weleda). Um-

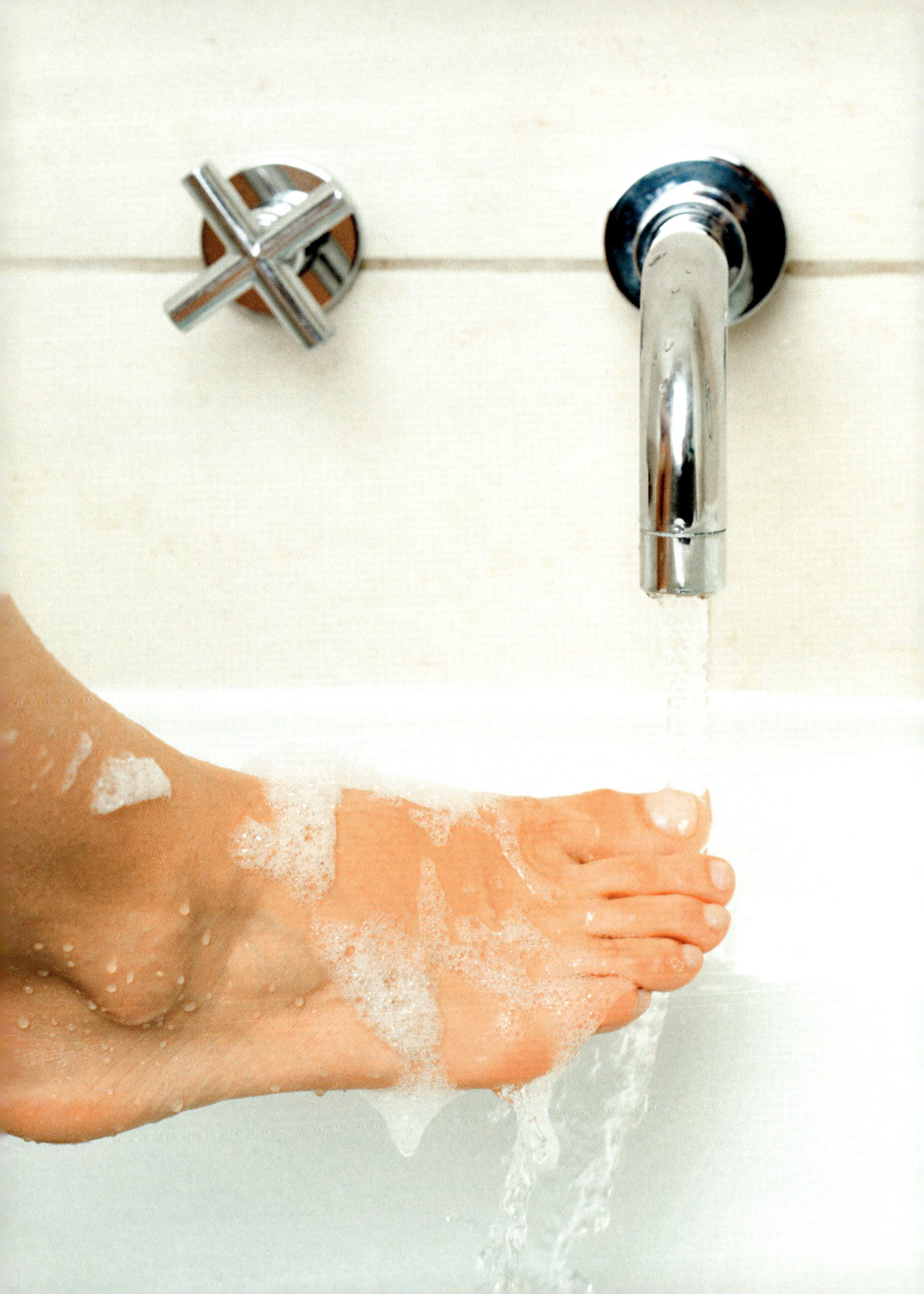

schläge mit Retterspitz (siehe Kasten »Wenn richtig viel Milch kommt«, Seite 154), Zypressen- oder Rosskastanienextrakten lindern und kräftigen die Gefäße.

- Wenn Ihre Venen anhaltend schmerzen oder anschwellen, sollten Sie eine Venenspezialistin (Phlebologin) aufsuchen. Sie kann mittels Ultraschall den Durchfluss Ihrer Venen messen, um eine tiefer liegende Stauung oder gar Entzündung oder Thrombose feststellen und behandeln zu können.

Workout für die Venen

Den Blutfluss in den Beinen können Sie durch ein wenig Gymnastik anregen. Strecken Sie Ihre Beine aus, ziehen Sie die Zehen an und lassen Sie sie wieder in die Ausgangsposition zurückgleiten. Dieses Anziehen der Zehen hält die Wadenmuskulatur auf Trab und unterstützt die Venen bei ihrer Arbeit, das Blut herzwärts zu transportieren.

Auch im Stehen ist diese Übung möglich: Gehen Sie mehrmals hintereinander in den Zehenstand und wieder zurück. Sie werden selbst merken, dass sich Ihre Beine danach viel leichter und freier anfühlen. Krallen Sie die Zehen immer wieder fest, so, als ob Sie einen Stift hochheben möchten, oder beschreiben Sie langsam große Kreise mit den Füßen.

Schuhe mit weichem Fußbett und der häufige Wechsel zwischen flachem und leichtem Absatz (circa 2–3 Zentimeter hoch) sind gleichfalls sinnvoll. Wenn Sie berufsbedingt viel auf den Beinen sind, nehmen Sie sich einfach ein Paar Ersatzschuhe zum Wechseln mit.

Die zweite Haut

Ihre Gynäkologin oder Ihre Hebamme werden Ihnen gerne Kompressionsstrümpfe oder -strumpfhosen verschreiben. Nach Ihrem Maß im Spezialgeschäft gefertigt, liegen diese wie eine enge zweite Haut an und verhindern, dass Blut in den Venen versackt und die Beine anschwellen. Und es gibt mittlerweile eine Menge sehr schöner und durchaus attraktiver Modelle!

Sie werden diese »enge zweite Haut« vielleicht anfangs gewöhnungsbedürftig finden, aber bald nicht mehr missen mögen. Und Ihre Venen werden es Ihnen danken! Am leichtesten sind die Strümpfe anzuziehen, wenn Sie die Beine vorher mindestens 10 Minuten hochlegen und sich (Putz-)Gummihandschuhe überziehen.

Ein Wort zu Hämorrhoiden

Hämorrhoiden, die oft schmerzhaft gestauten Venen an After und Enddarm, sind genau genommen auch Krampfadern. Sie treten ebenfalls in der Schwangerschaft und nach der Geburt häufig erstmals auf oder machen unangenehme Probleme wie Schmerzen, Nässen und Juckreiz. Neben ballaststoffreicher Ernährung (siehe »Darm- und Blasenprobleme«, Seite 135), die für einen weichen Stuhlgang sorgt, hilft hier die Homöopathie wunderbar. Örtlich können Quercussalbe und -zäpfchen (Wala) sehr wohltun.

Weiches Toilettenpapier oder Baby-Feuchttücher (enthalten weniger Zusätze) sind ein Muss. Versuchen Sie nach Stuhlgang und sanfter Reinigung, die Hämorrhoide mithilfe eines weichen Kosmetiktuches und etwas Salbe zurück in den Darm zu schieben und kneifen Sie anschließend den Afterschließmuskel fest zusammen.

Sind Ihre Beschwerden stark ausgeprägt und haben Sie das Gefühl, nichts hilft Ihnen richtig, kann eine Schröpfbehandlung am Rücken wahre Wunder wirken. Fragen Sie bei Heilpraktikerinnen oder Ärztinnen, die TCM (Traditionelle Chinesische Medizin) anbieten, nach dieser Methode.

Homöopathie

Homöopathische Globuli können keine Krampfadern wegzaubern. Aber sie können wunderbar helfen, durch Venenprobleme hervorgerufene Beschwerden wie Schweregefühl, Anschwellen der Beine und Schmerzen zu lindern.

Lesen Sie die Beschreibungen und versuchen Sie die für Sie passendste Arznei in der Potenz D6, 3-mal täglich 4 Globuli, oder in der Potenz D12, 2-mal täglich 4 Globuli.

Aesculus (Rosskastanie): Die Rosskastanie hilft nicht nur in Salbenform, sondern auch als homöopathische Arznei wunderbar bei Venenbeschwerden in der Schwangerschaft. Im Vordergrund stehen oft das Stauungsgefühl und die oft dunkelrote Verfärbung der Venen.

Bellis perennis (Gänseblümchen): Krampfadern werden schlimmer in der Schwangerschaft? Hier hilft oft das Gänseblümchen, vor allem gegen die schmerzenden Beine, aber auch vorbeugend.

Ferrum metallicum (metallisches Eisen): Krampfaderleiden, die sich in der Schwangerschaft verschlimmern, bei Frauen mit kalten Füßen und gerötetem Kopf und Kopfschmerzneigung lässt an die Globuli aus dem metallischen Eisen denken. Typisch ist eine Verschlimmerung sowohl durch körperliche Anstrengung als auch durch Stillsitzen.

Hamamelis virginica (Zaubernuss): Venenschwäche mit stechenden Schmerzen, die sich in der Schwangerschaft verschlimmern, Krampfadern der Extremitäten und der Vulva sowie vielleicht sogar eine Neigung zu Nasenbluten finden oft Hilfe durch die Globuli aus der Zaubernuss.

Pulsatilla (Küchenschelle): Ein wirklich wunderbares Mittel für schmerzhafte Krampfadern in der Schwangerschaft ist die Küchenschelle. Charakteristisch ist die Besserung durch Kälte und die Verschlimmerung durch Hitze und warme oder stickige Räume. Unbedingt versuchen!

Verdauungsprobleme

Das Schwangerschaftshormon Progesteron reduziert die Darmtätigkeit. Dies kann zu Völlegefühl, Blähungen, Krämpfen und erschwertem Stuhlgang bis hin zur Verstopfung führen. Wie Sie dem Darm wieder auf die Sprünge helfen können, finden Sie im Kapitel »Darm- und Blasenprobleme« (siehe Seite 135).

Bei Krämpfen und anhaltenden Blähungen kann Trennkost – also die Eiweißaufnahme vom (stärkehaltigen) Kohlehydratverzehr zu trennen – sehr hilfreich sein. Essen Sie also lieber Brötchen mit Marmelade statt mit Käse. Und zu Fleisch schmecken Salat und Gemüse ebenso gut wie Kartoffeln oder Nudeln, und sie sind bekömmlicher. Käse mit Obst oder Kartoffeln als Hauptgericht mit Salat oder Gemüse sind ebenfalls sinnvolle Kombinationen. Probieren Sie es einfach einmal aus!

Sodbrennen

Wenn Ihre Gebärmutter einen immer größeren Teil Ihres Leibes einnimmt, bleibt für die Bauchorgane natürlich weniger Platz. Dies kann bei manchen Frauen zu sehr unangenehmem und lästigem Sodbrennen führen. Sodbrennen wird durch einen Rückstrom des Mageninhaltes in die Speiseröhre hervorgerufen.

Hilfreiche Tipps

Hilfreich sind viele kleine Mahlzeiten. Dann ist Ihr Magen nicht so intensiv auf einmal gefordert, sondern kann seine Arbeit ständig in Maßen tun. Trinken Sie nur ganz wenig zu den Mahlzeiten! Lieber circa 30–45 Minuten vor dem Essen reichlich trinken, bevorzugt ein großes Glas Wasser ohne Kohlensäure.

Vorsicht ist geboten mit allen Nahrungsmitteln, die übersäuern und damit, zusätzlich zur Magensäure, weitere Säure liefern, wie zum Beispiel Zitrusfrüchte. Auch fette Speisen, Suppen, raffinierter Zucker oder stark Gewürztes ist bei Sodbrennen eher ungünstig. Milch und alles Basische lindert, aber Sie können natürlich, schon aus Gewichtsgründen, nicht ständig Milch trinken!

Nehmen Sie sich Zeit zum Essen, atmen Sie vorher einige Male tief und gelöst durch. Kauen Sie ein paar Mandeln oder versuchen Sie es einmal mit 2 Esslöffeln Haferflocken staubtrocken. Lindern kann auch Luvos Heilerde (Luvos GmbH). Dieses Pulver aus der Natur lässt sich am angenehmsten mit Flüssigkeit einnehmen.

Wenn das Sodbrennen arg schlimm ist und Sie am Schlafen hindert, besorgen Sie sich Backnatron. Nehmen Sie 1 Teelöffel auf 1 Glas Wasser ein. Ist keine Linderung zu erreichen, kann Ihnen Ihre Ärztin hilfreiche Medikamente verschreiben. Und wenn alles nicht hilft – die Akupunkturnadel schafft es oftmals doch noch!

- Psychische Anspannung und Stress fördern Sodbrennen. Gibt es vielleicht etwas, das Ihnen »sauer aufstößt«?

Homöopathie

Unbedingt versuchen sollten Sie auch folgende homöopathische Arzneien. Die Einnahme erfolgt in der Dosis D12, 2–3-mal täglich 4 Globuli. Mit dem für Sie richtigen Mittel wird der Erfolg sicherlich nicht lange auf sich warten lassen!

Calcium carbonicum (Austernkalk):
Die Schale des Austernkalks hilft bei saurem Aufstoßen und Erbrechen in der Schwangerschaft mit Blähungen und aufgetriebenem Bauch. Dabei häufig Unverträglichkeit von Milch. Die Frau ist fröstelig, fühlt sich schwach, manchmal schwindelig, ist dabei aber verschwitzt.

Capsicum (Spanischer Pfeffer): Brennen vom Magen bis zum Mund, das sich durch Essen bessert. Deshalb ständiges Essen. Ein Gefühl von Kälte, Fröstеligkeit, Schwermut lässt an Capsicum denken.

Lycopodium clavatum (Bärlapp): Das Mittel aus dem Keulenbärlapp ist gekennzeichnet durch teils bitteres Aufstoßen nach dem Essen, Speisen kommen wieder hoch. Auftreibung und Völlegefühl unmittelbar nach dem Essen, dabei reichlich Bauchgeräusche und Blähungen. Die Schwangere fühlt sich ständig hungrig, ist aber schon nach den ersten Bissen satt.

Mercurius solubilis (Quecksilber): Verschlechterung des Magenbrennens vor allem nachts. Vielleicht sogar Neigung zu Zahnfleischbluten und vermehrtem Speichelfluss mit metallischem Mundgeschmack bei Schwangeren, die viel innere Unruhe und inneren Druck verspüren, ist eine klare Indikation für Mercurius, die homöopathischen Globuli aus einer Quecksilberverbindung. Unbedingt probieren!

Pulsatilla (Küchenschelle): Sie leiden unter Sodbrennen und Magenkrämpfen mit Übelkeit? Sie müssen häufig aufstoßen und werden von Magenschmerzen geplagt, insbesondere nach fettigen Speisen? Dabei haben Sie auffallend wenig Durst, kaum ein Bedürfnis nach Flüssigkeit. Oft haben Sie weinerliche und wechselnde Stimmungen? Versuchen Sie unbedingt die homöopathische Küchenschelle.

Schlafstörungen

Schon in den ersten Wochen der Schwangerschaft kommt es durch hormonell bedingtes häufigeres nächtliches Wasserlassen zu Unterbrechungen des Schlafes. Und das wird mit fortschreitender Schwangerschaft eher noch heikler.

Das Kind hat ein Eigenleben und lässt Sie oft gerade nachts an seinen lebhaften Bewegungen teilhaben. Manche Frauen sind es auch gewohnt, auf Bauch oder Rücken zu schlafen, was irgendwann mit zunehmend großem Bauch nicht mehr geht.

Hilfreiche Tipps

Nutzen Sie jede Gelegenheit, auch tagsüber zu schlafen. Vielleicht entdecken Sie jetzt in der Schwangerschaft die große Freude einer kleinen Siesta? Das kann so wohltuend sein.

Und vielleicht hat Ihr Nachwuchs weniger Bedürfnis, durch Strampeln und Herumtoben nachts auf sich aufmerksam zu machen, wenn Sie sich und Ihrem Baby mehr Zeiten entspannter Aufmerksamkeit auch tagsüber gönnen. Unbedingt einen Versuch wert!

Wenn das Ein- oder Durchschlafen nicht mehr selbstverständlich ist, sollten Sie Ihre Tage in Ruhe ausklingen lassen. Umfangreiche Aktivitäten und Hektisches oder Belastendes gehört nicht in die Abendstunden. Sehr gut tut es, abends noch ein wenig spazieren zu gehen und das Aktive Ihres Tages nun vom Ruhigen und Gemütlichen ablösen zu lassen.

Versuchen Sie, Ihre Tagestrinkmenge bis 17 Uhr zum Großteil bereits erreicht

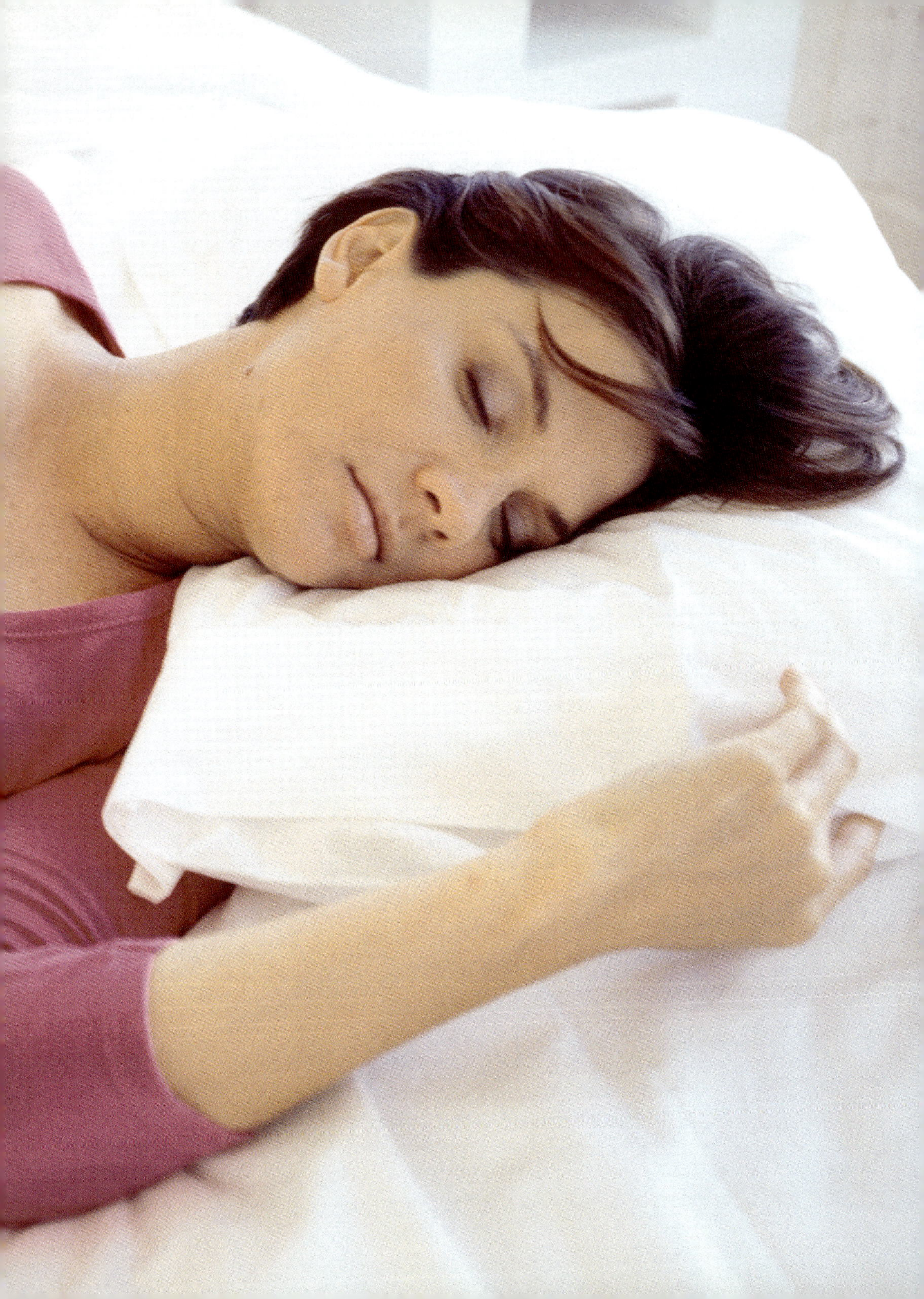

zu haben, dann müssen Sie nachts nicht so häufig Wasser lassen.

Falls Sie Albträume plagen, die Gedanken immer wieder unangenehm um ein bestimmtes Thema kreisen – suchen Sie sich Entlastung. Hebammen, auch Schwangerenberatungsstellen, Ihr Partner, die beste Freundin – wem auch immer Sie zutrauen, dass er Sie versteht und ein offenes Ohr für Sie hat, ist jetzt der richtige Ansprechpartner. Übrigens: Lebhaftere Träume werden von sehr vielen Schwangeren beschrieben.

Naturheilkundlich hilft ein Entspannungsbad zum Beispiel mit Lavendel, entspannungs- und schlaffördernde Tees mit Melisse, Hopfen und Baldrian oder auch eine kleine Tasse warme Milch. Valeriana comp. und Passiflora comp. (beide Wala) stehen als anthroposophische Komplexmittel zur Verfügung, um die Nerven zu stärken und zur Ruhe zu kommen.

Homöopathie

Homöopathische Arzneien können, wenn das Schlafen schwierig geworden ist, manchmal Wunder wirken! Versuchen Sie folgende Arzneien in D12, je 2–4-mal täglich 4 Globuli. Am besten nehmen Sie sie 1-mal am frühen Abend und 1-mal vor dem Schlafengehen.

Arnica montana (Bergwohlverleih): Der Bergwohlverleih, den wir als unverzichtbares Mittel bei Verletzungen kennen, wirkt Wunder, wenn Sie aufgrund heftiger Kindsbewegungen, die Sie als schmerzhaft empfinden, nicht schlafen können.

Cimicifuga racemosa (Traubensilberkerze): Wenn Sie wegen quälender, trüber Gedanken nicht einschlafen können und überhaupt unter starken Stimmungsschwankungen und vielleicht sogar einer Neigung zu vorzeitigen Wehen leiden, sollten Sie unbedingt an die Traubensilberkerze denken. Als charakteristisch für dieses Mittel gilt: »Redet aus Angst.«

Coffea (Kaffee): Coffea hingegen hilft, wenn Sie vor lauter freudiger Aufregung nicht abschalten können und einfach überdreht sind. Typisch ist, dass rasende Gedanken und selbst geringste Geräusche Sie schnell wieder wach werden lassen.

Nux vomica (Brechnuss): Aufwachen, insbesondere nachts gegen 4 Uhr, und dann nicht mehr weiterschlafen können, nachdem Sie ohnehin nur schwer und spät eingeschlafen sind, das ist eine klassische Symptomatik für die Brechnuss, DAS Mittel für alle gereizten und gestressten Frauen, die einfach zu viel um die Ohren haben.

Sulfur (Schwefel): Sie sind nachts hellwach oder wachen stündlich aus Ihrem viel zu leichten Schlaf auf? Sie haben dabei heiße Füße, Herzklopfen, Hitze und Schweißausbrüche? Versuchen Sie Sulfur, den homöopathischen Schwefel.

Wassereinlagerungen (Ödeme)

Durch die Weitstellung aller Gefäße in der Schwangerschaft zeigen sich bei vielen Frauen früher oder später lästige, aber harmlose Wassereinlagerungen ins Gewebe. Zu sehen ist dies vor allem an den Knöcheln, die zunehmend zu verschwinden scheinen, an den Fingerringen, die einfach nicht mehr passen wollen, und oft auch im Gesicht, das weicher und runder wirkt. Ödeme treten bei über 80 Prozent aller schwangeren Frauen auf – bei manchen so stark, dass es als störend und unangenehm erlebt wird.

Gegen diese Wassereinlagerungen sind alle Maßnahmen, die unter »Venenprobleme« (siehe Seite 47) beschrieben sind, sinnvoll. Ergänzend können Sie Salzbäder versuchen. Wenn Sie die Möglichkeit haben, im Meer zu baden oder knietief darin herumzuwaten – wunderbar! Ansonsten 37 °C warmes Wasser in die Badewanne einlaufen lassen, 2 Hände Meersalz zufügen und mindestens 20 Minuten baden. Das Wasser dabei langsam auf 35 °C abkühlen lassen. Nicht vergessen: Badezimmer gut einheizen.

Lymphdrainagen sind sinnvoll, wenn trotz Kompressionsstrümpfen die Füße weiter anschwellen und schmerzen. Auch Akupunktur kann ausgezeichnet Erleichterung verschaffen. Renes/Borago comp. und Nierentonikum (Wala) fördern die Ausscheidung und regen den Stoffwechsel an, Schüßler-Salz Nr. 8 Natrium chloratum D6 reguliert den Wasserhaushalt.

Im Frühling ist junger Löwenzahnsalat hilfreich, gefolgt von Erdbeeren und Spargel. Knoblauch dagegen, vor allem abends gegessen, begünstigt Wassereinlagerungen.

- Trinken Sie trotzdem viel, mindestens 2–2 ½ Liter, und essen sie tagsüber ruhig salzig, dafür gegen Abend mild gewürzt und Leichtverdauliches.

Sollten Ihre Hände einschlafen, sich Taubheitsgefühl oder Kribbeln in den Fingern ausbreiten, dann drückt das Wasser einen Nerv im Handgelenk ab. Jetzt sollten Sie Ihre Arme und Hände möglichst wenig tagsüber belasten.

Auch eine Krankschreibung kann notwendig sein.

Legen Sie Hände und Arme häufig, vor allem abends, entspannt über dem Kopf ab. Ein sanftes leichtes Ausstreichen von den Fingern zur Schulter mit hochgehobenem Arm vor dem Schlafengehen ist ebenso hilfreich wie darauf zu achten, dass Sie nachts weich auf der Seite liegen können. Stellen Sie sich probehalber Ihren Lattenrost im Schulterbereich so weich wie möglich ein. Verspannungen im Schulter-Nacken-Bereich können Ihre Beschwerden verstärken. Sanftes Streichen und bewusstes Lockern unterstützen den Abfluss.

Eine Orthopädin kann Ihnen eine Schiene für die Hände verschreiben, um die Symptome zu lindern. Akupunktur, Osteopathie, Kraniosakraltherapie – feine, regulierende Behandlungsmethoden sind oft das Einzige, das bei Wassereinlagerungen hilft. In ausgeprägten Fällen können die Beschwerden noch bis zu 3 Wochen nach der Geburt andauern.

Kontraktionsneigung

Eine Anspannung der Gebärmuttermuskulatur kommt in der Schwangerschaft häufig vor. Man nennt das auch Übungs- oder Vorwehen. Das ist völlig normal, fördert die Durchblutung der Gebärmutter und ist vermehrt zu beobachten, wenn der Babybauch zu einem Wachstumsschub ansetzt. Wenn Sie sehr schlank sind und nur eine dünne Bauchdecke haben, werden Sie diese Kontraktionen deutlicher spüren. Sexuelle Aktivität, eine volle Harnblase (vor allem nachts), ein sich eifrig bewegendes Baby, Putzeifer – das alles kann die Muskulatur reagieren lassen.

Mit Ruhe und Gelassenheit sollte sich die Muskulatur schnell wieder entspannen und unangenehmes Ziehen aufhören. Im Zweifelsfall verständigen Sie Ihre Ärztin oder Hebamme (siehe »Vorzeitige Wehentätigkeit«, Seite 77). Zum Ende der Schwangerschaft hin nehmen Kontraktionen zu – die Gebärmutter bereitet sich auf die Geburt vor. Sie können ab der circa 36. Schwangerschaftswoche in Senkwehen übergehen, die das Baby tiefer ins Becken schieben, nicht selten bereits den Gebärmutterhals verkürzen oder auch, gerade in den letzten 3 Wochen, den Muttermund leicht öffnen.

Lernen Sie Ihren Körper kennen. Wenn Anspannung und Stress oder körperliche Aktivität zu Kontraktionen führen, ist dringend eine Pause angesagt, damit daraus keine vorzeitige Wehentätigkeit wird. Wenn die Wehen der letzten Wochen Ihren Schlaf rauben oder Sie belasten, versuchen Sie Folgendes, um die Senkwehen zu unterstützen:

- ein warmes (nicht heißes) Bad
- eine Wärmflasche (nicht heiß) in den Rücken legen
- eine Tasse Entspannungstee am Abend (siehe »Vorzeitige Wehentätigkeit«, Seite 77)
- ein sinnlicher Bauchtanz zu sanfter Musik – löst die Muskulatur und hilft dem Baby, ins Becken zu rutschen
- Vierfüßlerstand, dabei gelöst und tief durchatmen, das Becken weich kreisend und kippend bewegen
- eine liebevolle, zärtliche Rückenmassage durch den Partner
- sich vorstellen, wie der Rücken ganz elastisch und weich wird und das Becken sich weich und gelöst zum Kind hin öffnet und es einlädt, tiefer zu rutschen

Erschöpfung und Müdigkeit

»Wenn im Innern viel passieren soll, muss das Äußere leise werden!« Weisheiten wie diese finden sich im östlichen Kulturkreis reichlich. Yoga, Qigong, Tai Chi – sie alle führen mit langsamen, ruhigen Bewegungen des Körpers zu lebendiger Bewegung im Inneren. Ihr Körper ist weise, und bei einer Schwangerschaft muss er eine Höchstleistung erbringen. Kein Wunder, dass einer Schwangeren der Sinn nicht mehr nach Hetze im Alltag steht. Eine Schwangerschaft verlangt Ihnen in den ersten 3 Monaten durch die Umstellung und in den letzen 3 Monaten durch die zunehmende Belastung körperlich viel ab.

- Gönnen Sie sich Ruhe und erkennen Sie an, was Ihr Körper gerade leistet. Gehen Sie davon aus, dass Sie 1–2 Stunden mehr Schlaf brauchen. Früh zu Bett gehen, ein Mittagsschläfchen – wunderbar wenn Sie das jetzt bereits üben. So fällt es Ihnen nach der Geburt leichter, Ihr Baby auch nachts zu versorgen.

Ernähren Sie sich gesund mit reichlich frischem Obst und Gemüse, trinken Sie viel gutes stilles Wasser und versuchen Sie, jeden Tag mindestens 15 Minuten an die frische Luft zu kommen. Gönnen Sie sich mehrere Pausen zum Beinehochlegen und An-nichts-denken-Müssen.

Eisenmangel ist sehr selten die Ursache für Müdigkeit und schnelle Erschöpfbarkeit. Sollte bei Ihnen ein niedriger Eisenwert oder ein knapp gefüllter Eisenspeicher nachgewiesen werden,

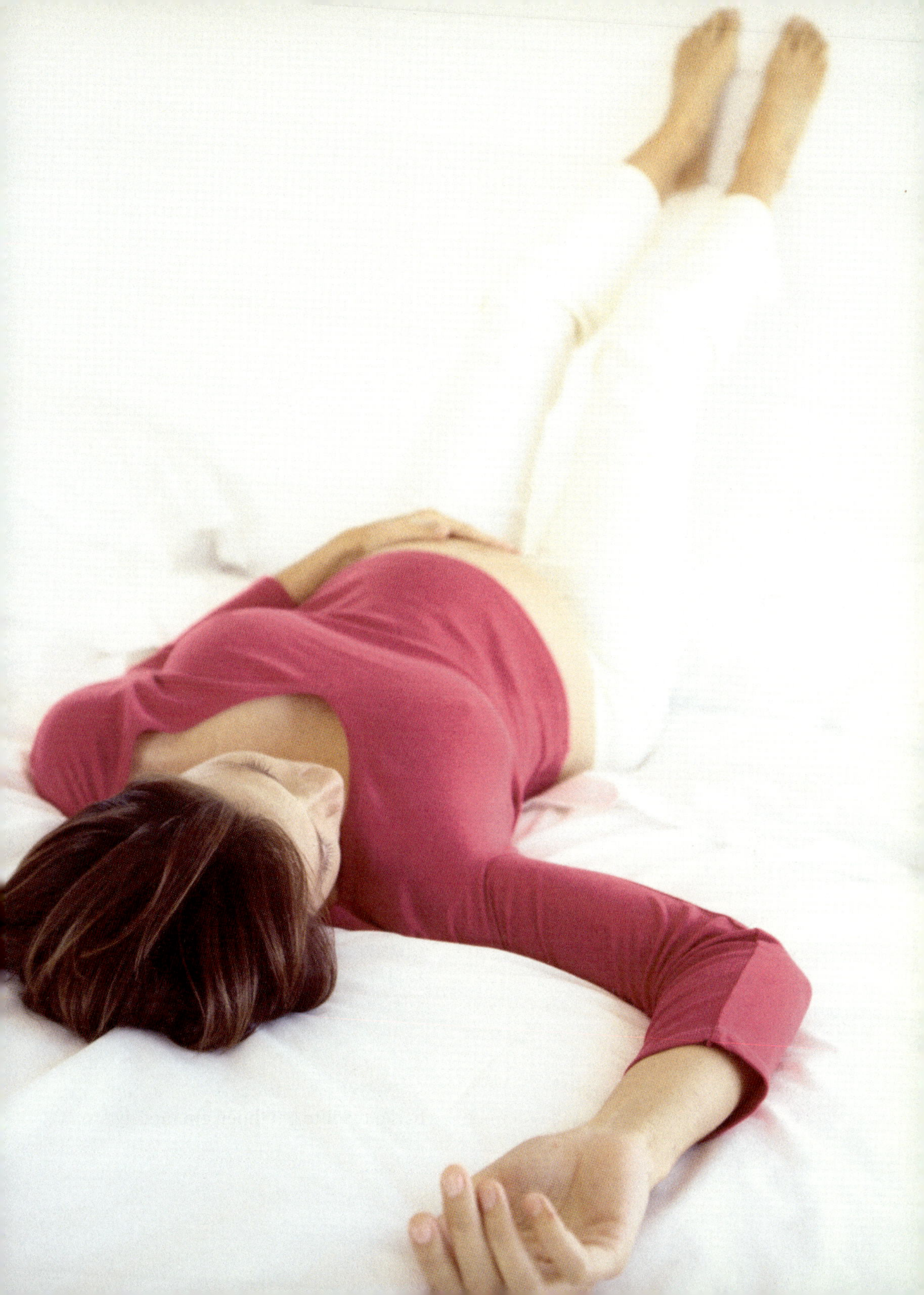

kann Ihnen Anaemodoron (Weleda), Schüßler-Salz Nr. 3 Ferrum phosphoricum D12 oder Kräuterblutsaft mit Eisen in der Regel ausreichend helfen, sodass Sie keine Eisentabletten einnehmen müssen. Diese verursachen nicht selten Magenschmerzen oder führen zu Verstopfung und sollten nur Anwendung finden, wenn alle anderen Möglichkeiten ausgeschöpft sind.

Wadenkrämpfe

Wadenkrämpfe können ein Hinweis auf einen Magnesium- oder Kalziummangel sein. Essen Sie mittags etwas Parmesankäse und abends ½ Banane und ein paar Mandeln.

Lockernde Massagen mit angewärmtem Öl und anschließendes Hochlegen der Beine beugen Krämpfen ebenso vor wie Einreibungen mit Cuprum-metallicum-0,4 %-Salbe (Weleda). Schüßler-Salz Nr. 7 Magnesium phosphoricum D6 hilft oft prompt, sodass die Einnahme von Magnesiumtabletten meist nicht mehr notwendig ist. Probieren Sie es aus.

Rückenschmerzen

Mehr als die Hälfte aller Schwangeren hat vor allem in den letzten Wochen mit mehr oder minder unangenehmen Rückenschmerzen zu kämpfen. Die veränderte Statik durch den schnell wachsenden Babybauch, die nachlassende Stützkraft durch die Bauchmuskulatur und die Auflockerung der Bänder und Gelenke sind der Grund dafür. Ausgelöst und verstärkt werden die lästigen Kreuzschmerzen aber häufig durch Belastungen wie (einseitiges) Tragen, Heben, langes Stehen oder Sitzen, durch Liegen oder Sitzen auf hartem Untergrund.

Und wenn der Ischiasnerv zwickt und zwackt, ist das meist ein in der Mitte der Gesäßhälfte beginnender Schmerz, der dann entweder an die Rückseite oder die Außenseite des Beines ausstrahlt.

Statt Rückenschmerzen zu bekämpfen, sollten Sie lieber vorbeugen durch

- häufiges Wechseln der Schuhe, auch mehrmals täglich,
- Polstern von harten Sitzbänken mit weichen Kissen,
- das Tanzbein schwingen zu entspannender Musik,

- Bauchtanz, Schwangerenschwimmen, Qigong oder Yoga für Schwangere und
- schonen Sie sich, so gut es geht.

Wohltuend ist auch sogenanntes Äpfelschütteln. Legen Sie sich bequem auf die Seite mit leicht angezogenen Beinen oder gehen Sie in den Vierfüßlerstand und lassen Sie sich von Ihrem Partner sanft vibrierend und ganz leicht und zügig die Pobacken schütteln. Oder Sie lassen sich mit einem Kirschkernkissen das Kreuzbein richtig fest rubbeln, so, als ob man Socken auf Omas altem Waschbrett waschen würde. Das hört sich heftig an, ist es aber gar nicht und tut so gut!

Wärme kann lindern – also einfach ausprobieren. Solum-Öl (Wala) eignet sich ebenso wie ätherische Ölmischungen (Stadelmann) oder Kreuzbeinöl (Belladonna) zum Einmassieren. Bei

Tipp

Eine kleine Übung kann Ihnen helfen, Rückenschmerzen zu vermeiden.

Nehmen Sie sich Zeit, Ihren eigenen Stand und Ihre Haltung zu überprüfen und zu spüren. Stellen Sie sich seitlich vor einen großen Spiegel und fangen Sie bei den Füßen an: Liegt Ihr Gewicht mehr auf der Ferse oder auf dem Ballen? Mehr auf der Außen- oder der Innenkante? Und was ist mit Ihren Beinen? Sind die Knie fest durchgedrückt oder ganz leicht gebeugt?

Versuchen Sie nun, Ihre Fersen vom hinteren Rand her mittig zu belasten, dann ganz leicht die Außenkante des Fußes (auf der Seite der kleinen Zehen), und belasten Sie dann die Strecke des Großzehengrundgelenkes bis vor zur Zehenspitze des großen Zehs deutlich und gleichmäßig, so wie die Belastung auch auf der Ferse wahrzunehmen ist. Wenn Sie so einen guten Stand gefunden haben, verschwinden durchgedrückte Knie von ganz allein.

Wenn Sie den Blick nun weiter nach oben wandern lassen, sehen Sie auf Lendenhöhe die natürliche Wölbung Ihrer Wirbelsäule nach vorn – dort, wo Sie ein Hohlkreuz machen könnten! Spüren Sie nochmals zu Ihren Füßen, achten Sie auf die Gewichtsverteilung und die ganz leicht gebeugten Knie, und experimentieren Sie ein wenig mit der Haltung Ihres Beckens, bis Sie einen guten Stand gefunden haben.

Lockern Sie nun Ihre Schultern, leicht und spielerisch, und atmen Sie gelöst durch. Nochmals die Aufmerksamkeit zu den Füßen lenken: Stehen Sie noch so gut wie vorhin oder möchten Sie vielleicht doch noch etwas korrigieren?

Je öfter Sie sich mit der balancierten Belastung Ihrer Füße beschäftigen und so für einen guten Stand sorgen, desto besser ist es für Ihren Rücken!

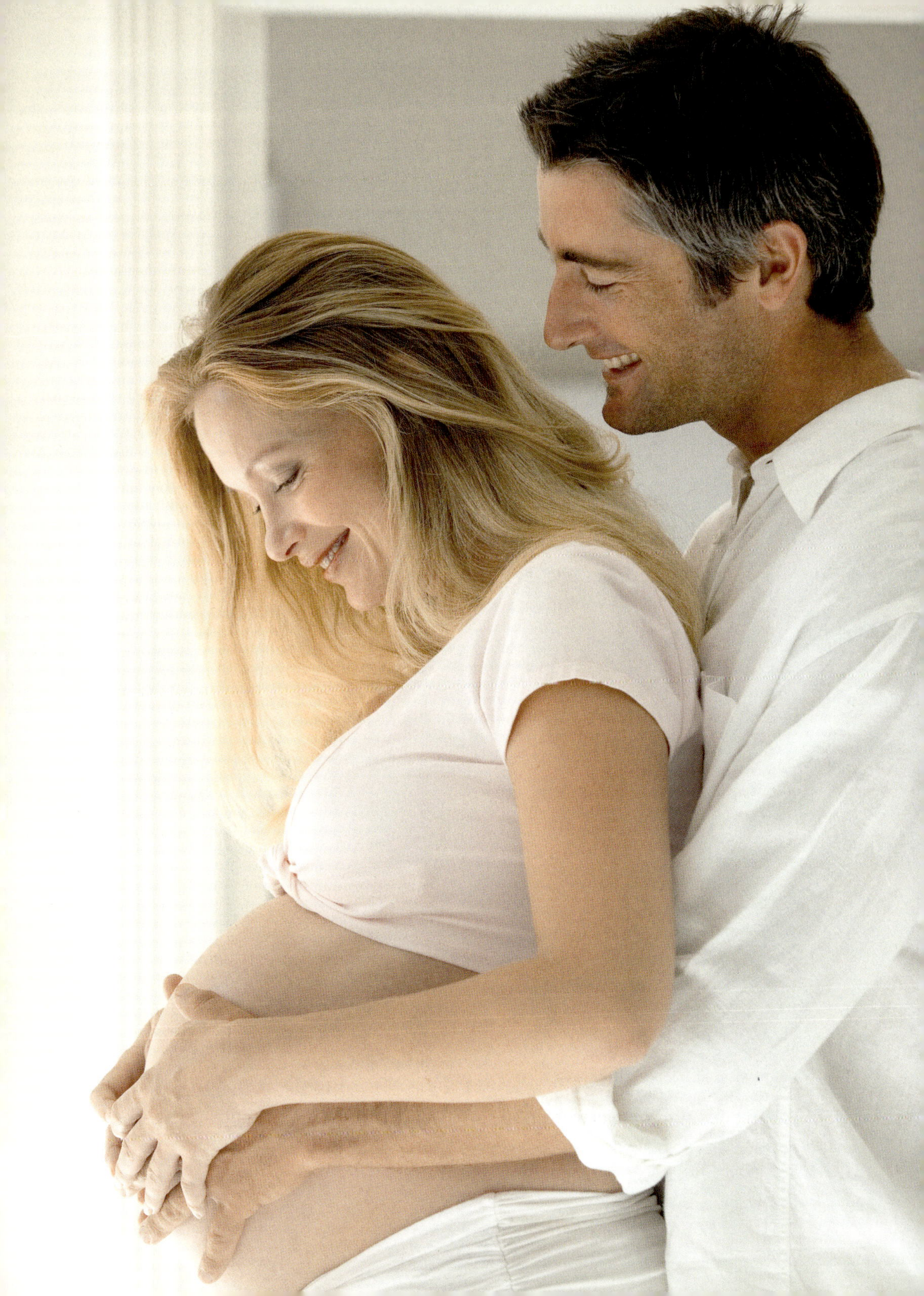

anhaltenden Beschwerden kann Ihnen sicher Ihre Hebamme weiterhelfen oder ein Rezept einer Orthopädin über Manualtherapie oder Massagen. Auch Osteopathie und Akupunktur helfen meist prompt.

Beckenend- und Querlage

Die meisten Babys befinden sich ab der 35. Schwangerschaftswoche mit dem Köpfchen voran in Position für die Geburt. Lediglich 5 Prozent setzen sich mit dem Po ins Becken der Mutter. In einer Zeit, in der die Kaiserschnittrate stetig ansteigt und diese Operation viel sicherer für die Mutter geworden ist, werden in vielen Kliniken diese sogenannten Beckenendlagen-Kinder per Kaiserschnitt geboren.

Wenn ein Baby sich mit dem Po voran auf den Weg macht, ist es größeren Gefahren ausgesetzt, als wenn es sich mit dem Kopf voran schiebt. Vielen Geburtshelferinnen fehlen heute die Zeit und das nötige Wissen, um die Geburt für das Kind auch aus sitzender Position möglich zu machen. Allerdings gibt es seit einigen Jahren einige große Kliniken, die sich geradezu darauf spezialisiert haben, auch diesen Kindern die Chance zu geben, auf natürlichem Weg sicher geboren zu werden!

Vor allem wenn Sie schon einmal geboren haben oder Zwillinge erwarten und das erste Kind mit dem Kopf voran liegt und das zweite Kind eine sitzende Position eingenommen hat, kann eine normale Geburt durchaus möglich sein!

Sehr selten liegt ein Kind auch quer im Bauch. Hier gibt es, wenn das Kind sich nicht doch noch dreht, keine Alternative zum Kaiserschnitt.

- Informieren Sie sich ausführlich in Ihrer Gegend über die verschiedenen Angebote und scheuen Sie sich nicht, Beratungsgespräche in Anspruch zu nehmen.

Sanfte Aufforderungen an das Kind

Wenn Ihr Baby am Ende der 30. Schwangerschaftswoche mit dem Po voraus im Becken sitzt, ist Entspannung und Ruhe erstmal, wie so oft in der Schwangerschaft, das Mittel der Wahl. Viele Frauen berichten, dass ihre Kinder sich am meisten bewegen, wenn sie selbst zur Ruhe kommen. Bauchtanz und Vierfüßlerstand zur Entspannung des Beckens, wie unter »Kontraktionsneigung« (siehe Seite 57) beschrieben, helfen auch hier.

Sorgen Sie für warme Füße. Ein Fußbad kann herrlich entspannend und wärmend sein! Das bringt Energie über den Nierenmeridian ins Becken.

Stellen Sie sich vor, Ihre Gebärmutter und Ihr Becken laden das Baby ein, den Purzelbaum zu versuchen. Reden Sie (und Ihr Partner) liebevoll mit Ihrem Kind, dass es mit dem Köpfchen nach unten leichter auf die Welt kommen kann und Sie gemeinsam die Geburt schaffen werden.

Mit einer Taschenlampe auf dem Bauch dem Baby den Weg leuchten oder mit einer Klangkugel am Becken klingeln – alles sanfte Ideen und weitere liebevolle Möglichkeiten, in Kontakt mit Ihrem Kind zu kommen.

Indische Brücke

Die Indische Brücke und die Knie-Ellbogen-Position werden von vielen Hebammen bei Beckenendlage empfohlen. Für die Brücke legen Sie sich auf den Rücken, stellen die Beine an und lagern das Becken circa 30 Zentimeter hoch bequem auf Kissen, sodass Schultern, Becken und Knie eine schräge Linie bilden. 15–20 Minuten in dieser Haltung sind ausreichend.

Wenn Sie sich unwohl dabei fühlen, brechen Sie die Übung ab. Vielleicht ist der Vierfüßlerstand mit angewinkelten Unterarmen, sodass Sie den Kopf bequem auf ein Kissen ablegen können, während der Po weit nach oben ragt, besser für Sie. Zwingen Sie sich nicht zu diesen Übungen, wenn Sie keine Lust dazu haben!

Moxibustion

In der 32. Schwangerschaftswoche können Sie einen Termin zur Moxibustion bei einer Hebamme oder Ärztin mit Ausbildung in Traditioneller Chinesischer Medizin (TCM) vereinbaren. Hierbei wird ein Akupunkturpunkt an der Außenseite der kleinen Zehen mithilfe einer Beifußzigarre durch Wärme stimuliert. Die Behandlung erfolgt mehrmals im Abstand von 2–3 Tagen.

Überlegen Sie, was Sie (noch) brauchen, um sich auf die Geburt einzulassen und sich vorzubereiten. Vielleicht hilft ein Gespräch mit Ihrer Hebamme? Sanfte Behandlungsmethoden, die Blockaden im Körper aufspüren und Muskulatur und Bänder zur Entspannung einladen, sind ebenfalls geeignet, um ein Baby in die beste Position zu bringen. Osteopathie, Kraniosakraltherapie, Wasser-Shiatsu, Haptonomie – informieren Sie sich, was in Ihrer Gegend angeboten wird und Sie am meisten anspricht.

Äußere Wendung

Eine äußere Wendung wird von einigen Kliniken in der 36.–37. Schwangerschaftswoche angeboten. Hierbei versucht die Ärztin von außen, durch bestimmte Handgriffe das Baby aktiv unter Ultraschallsicht zum Purzelbaum zu bewegen. Der Erfolg ist abhängig von der Erfahrung und dem Geschick der Ausführenden.

Wenn eine kurze Nabelschnur oder eine vorliegende Nachgeburt die Drehung nicht zulässt, zu wenig Fruchtwasser vorhanden ist oder es dem Baby bei der aktiven Wendung nicht gut geht, wird der Versuch abgebrochen. Die äußere Wendung wird sicherheitshalber in Operationsbereitschaft durchgeführt, um im Notfall das Kind gleich per Kaiserschnitt zu holen. Wenn Sie die äußere Wendung in Betracht ziehen, sollten Sie sich direkt vor Ort in der Klinik beraten und aufklären lassen.

- Trotz guter Vorbereitung und intensiven Bemühungen kann es sein, dass Ihr Baby mit dem Popo nach unten sitzen bleibt. Nicht immer ist dafür ein Grund auszumachen. Es kann auch einfach eine Laune der Natur sein, die wir nicht ändern können.

Homöopathie

Auch einige der homöopathischen Mittel können dabei helfen, aus einer Beckenend- oder Querlage eine normale Geburtslage zu machen.

Beckenendlage

Versuchen Sie unbedingt **Pulsatilla (Küchenschelle)** in der Potenz C30 oder C200, einmalig 4 Kügelchen, Wiederholung nur in Absprache mit Ihrer Ärztin oder Hebamme. Pulsatilla ist eine überaus bewährte Indikation zum Wenden eines Kindes in Steißlage. Die Einnahme sollte circa ab der 32. Schwangerschaftswoche erfolgen, wenn die Spontandrehung unwahrscheinlicher wird.

Pulsatilla kann die Drehung des Kindes selbst in den letzten Tagen der Schwangerschaft bewirken. Das habe ich selbst einmal erleben dürfen. Eine zweitgebärende Mutter kam mit Wehentätigkeit zur Geburt. Doch oh Schreck: Unerwartet saß ihr Kind fröhlich mit dem Popo nach unten! Während schon die Vorbereitungen zum Kaiserschnitt liefen, gab ich der Frau eine Einmalgabe von Pulsatilla in C200 und das Baby hat sich wirklich gedreht und konnte auf normalem Wege auf die Welt kommen. Ein wunderschönes Geschenk für alle, die das miterleben durften!

Querlage

Die kindliche Querlage ist eine absolut geburtsunmögliche Lage und bedeutet immer eine zwingende Indikation zum Kaiserschnitt. Versuchen Sie folgende homöopathische Mittel, um Ihr Baby zu guter Letzt doch noch umzustimmen.

Arnica montana (Bergwohlverleih): Sie haben das unangenehme Gefühl, dass Ihr Kind quer liegt, und Ihre Ärztin bestätigt Ihnen dies im Ultraschall? Die Kindsbewegungen spüren Sie als schmerzhaft, sie verursachen vielleicht sogar Übelkeit und Erbrechen? Dann sollten Sie Arnica-Globuli in C30 versuchen, einmalig 4 Globuli. Wiederholung nur nach Absprache mit Ihrer Ärztin oder Hebamme.

Cimicifuga racemosa (Traubensilberkerze): Diese Globuli aus der Traubensilberkerze können in der Dosierung C30, zunächst einmalig 4 Globuli, helfen, wenn Ihr Baby in Querlage liegt, und Ihnen dies auch quer über den Bauch ziehende Schmerzen macht. Besonders dann, wenn die Situation Ihnen viel Angst macht, Sie von dunklen Gedanken und vielleicht sogar Erinnerungen an frühere Geburten gequält werden.

Schwangerschaft mit Hürden

Schwangerschaft und Geburt sind das Natürlichste der Welt. Doch es gibt Erkrankungen und Komplikationen, die Mutter und Kind ernsthaft und sogar lebensbedrohlich gefährden können.

Zu Ihrer Sicherheit und zur Sicherheit Ihres Kindes sollten Sie Ihr Ergehen immer ausführlich mit Ihrer Ärztin und Ihrer Hebamme besprechen und bei Anzeichen für Komplikationen sofort Hilfe suchen. Erst wenn Diagnostik und Therapie optimal erfolgen, können Sie nach Absprache mit Ihrer Frauenärztin zusätzlich Hilfreiches aus der Naturheilkunde in Erwägung ziehen.

Ausfluss und vaginale Infektionen

Verstärkter vaginaler Ausfluss gehört zu den typischen Veränderungen während einer Schwangerschaft und bedarf in den allermeisten Fällen keiner besonderen Behandlung. Häufig wird der Ausfluss in der (Bett-)Wärme, bei Stress oder beim Schwitzen stärker. Erschrecken Sie also nicht.

Die Schwangerschaft als Hoch-Zeit der Hormone ist aber leider für manche Frauen auch eine Zeit häufiger oder hartnäckiger Vaginalinfekte. Diese sind nicht nur lästig und unangenehm, sondern können unter Umständen auch zu vorzeitiger Wehentätigkeit und sogar einer drohenden Frühgeburt führen. Vaginalinfektionen also ein Thema, das Sie sehr ernst nehmen sollten. Eine Behandlung ist unbedingt erforderlich.

Eindringlinge haben eigentlich keine Chance

Funktioniert die Normalflora, die Besiedlung der Scheide mit Milchsäurebakterien, haben Eindringlinge keine Chance: Es sind schon alle Plätze besetzt. Dabei ist es nicht nur wichtig, dass die Milchsäurebakterien, nach ihrem Erfinder Alfred Döderlein »Döderlein'sche Bakterien« genannt, vorhanden sind, sondern auch, dass sie fähig sind, Säure zu bilden, das Wasserstoffperoxid. Dieser Säureschutzmantel sorgt für ein stabiles Gleichgewicht. Normal ist ein vaginaler pH-Wert von 3,5 bis maximal 4,0. Dann haben Pilze und andere Bakterien, die durch die Nähe zum Darm natürlicherweise auch in geringen Mengen vorhanden sein können, keine Chance.

Ist dieses Gleichgewicht aber aus den Fugen geraten, kommt es zur Entzündung. Sie merken es meistens zuerst daran, dass es brennt und juckt und der Ausfluss sich verändert.

Eine Pilzinfektion äußert sich in unerträglichem Juckreiz und weißlich-bröckeligem Ausfluss. Ist der Partner ebenfalls erkrankt, zeigt sich das an rötlichen Flecken am Penis und insbesondere an der Eichel. Oft haben Männer aber auch überhaupt keine Beschwerden. Ihr Partner muss aber bei einer Pilzinfektion immer mitbehandelt werden, damit Sie sich nicht ständig gegenseitig anstecken.

Bei der bakteriellen Scheideninfektion hingegen, Aminkolpitis genannt, ist der Ausfluss gelblich-grün und oft sehr übelriechend (wie verdorbener Fisch). Sie bereitet eher Stechen und Brennen als Juckreiz. Diese Entzündung entsteht durch eigentlich harmlose Bakterien, Gardnerella vaginalis, die nur dann problematisch sind, wenn sie zahlenmäßig überhand nehmen. Bei der Aminkolpitis ist das vaginale Milieu zu stark alkalisch, der Säureschutzmantel funktioniert nicht mehr.

Scheidenentzündungen entstehen häufig dann, wenn die Besiedlung der Scheide mit Milchsäurebakterien gestört ist. Das kann durch Antibiotika- oder Cortison-Einnahme ebenso ausgelöst werden wie durch eine chemische Behandlung vaginaler Probleme oder auch durch das chlorierte Wasser öffentlicher Schwimmbäder. Auch Sperma ist alkalisch. Das erklärt, warum Probleme nach dem Sex häufiger sind. Wenn Sie speziell nach dem Geschlechtsverkehr häufiger Probleme haben, könnten Sie Ihren Partner bitten, vorsichtshalber ein Kondom zu benützen oder aber nach dem Verkehr in aufrechter Position das Ejakulat wieder aus sich herauslaufen zu lassen. Anschließend nur mit klarem Wasser abspülen.

Ein Wort zu Chlamydien

Eine Untersuchung auf Chlamydien gehört gemäß Mutterschaftsrichtlinien zu den Routineuntersuchungen in der Frühschwangerschaft. Chlamydien sind intrazellulär wohnende Bakterien, die sehr weit verbreitet sind und häufig unerkannt bleiben. Sie können chronische oder langwierige Entzündungen des ganzen Urogenitaltraktes hervorrufen und in der Schwangerschaft unbehandelt zu vorzeitiger Wehentätigkeit und beim Neugeborenen zu schweren Lungenentzündungen führen.

Die antibiotische Therapie der Chlamydien in der Schwangerschaft ist darum ebenso obligat wie die Mitbehandlung Ihres Sexualpartners. Um die Nebenwirkungen so gering wie möglich zu halten, empfiehlt sich die begleitende Einnahme mikrobiologischer Präparate zur Stabilisierung Ihrer Darmflora, zum Beispiel Symbioflor 1 (Symbiopharm), 3-mal 20 Tropfen täglich. Vagiflor (Asche) oder andere Milchsäurepräparate für die gesunde Vaginalflora sind ebenfalls ein begleitendes Muss.

Und zu Streptokokken

Streptokokken B sind Bakterien, die bei 5–30 Prozent aller Frauen nachweisbar sind. Meist lösen sie keine Symptome aus. Falls sich ein Kind bei der Geburt damit ansteckt, kann dies zu einer schweren Blutvergiftung (Sepsis) führen. Dies betrifft insbesondere zu früh geborene Kinder. Eine Behandlung der Mutter erfolgt in der Regel mit Antibiotika während der Geburt, um eine Infektion des Babys zu verhindern.

Die Mutterschaftsrichtlinien sehen in Deutschland derzeit keine generelle Kontrolle auf diese Bakterien vor. Sehr viele Frauen würden dadurch vorbeugend mit Antibiotika behandelt werden – mit entsprechenden Nebenwirkungen –, obwohl sich nur wenige Kinder bei der Geburt mit den Bakterien tatsächlich infizieren und noch weniger erkranken, diese aber unter Umständen schwer. Eine antibiotische Behandlung kann das Erkrankungsrisiko der Neugeborenen lediglich um 2 Drittel reduzieren.

Die Deutsche Gesellschaft für Gynäkologie und Geburtshilfe hingegen propagiert ein generelles Screening in der Schwangerschaft mit entsprechend prophylaktischer Antibiotika-Behandlung unter der Geburt. Die Nutzen-Risiko-Situation ist derzeit noch nicht ausreichend geklärt, sodass hier keine generelle Empfehlung ausgesprochen werden kann.

Auch ein Blick über die Grenzen zeigt, dass noch weiterer Forschungsbedarf besteht. In den USA zum Beispiel wird ein generelles Screening mit Behandlung unter der Geburt empfohlen, Großbritannien hingegen hat sich deutlich davon distanziert.

Konventionelle Therapie

Durch die Untersuchung des Vaginalsekretes wird die notwendige Therapie bestimmt. Üblicherweise werden vaginale Pilzerkrankungen mit örtlichen Antimykotika behandelt, Cremes und Scheidenzäpfchen, die die Pilze abtöten. Meist ist eine Behandlung über 3 Tage ausreichend. Diese sollte vor Abschluss der 14. Schwangerschaftswoche – dann ist die Organbildung und Gestaltwerdung des Kindes abgeschlossen – vermieden werden.

Bakterielle Scheideninfektionen werden mit örtlichen oder systemischen, im ganzen Körper wirksamen Antibiotika behandelt. Auch das sollte, wenn möglich, nicht im ersten Schwangerschaftsdrittel erfolgen.

Eine erneute Untersuchung klärt dann jeweils, ob die Behandlung erfolgreich war.

Alternative Behandlung

Jede einfache Scheidenentzündung ist mit ein wenig Geduld naturheilkundlich behandelbar. Zunächst muss abgeklärt werden, um welche Infektion es sich handelt. Besteht die Möglichkeit einer sexuell übertragbaren oder schwangerschaftsrelevanten Erkrankung, muss dieses natürlich untersucht und adäquat behandelt werden.

Bädertherapie

Sitzbäder sind in der naturheilkundlichen Behandlung vaginaler Infektionen in der Schwangerschaft eine exzellente Hilfe. Als Bad empfiehlt sich ein Sud aus Frauenmantel und Schafgarbe, zu gleichen Teilen gemischt. Nicht jeder wohnt auf dem Lande und kann die Heilpflanzen selbst ernten. In guten, auf Heilpflanzenkunde spezialisierten Apotheken gibt es getrocknete Teemischungen zu kaufen. Die Qualität entscheidet dabei über den Behandlungserfolg. Die Pflanzen sollten achtsam geerntet und vor der Ernte nicht chemisch behandelt worden sein, damit sie ihre ganze Heilkraft zur Verfügung stellen können.

Als Standarddosierung gilt 1 gehäufter Esslöffel pro ½ Liter Wasser, das zuvor gekocht hat. Die Mischung sollte mindestens 15 Minuten ziehen. Bei Pilzinfektionen ist zudem Zinnkraut (Ackerschachtelhalm) eine wunderbare Heilpflanze.

Als Wanne für Sitzbäder ist die einfachste Lösung eine kleine Plastikwanne, denn der Heilpflanzensud könnte in einer Emaille-Badewanne Verfärbungen verursachen. Das Bad sollte mindestens 10 Minuten dauern. Hinterher sollte frau sich lufttrocknen lassen. Das Abtrocknen mit einem Handtuch könnte zusätzlich reizen. Optimalerweise erfolgt dann eine Ruhezeit von ½ Stunde.

Diese Bäder sollten anfangs 2-mal täglich, mit Beschwerdelinderung noch 1-mal täglich über 1 Woche beziehungsweise bis zur Beschwerdefreiheit durchgeführt werden.

Bei leichteren Beschwerden helfen auch pflanzliche Scheidenzäpfchen, beispielsweise auf Melisse-Majoran-Basis (Melisse-Majorana-Vaginaltabletten, Weleda, oder Majorana-Vaginalgel, Wala). Knoblauch ist ein exzellentes Mittel gegen Pilze.

Und bei bakteriellen Scheidenentzündungen hilft oftmals allein die Ansäuerung des Vaginalmilieus, weil die

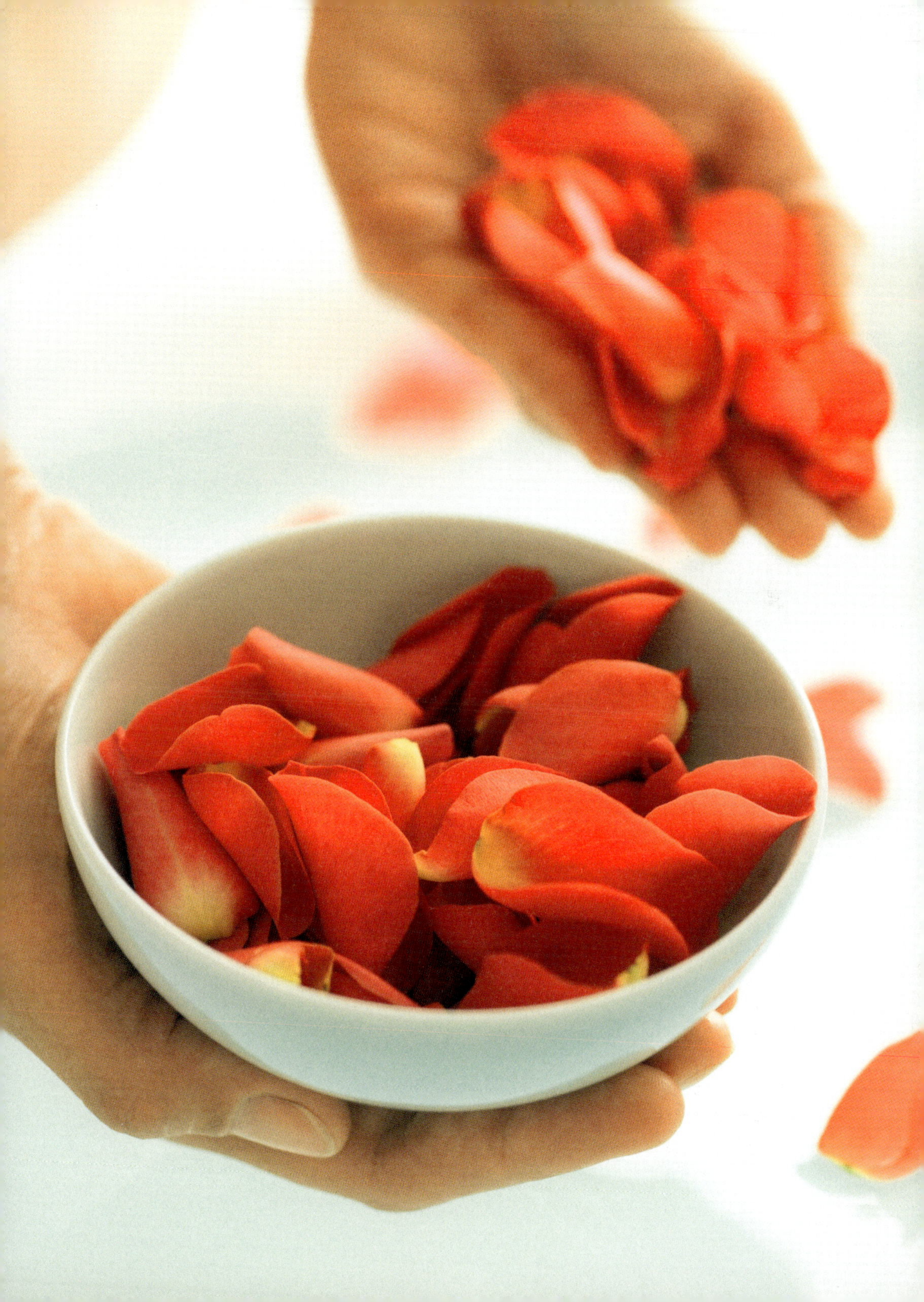

unerwünschten Bakterien im sauren Milieu nicht wachsen können. Dazu verwendet man zum Beispiel Scheidenzäpfchen auf Vitamin-C-Basis wie VagiC (Taurus).

Aromatherapie

Haben Sie schon einmal etwas von einem Aromatogramm gehört? Ebenso, wie man im Labor die Wirksamkeit antibiotischer Arzneien auf krankmachende Keime untersuchen kann, können Speziallabore auch die Wirksamkeit von Aromaölen auf Ihre gestörte Vaginalflora testen. Ein tolles Konzept. So können Sie zielsicher die Aromaöle Ihren Sitzbädern hinzufügen oder in einer verdünnten Ölmischung auf Tampons träufeln, die Ihren unerwünschten Schleimhautbewohnern den Garaus bereiten.

Die Austestung wird im Institut für Mikrobiologische Therapie in Herborn durchgeführt, wo Sie zudem gute und erprobte Therapieempfehlungen aus der Naturheilkunde erhalten, ganz auf Ihre persönliche Situation zugeschnitten. Fragen Sie Ihre Gynäkologin, Ihre Hebamme oder auch direkt im Labor.

Heilung von innen

Bei hartnäckigen, therapieresistenten und wiederkehrenden Scheidenentzündungen empfiehlt sich, gerade auch in der Schwangerschaft, die Untersuchung und gegebenenfalls Therapie der Darmflora.

- Der Darm ist die Wiege des Immunsystems. An diesem Ort, wo im Rahmen der Nahrungsaufnahme ohnehin zwischen nützlich und schädlich unterschieden werden muss, wird das Immunsystem ausgebildet und trainiert. Der Darm ist die Polizeischule des Körpers.

Oftmals liegt hartnäckigen Vaginalinfekten eine Fehlbesiedlung des Darmes zugrunde. Diese kann zum Beispiel durch Fehlernährung oder eine Antibiotika-Therapie hervorgerufen worden sein. Eine mikrobiologische Stuhluntersuchung, zum Beispiel über das Institut für Mikrobiologie in Herborn, stellt fest, ob die Darmflora in Ordnung ist. Die Behandlung muss dann durch die mikrobiologische Therapie, eine Symbioselenkung des Darmes durch Bakterien, erfolgen. Hilfreich sind hier auch Probiotika als Nahrungsmittel wie zum Beispiel entsprechende Joghurts.

Homöopathie

Die Homöopathie wirkt dazu ergänzend und systemisch, auf den gesamten Organismus. Heilung wird so von innen nach außen ursächlich möglich. Gerade bei hartnäckigen Problemen ist die homöopathische Behandlung sehr hilfreich.

Diese kann grundsätzlich nach Diagnosestellung erfolgen, auch begleitend zur chemischen Therapie. Ob diese erforderlich ist, sollten Sie Ihre Ärztin oder Ihre Hebamme ganz einfach fragen.

Die Devise: »Das richtige Mittel hilft prompt« gilt auch hier. Das Similimum wirkt greifbar, innerhalb weniger Tage. Bei langer Krankheitsgeschichte kann die Behandlung bis zur bleibenden Beschwerdefreiheit allerdings manchmal eine Weile dauern. Im Zweifelsfall, bei länger bestehenden und wiederkehrenden Beschwerden empfiehlt es sich, einen erfahrenen Homöopathen hinzuzuziehen. Das Vorgehen immer mit Ihrer, die Schwangerschaft begleitenden Gynäkologin und Hebamme abzustimmen, versteht sich von selbst.

Begleitende örtliche Maßnahmen wie Sitzbäder und Scheidenspülungen lindern die Beschwerden meistens schnell und sind wunderbare Heilungshelfer.

Versuchen Sie die folgenden Arzneien in der Dosis D12, je 2-mal 4 Kügelchen täglich.

Calcium carbonicum (Austernkalk): wund machender, oft milchiger Ausfluss. Ängstliche und fröstelige Frau mit kalten Füßen und reichlichem Schwitzen, auch nachts, insbesondere am behaarten Kopf. Auch starkes Pflichtbewusstsein und hoher Anspruch an sich selbst sind typisch für dieses Mittel aus dem Kalk der Austernschale.

Cantharis (Spanische Fliege): Brennen und Jucken insbesondere der Schamlippen. Die Symptomatik wird durch Wasserlassen schlimmer. Diese Globuli sind eine hervorragende Arznei auch zur Therapie einer akuten Blasenentzündung, wenn die Symptomatik entsprechend ist.

Kreosotum (Buchenholzteer): Homöopathischer Buchenholzteer hilft bei eitrig erscheinendem, wund machendem Ausfluss, der starken Juckreiz hervorruft. Dies kann zu Schwellung und Wundheit der Vulva führen, die sich bis zu den Oberschenkeln ausdehnen kann. Typisch ist die Verschlimmerung während der Schwangerschaft.

Mercurius solubilis (Quecksilber): Jucken an den Schamlippen, manchmal sehr langanhaltend, schlimmer nachts. Juckreiz wird schlimmer durch Kontakt mit Urin. Beschreibt das Ihre Beschwerden? Dann versuchen Sie dieses Mittel aus Quecksilber nach Hahnemann.

Sulfur (Schwefel): starker Juckreiz der Vulva, manchmal sogar ein Ausschlag, der wie Akne aussieht. Brennen an der Vulva und in der Scheide, selbst das Sitzen wird mühsam. Die betroffene Frau ist hitzig und alle Beschwerden verschlechtern sich durch Hitze. Oftmals liegen auch sonstige Hautprobleme vor. So oder ähnlich lässt sich die Symptomatik des homöopathischen Schwefels beschreiben. Ein tolles Mittel bei Hautproblemen aller Art.

Vorbeugen ist die beste Medizin

Am besten ist es, wenn diese lästigen Probleme erst gar nicht entstehen. Dazu gibt es ein paar, zwar altbacken klingende, aber nichtsdestotrotz hilfreiche Tipps:

- Baumwollunterwäsche ist luftdurchlässig, und man kann sie auskochen. Nicht so Synthetikstrings.
- Knallenge Jeans schaffen ein warmfeuchtes Milieu, wie Pilze es lieben. Das können Sie vermeiden.
- Synthetische Seife ist im Intimbereich tabu. Milchsäurewaschlotion fördert hingegen die Standortflora und beugt damit Scheideninfekten vor.
- Eine gesunde und ausgewogene Ernährung und weitgehender Verzicht auf Industriezucker macht Pilzen im Darm und anderswo das Leben schwer. Probiotika wie milchsäurehaltige Joghurts helfen zusätzlich.

Chemische Therapien vaginaler Entzündungen sind zwar meistens, zumindest am Anfang, prompt erfolgreich, aber genauso prompt kehren die Probleme leider allzu oft zurück. Und gerade in der Schwangerschaft gilt: So wenig Chemie wie irgend möglich. Die naturheilkundliche Behandlung hingegen führt zu einem sanften und meistens bleibenden Erfolg.

Blasenentzündungen

In der Schwangerschaft treten durch die hormonell bedingte Weitstellung aller Gefäße leichter aufsteigende Entzündungen im Harntrakt auf. Bei allen Vorsorgeuntersuchungen wird deshalb Ihr Urin auf Entzündungsanzeichen, Bakterien oder deren Abfallprodukte untersucht.

Konventionelle Therapie

Die Behandlungsmethode der Wahl liegt in der Gabe von Antibiotika, die auch in der Regel rasch helfen und eine Entzündung, die sich bis in die Nieren ausbreitet oder Wehen auslösen kann, verhindert. Allerdings erreichen die Antibiotika über die Nabelschnur auch Ihr Kind und es können Resistenzen auftreten. Das bedeutet, die Bakterien werden gegen die Antibiotika immun. Dann wird guter Rat teuer. Wenn es also möglich ist, ohne Antibiotika auszukommen, ist das sicher wünschenswert.

Wenn lediglich der Urintest leicht auffällig ist, Sie aber keinerlei oder nur geringe Beschwerden haben, können

Sie sofort eine naturheilkundliche Behandlung beginnen. Dadurch muss es binnen Stunden zu einer deutlichen Verbesserung kommen, sonst ist eine antibiotische Therapie nicht vermeidbar. Immer muss nach spätestens 1–3 Tagen ein Besuch bei Ihrer Frauenärztin oder Hebamme erfolgen, um die Wirksamkeit der Behandlung kontrollieren zu lassen.

Haben Sie deutliche Beschwerden, beginnen Sie ruhig umgehend mit der Selbstbehandlung. Suchen Sie aber auch unverzüglich Ihre Ärztin auf!

- Aus einer Blasenentzündung kann schnell eine Nierenbeckenentzündung werden. Auch die Gefahr vorzeitiger Wehentätigkeit ist erhöht.

Alternative Behandlung

Reichlichstes Trinken ist das Allerwichtigste, um einer Blasenentzündung die Krallen zu zeigen. Das heißt konkret: mindestens 2½ Liter am Tag, am besten Wasser, stark verdünnte Obstsäfte oder Tees. Durch das viele Trinken wird die Blase so gut durchgespült, dass sich Bakterien erst gar nicht an der Blasenwand absetzen können. So schlägt man den Biestern ein Schnippchen.

Besonders empfehlenswert ist das Trinken von Kräutertee. Dieser sollte aus entzündungshemmenden und die Ausscheidung unterstützenden Heilpflanzen bestehen. Das ist nämlich genau das, was Sie jetzt brauchen. Je mehr Sie trinken, umso besser!

- Aber Vorsicht: Manche klassischen Heilpflanzen für Niere und Blase, wie zum Beispiel Bärentraubenblätter, dürfen in der Schwangerschaft nicht angewendet werden! Lassen Sie sich von Ihrer Ärztin oder in der Apotheke beraten.

Goldruten- und Schachtelhalmtee und Heiltee aus Brennnessel und Birke helfen wunderbar, die Ausscheidung anzuregen und eine Entzündung im Harnwegsbereich zu heilen. Übergießen Sie dazu 2–3 Esslöffel des Heilpflanzenkrauts (in der Apotheke erhältlich) mit ½ Liter Wasser, das zuvor gekocht haben sollte, und lassen Sie den Sud 10–15 Minuten ziehen.

Preiselbeeren oder auch die amerikanischen Cranberrys binden über spezielle Inhaltsstoffe, sogenannte Tannine, Bakterien, sodass diese dann mit dem Urin ausgespült werden. Diese kann man als Muttersaft in Reformhaus, Bioladen oder Apotheke bekommen oder auch in Kapselform zu sich nehmen. Hilft auch vorbeugend verblüffend gut!

Solidagoren-Tropfen (Klein-Pharma) enthalten Goldruten-, Gänsefinger- und Schachtelhalmkraut als Fertiglösung und unterstützen wunderbar das Durchspülen der Harnwege bei entzündlichen Erkrankungen. Nehmen Sie 3-mal täglich 20–30 Tropfen ein.

Unsere »pflanzlichen Antibiotika« aus Meerrettichwurzel und Kapuzinerkresse, Angocin Anti-Infekt N-Tabletten (Repha-Pharm), sind ebenfalls wahre Wunderwaffen im Kampf gegen die Blasenentzündung. Im Akutfall können Sie bis zu 3-mal 4 Tabletten täglich, am besten nach den Mahlzeiten und unzerkaut, einnehmen.

Gerade wiederkehrende Blasenentzündungen weisen auf ein geschwächtes Immunsystem hin. Dieses kann mit der mikrobiologischen Therapie, der Sanierung der bakteriellen Darmflora, wieder auf Vordermann gebracht werden. Bei jeder Blasenentzündung sollten Sie Symbioflor1-Tropfen (Symbiopharm), mindestens 3-mal täglich je 20 Tropfen, begleitend zu der sonstigen Therapie einnehmen, und zwar gerade auch dann, wenn eine Antibiotikaeinnahme nötig ist. Allergiker oder sehr geschwächte Menschen mit weiteren Erkrankungen müssen das Vorgehen mit einer Ärztin für Naturheilverfahren abstimmen.

Am effektivsten ist eine mikrobiologische Therapie, das Heilen mit den »guten« Bakterien, wenn zuvor eine Analyse der Darmflora mittels Stuhluntersuchung gemacht worden ist. Dann nämlich kann die mikrobiologische Therapie ganz zielgerichtet auf Ihre persönliche Darmflora und Abwehr-Lage hin zugeschnitten werden und wirkt unvergleichlich gut. Informationen dazu erhalten Sie unter www.amt-herborn.de (Arbeitskreis für Mikrobiologische Therapie e. V.).

Homöopathie

Homöopathische Arzneien, richtig gewählt, helfen bei Blasenentzündungen prompt. Wer einmal diese schlimmen Schmerzen wie von Zauberhand durch ein paar Kügelchen los geworden ist, wird dieser wunderbaren Heilmethode nie wieder abschwören. Versuchen Sie unbedingt folgende homöopathische Arzneien in der Dosis D6, 3-mal täglich 4 Kügelchen, oder aber D12, 2-mal täglich 4 Kügelchen.

Cantharis (Spanische Fliege): Diese Globuli sind erste Wahl bei allen Blasenentzündungen mit Krämpfen und enorm schmerzhaftem Harndrang bei vielleicht sogar blutigem Urin. Typisch für Cantharis ist ein starker Brennschmerz, insbesondere während des Wasserlassens. Häufig begleitend Entzündung im Genitaltrakt mit Brennen und Jucken insbesondere der Schamlippen. Schlimmer durch Wasserlassen.

Dulcamara (Bittersüß): Bittersüß ist ein wunderbares Mittel bei Blasenentzündungen mit starkem Harndrang, der eine Unterkühlung vorausgegangen ist. Schon das sommerliche Waten mit nackten Füßen im Wasser kann eine Dulcamara-Symptomatik hervorrufen.

Nux vomica (Brechnuss): Die Brechnuss wirkt Wunder bei Blasenentzündungen mit ständigem Harndrang und Entleerung kleiner Harnmengen. Besser durch Wärme. Auslöser kann Stress sein, das klassische Zuviel, eine Situation, in der Sie kaum noch wissen, wie Sie alles schaffen sollen und sich dabei gereizt und genervt fühlen.

Sarsaparilla (Liliaceae): Diese Lilienpflanze ist ein klassisches Homöopathikum bei Zystitis mit Schmerzen am Ende der Harnentleerung. Brennen beim Urinieren und häufiger Harndrang. Blut im Urin.

Besser vorbeugen

Mit Wärme lässt sich so manche lästige Blasenentzündung verhindern. Großmutters Angora-Nierenwärmer entsprechen zwar vielleicht nicht unseren Vorstellungen von erotischen Dessous, halten aber im kalten Winter mollig warm. Isomatten, Kissen oder andere Sitzunterlagen im Freien sorgen für einen warmen Unterleib, vor allem dann wenn es nicht gerade sommerlich heiß ist. Bequemes und warmes Schuhwerk, das so geräumig ist, dass im Winter auch noch dicke Socken Platz haben, lässt die Füße angenehm warm bleiben.

Regelmäßiges und reichliches Trinken aber ist die beste Prävention. Dadurch spülen Sie Nieren und Blase aus, sodass Entzündungen erst gar nicht entstehen können.

- Und noch ein Tipp: Lassen Sie vor und nach dem Geschlechtsverkehr Wasser!

Übrigens ist es manchmal hilfreich, sich zu fragen, ob es vielleicht etwas gibt, das sprichwörtlich an die Nieren geht.

Vorzeitige Wehentätigkeit

Ab der 20. Woche beginnt sich die Gebärmutter, die vor allem aus Muskulatur besteht, zusammenzuziehen. Das ist an sich ganz normal, und die Unterscheidung zur vorzeitigen Wehentätigkeit ist für den Laien nicht einfach. Aufmerksam sollten Sie werden, wenn die Übungs- und Vorwehen zunehmend häufiger auftreten. Vielleicht stellt sich eine Regelmäßigkeit ein und der gesamte Bauch verhärtet sich, mitunter auch schmerzhaft. Oder Sie spüren in

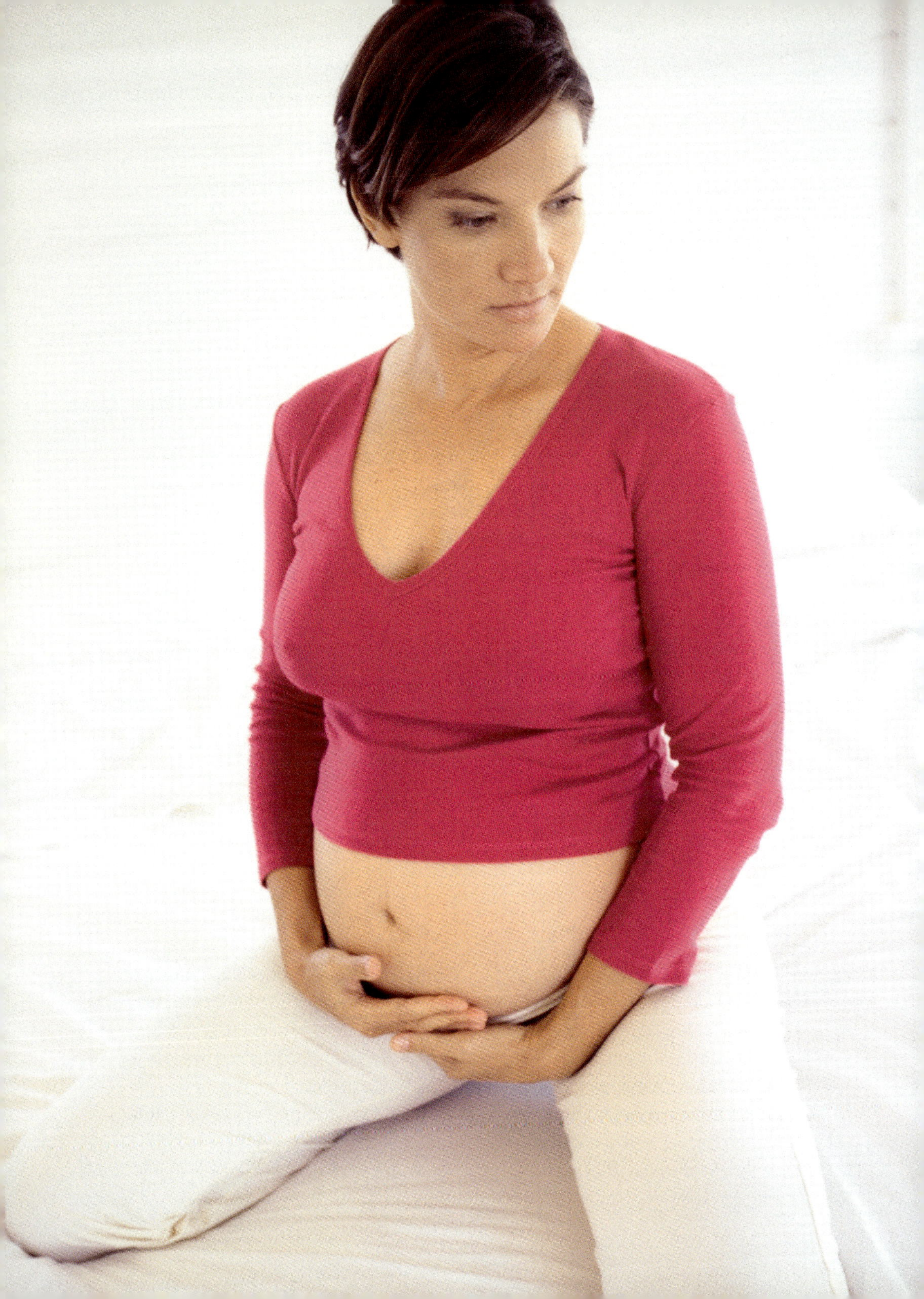

Wellen auftretende Rückenschmerzen im Lendenbereich. Dann könnte es sich um Wehen handeln, die bereits auf den Muttermund oder den Gebärmutterhals Auswirkungen haben. Eine vorzeitige Wehentätigkeit schreitet in manchen Fällen fort und kann zu einer drohenden Frühgeburt führen. Es ist darum ganz wichtig, frühzeitig gegenzusteuern.

- Wenn Sie den Verdacht haben, dass bei Ihnen eine vorzeitige Wehentätigkeit eingesetzt hat, wenden Sie sich umgehend an Ihre Frauenärztin.

Was können Sie selbst tun?

Erste und wichtigste Maßnahme bei vorzeitiger Wehentätigkeit ist »runter vom Gaspedal«. Ruhe, am besten Liegen, entspannt Körper, Seele, Geist und eben auch die Gebärmutter. Lassen Sie es sich gut gehen und gönnen Sie sich reichlich Erholung. Da auch Bakterien vorzeitige Wehen auslösen können, ist ein vaginaler Abstrich notwendig.

Es gilt auch: Pause für das Liebesleben. Vorzeitige Wehen sind wie Blutungen in der Schwangerschaft ein absolutes »No« für Sexualität. Der mechanische Kontakt des Penis mit dem Muttermund und vor allem die wehenauslösenden Prostaglandine, die im Ejakulat enthalten sind, sind jetzt schädlich, so schön Sexualität in der Schwangerschaft sein kann. Jetzt heißt es Pause, bis sich die Gebärmutter dauerhaft beruhigt hat.

Vorzeitige Wehen können körperliche und stressbedingte Ursachen haben. Aber auch wenn die Lebenssituation schwierig ist, Ängste Ihnen die Ruhe nehmen oder Belastungen kein Ende finden, kann dies zu vorzeitigen Wehen führen. Hebammen können auch in der Schwangerschaft zu Ihnen nach Hause kommen und verfügen über das notwendige Netzwerk, um gemeinsam mit Ihnen Entlastungs- und Unterstützungsmöglichkeiten zu finden.

- Nehmen Sie die Wehentätigkeit ernst und holen Sie sich nicht nur medizinische Hilfe. Eine Frühgeburt würde Sie weit mehr fordern, als es die Situation jetzt ohnehin schon tut, da Ihr Baby dann über längere Zeit besondere Behandlung und Fürsorge braucht.

Konventionelle Therapie

Hilfreich kann die Einnahme von Magnesium in Tabletten- oder Kapselform sein. Ihre Frauenärztin oder Ihre Hebamme wird das mit Ihnen besprechen. Die Dosierung ist abhängig vom verordneten Präparat. Eine Überdosierung durch oral eingenommenes Magnesium ist nicht möglich, denn der Körper zeigt durch Durchfall an, dass es zu viel wird. Reduzieren Sie dann die Dosis in Absprache mit Ihrer Ärztin. Durchfall behindert nämlich die Aufnahme wichtiger anderer Nährstoffe, vor allem von Kalzium und Eisen. Alternativ können Sie Schüßler-Salz Nr. 7 Magnesium phosphoricum D6 versuchen.

In schwereren Fällen können wehenhemmende Medikamente mit stationärer Aufnahme und Liegeruhe notwendig werden. Ihre Ärztin wird Sie dazu ins Krankenhaus einweisen. Fragen Sie nach, ob auch die Verordnung einer Liegeruhe zu Hause möglich ist. Eine Haushaltshilfe wird von den Krankenkassen bezahlt. Oft tut es sehr gut, in den eigenen vier Wänden bleiben zu können.

Alternative Behandlung

Sehr bewährt ist das pflanzliche Mittel Bryophyllum (Bryophyllum 50% Trituration, Weleda). Die tägliche Einnahme von 1–2 Messerspitzen dieses Pulvers hilft, vorzeitige Wehentätigkeit zu lindern, und trägt allgemein wohltuend zur Entspannung bei. Bei Bedarf kann Bryophyllum auch häufiger, allerdings höchstens 1-mal stündlich 1 Messerspitze, eingenommen werden. Es kann zu einer Anregung des Stuhlganges bis hin zu Durchfall kommen.

Wohltuend und unterstützend ist auch ein Heiltee aus Hopfen, Baldrianwurzel, Melisse, Majoran und Lavendelblüten. Übergießen Sie dazu 2 Esslöffel der Heilpflanzenmischung mit ½ Liter Wasser und lassen Sie den Sud 10 Minuten ziehen. Dann langsam den warmen Tee trinken.

Verteilen Sie mehrmals sanft am Tag eine ätherische Ölmischung mit Majoran, Lavendel und Rosenholz in feinem Basisöl, zum Beispiel Weizenkeim- und Nachtkerzenöl, auf Ihrem Bauch. Fertige Mischungen gibt es beispielsweise nach Stadelmann (Tokolytikum-Öl) und von Belladonna (Entspannungsöl). Eine sanfte Massage beruhigt die Muskulatur.

Homöopathie

Homöopathische Mittel können bei vorzeitiger Wehentätigkeit nur begleitend zur ärztlichen Behandlung, nie als einzige Therapie eingesetzt werden. Allerdings können sie die anderen Therapien sehr gut unterstützen. Versuchen Sie folgende homöopathische Arzneien in D12, 2–3-mal täglich 4 Globuli. Das »richtige« Mittel hilft prompt!

Caulophyllum (Frauenwurzel): Kurze, schmerzhafte, unregelmäßige Kontraktionen lassen an die Globuli aus der Frauenwurzel denken. Charakteristisch sind Wehenschmerzen, die sich wie Nadelstiche im Gebärmutterhals oder ausstrahlend in die Oberschenkel anfühlen.

Chamomilla (Kamille): Für die Heilkraft der Kügelchen aus der Kamille sprechen unregelmäßige Scheinwehen, die sehr schmerzhaft sein können und teils in die Oberschenkel ausstrahlen. Auffallend ist, dass die Frau diese wirklich als so unerträglich empfindet, dass sie zornig und sehr reizbar wird.

Nux vomica (Brechnuss): Ungeduldig, reizbar, einfach gestresst? Dann könnten Brechnuss-Globuli Ihnen helfen. Typisch sind vorzeitige Wehen, die auch Harn- oder Stuhldrang hervorrufen und oft im Rücken und sogar ausstrahlend vom Lendenbereich bis in die Beine empfunden werden.

Pulsatilla (Küchenschelle): Unregelmäßige Wehen, vor allem abends, und auch Wehen, die Erbrechen auslösen, rufen nach Pulsatilla. Das richtige Mittel für einen Zustand großer Weinerlichkeit, Stimmungsschwankungen und Ängstlichkeit. Oft auffallend starkes Verlangen nach frischer Luft und kein Durst.

Sepia (Tinte des Tintenfischs): Die Tintenfisch-Globuli helfen bei vorzeitigen Wehen, die sich vom Muttermund ausgehend nach oben erstrecken oder aber ein ziehendes Gefühl nach unten verursachen, als falle gleich die ganze Gebärmutter heraus. Dabei Rückenschmerzen oder das Gefühl, die Wehen gingen vom Steißbein aus. Frauen, die Sepia brauchen, fühlen sich oft durch die Verantwortung für ihre Familie überfordert und werden dadurch reizbar und verzweifelt.

Gestose

Von einer Gestose, im Volksmund auch Schwangerschaftsvergiftung genannt, spricht man, wenn durch die Schwangerschaft bedingt Krankheiten auftreten. Am wichtigsten ist dabei der schwangerschaftsinduzierte Bluthochdruck, also im Verlauf der Schwangerschaft ansteigende Blutdruckwerte. Diese sind häufig begleitet von einer Eiweißausscheidung im Urin und rasch auftretenden Wassereinlagerungen, die sich vor allem am Oberkörper und im Gesicht zeigen.

Eine sehr seltene, aber gefährliche Erkrankung, die auch in Kombination mit den genannten Symptomen auftreten kann, ist das sogenannte Hellp-Syndrom. Dabei steigen plötzlich die Leberwerte an und die Blutgerinnung der Mutter versagt zunehmend. Das ist für Mutter und Kind höchst gefährlich und benötigt eine sofortige intensivmedizinische Therapie. Davon soll an dieser Stelle aber nicht die Rede sein. Die Ursachen beider Erkrankungen sind bis heute nicht geklärt.

Wenn Sie Augenflimmern mit Kopfschmerzen verspüren, Oberbauchschmerzen bemerken oder insgesamt Unwohlsein wahrnehmen, melden Sie sich umgehend bei Ihrer Ärztin, Ihrer Hebamme oder fahren Sie in die Klinik. Es muss abgeklärt werden, ob es sich beispielsweise »nur« um einen grippalen Magen-Darm-Infekt handelt oder tatsächlich eine schwerwiegende Komplikation die Ursache ist.

Das sind Gott sei Dank seltene Komplikationen. Sie zeigen aber, wie wichtig es ist, als Schwangere sorgsam für die Gesundheit zu sorgen. Besprechen Sie deshalb mögliche Hinweise mit Ihrer Frauenärztin oder Hebamme, um nichts Wichtiges zu übersehen. Gerade in leichten Fällen, wie vermehrter plötzlicher Wassereinlagerung oder erhöhtem, aber noch nicht medikamentös behandlungsbedürftigem Blutdruck, können die Naturheilkunde und die Homöopathie unschätzbar Wertvolles leisten, allerdings nie ohne Ihre Frauenärztin!

Ernährung

Bis vor wenigen Jahren wurde mit eiweißreicher und salzarmer Kost behandelt. Mittlerweile ist bekannt, dass dies mehr schadet als nützt. Zurzeit wird eher eine erhöhte Salzaufnahme propagiert, allerdings ist die wissenschaftliche Datenlage hierzu sehr dürftig. Sicher ist, dass Sie an Salz nicht zu sparen brauchen.

Als sinnvoll hat sich die Einnahme von Fischölkapseln (Omega-3-Fettsäuren), alternativ Nachtkerzenöl, erwiesen. Vitamin E scheint hilfreich zu sein und ein Kalziummangel wirkt sich eher ungünstig aus. Der Kalziumspiegel kann leicht mit einer Blutentnahme festgestellt werden. Falls er erniedrigt ist, können Sie Ihren zusätzlichen Bedarf über Kalziumbrausetabletten decken.

Wichtig ist, reichlich zu trinken! Die Empfehlungen zur Behandlung, sowohl in der Naturheilkunde als auch in der Allopathie, haben sich in den letzten Jahren stark geändert. Es lohnt sich also, immer wieder nach aktuellen Informationen Ausschau zu halten, zum Beispiel über das Internet unter www.gestose-frauen.de. Da die Ursachen immer noch nicht erforscht sind, kann bisher leider auch nur symptomatisch behandelt werden.

Alternative Behandlung

Begleitend zu schonender Lebensweise und auf die Gestose zugeschnittener Ernährung helfen auch Heilpflanzen als Teemischung. Der Gestose-Tee ist ein wässriger Aufguss aus Birkenblättern, Brennnesselkraut und Ackerschachtelhalm (Zinnkraut). Überbrühen Sie täglich 2 Esslöffel dieser Heilpflanzenmischung mit ½ Liter Wasser, das zuvor gekocht hat. Lassen Sie den Sud 10 Minuten ziehen.

Salzbäder und die Empfehlungen wie unter »Wassereinlagerungen (Ödeme)« (siehe Seite 56) beschrieben können ebenfalls hilfreich sein. Gönnen Sie sich Stressreduktion, Entspannungsübungen und leicht verdauliches, gesundes Essen. Akupunktur oder generell Traditionelle Chinesische Medizin können auf wunderbare Weise helfen, Ihren Blutdruck zu regulieren und Leber und Nieren zu stärken.

- Bei Gestose sind immer eine Krankschreibung und Entlastung im Haushalt notwendig. Schließlich geht es nicht um irgendein Zipperlein, sondern um ein sehr ernst zu nehmendes Krankheitsbild.

Empfehlenswert ist es, zusätzlich zu den medizinischen Kontrollen Ihrer Frauenärztin auch regelmäßige Hebammenbetreuung in Anspruch zu nehmen. Fragen Sie ruhig ganz konkret nach, welche Erfahrungen Ihre Hebamme mit der Betreuung von Gestose-Erkrankungen hat.

Homöopathie

Auch hier kann die Homöopathie nur begleitend eingesetzt werden. Fast immer ist eine Gestose eine Indikation für konstitutionell-homöopathisches Arbeiten. Versuchen Sie in leichten Fällen folgende Arzneien in D12, 2-mal täglich 4 Globuli.

Bleibt ein greifbarer Erfolg nach wenigen Tagen aus, sollten Sie sich, gute medizinische Kontrolle vorausgesetzt, an einen homöopathischen Profi wenden. Dieser berücksichtigt bei der Arzneimittelwahl nicht nur die aktuelle Symptomatik, sondern auch sonstige Symptome Ihres Zustandes und vielleicht auch den biographischen Hintergrund. Die so verschriebenen homöopathischen Einzelmittel können aus der Tiefe heraus und viel zielgerichteter als nur symptomatisch ausgewählte Arzneien zu Ihrer Heilung beitragen. Adressen gibt es unter www.dzvhä.de (Zentralverband homöopathischer Ärzte), www.bph.de (Bundesverband Patienten für Homöopathie), www.natum.de (Arbeitsgesellschaft für Naturheilverfahren in der Frauenheilkunde) sowie über die Heilpraktikerverbände.

Apis mellifica (Gift der Honigbiene): Eine relativ plötzlich und vor allem schnell auftretende Eiweißausscheidung im Urin, Wassereinlagerungen, vor allem an den Beinen, und Schwellungen rund um die Augen herum sprechen für Apis. Üblicherweise betrifft dies aktive, vitale und sehr geschäftige Frauen (bienenfleißig). Jetzt aber ist Ruhe angesagt!

Arsenicum album (Arsen): Typisch für diese Globuli aus einer Arsen-Verbindung ist die Schwellung um die Augen, dabei häufig (unterhalb) der Unterlider. Starke Wassereinlagerungen am ganzen Körper. Seelisch oft enorme Angst, Verzweiflung und große Ruhelosigkeit. Die Frau möchte deshalb nicht gerne alleine sein. Sie ist oft sehr perfektionistisch, plant alles sorgfältig, hat das Verlangen, immer alles unter Kontrolle zu halten. Oft Schlafprobleme.

Aurum metallicum (Gold): Ödeme, vor allem Schwellung der Füße, Neigung zu Bluthochdruck und vielleicht sogar Eiweißausscheidung im Urin, oft begleitet von Schlafstörungen und nächtlichem Aufwachen durch Herzklopfen beschreiben das Arzneimittelbild von Gold. Vorsichtig: Gold-richtig nur, wenn dieses in engmaschiger Absprache mit Ihrer Frauenärztin und unter medizinischer Überwachung eingenommen wird!

Kalium carbonicum (Kaliumkarbonat, Pottasche): Schwellung der Augenlider, insbesondere der Oberlider, und Wassereinlagerungen am ganzen Körper lassen an dieses Homöopathikum aus der Mineralienreihe denken. Große Schreckhaftigkeit, Fröstеligkeit und Rückenschmerzen können darauf hinweisen.

Lachesis muta (Gift der Buschmeisterschlange): Die Globuli aus dem Gift der Buschmeisterschlange helfen bei beginnendem Bluthochdruck, oft mit blau-rötlicher Verfärbung des Gesichtes. Typisch ist viel Hitze und Hitzewallungen, Kälte tut gut. Die Körpersymptome sind oft linksseitig.

Sepia (Tinte des Tintenfischs): Die Tintenfischtinte ist das Mittel der Wahl fur Bluthochdruck, Kopfschmerzen und Wassereinlagerungen bei Frauen, die sich mit der familiären Verantwortung überfordert fühlen oder unter der Doppelbelastung Familie und Beruf leiden. Gereizte, verzweifelte Überforderung. Oft auch milchiger Ausfluss und abwärts drängendes Gefühl der Gebärmutter. Bewegung scheint gut zu tun, dabei wäre doch Ruhe so wichtig!

Kind (zu) klein

Es gibt genetisch bedingt kleine und große Kinder. Auch Ungeborene wachsen nach dem 3. Schwangerschaftsmonat individuell schnell. Wächst Ihr Baby gleichbleibend langsamer und zierlicher als andere Kinder, kann dies einfach vererbt sein. Vielleicht gehören auch Sie und Ihr Mann nicht zu den Riesen? Fragen Sie in Ihren Familien nach, wie schwer Sie und Ihr Mann bei der Geburt waren und welches Geburtsgewicht in Ihren Familien eher üblich ist.

Sollte Ihr Baby hingegen plötzlich deutlich langsamer wachsen, ist dies möglicherweise ein Zeichen für eine Störung der Versorgung der Gebärmutter oder des Mutterkuchens (Plazenta). Es kann sinnvoll sein, das Ultraschallergebnis Ihrer Ärztin nochmals von einer versierten Ultraschallspezialistin bestätigen zu lassen. Denn auch Messdifferenzen sind keine Seltenheit.

Die Natur versorgt vorrangig das Gehirn und die Organe des Ungeborenen. Es wird in dieser Situation nur einfach erstmal keinen Babyspeck ansammeln. Wie gut es weiter wächst, wird von nun an regelmäßig durch Ultraschalluntersuchungen und Tastbefund kontrolliert.

- Sie können Ihrem Kind am besten helfen, wenn Sie möglichst ruhig und gelassen bleiben. Stress und Aufregung tun Ihnen beiden jetzt erst recht nicht gut.

Auch Ihrer Umgebung sollten Sie mit klaren Worten zu verstehen geben, dass Sie unmissverständlich Entlastung und Hilfe brauchen.

Essen Sie gesund und nährstoffreich, trinken Sie reichlich stilles Wasser, besorgen Sie sich Fischölkapseln oder alternativ Nachtkerzenölkapseln zum Einnehmen. Kurze Spaziergänge an der frischen Luft, zu Hause viel liegen, fröhliche Lektüre, lachen – alles, was Sie an entspannte Urlaubsstimmung erinnert, ist jetzt gut für Sie beide. Vielleicht mögen Sie sich vorstellen, wie die Gebärmutter besonders gut durchblutet wird und der Mutterkuchen das Baby mit allem versorgt, was es braucht – und sie beide die Situation schon gemeinsam meistern werden.

Blutungen

In der Frühschwangerschaft kann die hormonelle Umstellung Ursache von Blutungen sein. Sie sind eher harmlos und können sogar mit einer Periodenblutung verwechselt werden. Leider kann eine frühe Blutung auch Anzeichen eines beginnenden Abgangs sein. Jede 10. festgestellte Schwangerschaft endet mit einer Fehlgeburt innerhalb der ersten 14 Schwangerschaftswochen. Behandelt werden kann in den ersten 3 Monaten kaum. Ultraschallkontrollen können Ihnen lediglich Auskunft geben, ob der Embryo noch an Ort und Stelle ist und das Herz noch schlägt.

Bei einer plötzlich auftretenden, mehr als periodenstarken Blutung, die anhält, suchen Sie jedoch zur Sicherheit das nächstgelegene Krankenhaus auf. Wenn Sie eine Fehlgeburt erlitten haben, muss eventuell anschließend die Gebärmutter ausgeschabt werden. Sie brauchen nur selten etwas zu überstürzen. Besprechen Sie Für und Wider in Ruhe mit Ihrer Ärztin.

Falls Blutungen Sie durch die ersten Wochen begleiten, suchen Sie sich ruhig auch jetzt schon eine Hebamme, die Ihnen einfühlsam zur Seite steht. Ob Ihr kleines Kind letztlich bei Ihnen bleibt oder nicht, liegt nicht in Ihrer Hand. Sie können es nur herzlich einladen (siehe »In Kontakt mit dem Baby in den ersten Monaten«, Seite 19).

Im späteren Verlauf der Schwangerschaft sind hellrote Blutungen immer ein Warnhinweis. Gehen Sie lieber einmal öfter zu Ihrer Ärztin, als sich selbst und das Kind in Gefahr zu bringen. Sehr selten, aber gefährlich ist es zum Beispiel, wenn es aus dem Mutterkuchen blutet.

Nach einer vaginalen Untersuchung oder Geschlechtsverkehr kann es zu sehr leichten, einmaligen oder nur ganz kurz auftretenden Blutungen oder auch bräunlichem Ausfluss kommen. Dies ist meist harmlos, vor allem wenn Sie keine Kontraktionen verspüren oder in der Schwangerschaft kein weiteres Risiko besteht. Auch wenn die Geburt begonnen hat und die Wehen anfangen, den Muttermund zu eröffnen, sind blutiger Schleim oder rosa gefärbtes Fruchtwasser, das sogenannte Zeichnen, vollkommen normal.

- Wenn eine hellrote Blutung auftritt, ganz gleich ob mit oder ohne Schmerzen, oder gar geronnenes Blut als Klumpen kommt, suchen Sie umgehend das nächstgelegene Krankenhaus auf. Fahren Sie nicht selbst. Lassen Sie lieber den Krankenwagen kommen.

Schwangerschaftsdiabetes

Diabetes ist ein erblich bedingter oder erworbener Mangel an Insulin. Dieser Mangel führt zu einem erhöhten Blutzuckerspiegel und kann erhebliche, manchmal sogar lebensbedrohliche Folgeprobleme hervorrufen.

Tritt Diabetes erstmals in der Schwangerschaft auf, spricht man von Schwangerschaftsdiabetes. Er ist unbehandelt für Mutter und Kind gefährlich und bedarf der engmaschigen Überwachung und Therapie, eventuell muss auch Insulin gespritzt werden. Die Geburt sollte in einem auf Diabetes spezialisierten Zentrum oder zumindest in einem Krankenhaus mit Kinderklinik erfolgen, um eine möglichst gute Betreuung von Mutter und Kind zu ermöglichen.

Die üblichen regelmäßigen Urinuntersuchungen auf Zucker sind nicht ausreichend, um einen Schwangerschaftsdiabetes festzustellen. Wichtig ist, Hebamme und Ärztin darüber zu infomieren, wenn es in Ihrer Familie bereits Diabeteserkrankungen gibt.

Sollten Sie eine Vorliebe für Kohlenhydrate haben, Ihr Baby besonders groß wachsen, viel Fruchtwasser festgestellt worden sein und/oder Sie viel Durst haben (auch wenn Sie gerade getrunken haben), ist ein zusätzlicher Test, ein sogenannter Blutzuckerbelastungstest, auf alle Fälle anzuraten.

Dazu wird, zumeist im 6. Monat, morgens nüchtern eine standardisierte Zuckerlösung getrunken. Die Blutzuckerbestimmungen vor und 1 und 2 Stunden nach dem Trinken geben detaillierte Aussagen über eine mögliche Diabetesentstehung.

Regelmäßige körperliche Aktivität und gesunde Ernährung in der Schwangerschaft (siehe »Sport und Bewegung«, Seite 23) helfen, einen Schwangerschaftsdiabetes zu vermeiden oder leichte Formen zu behandeln.

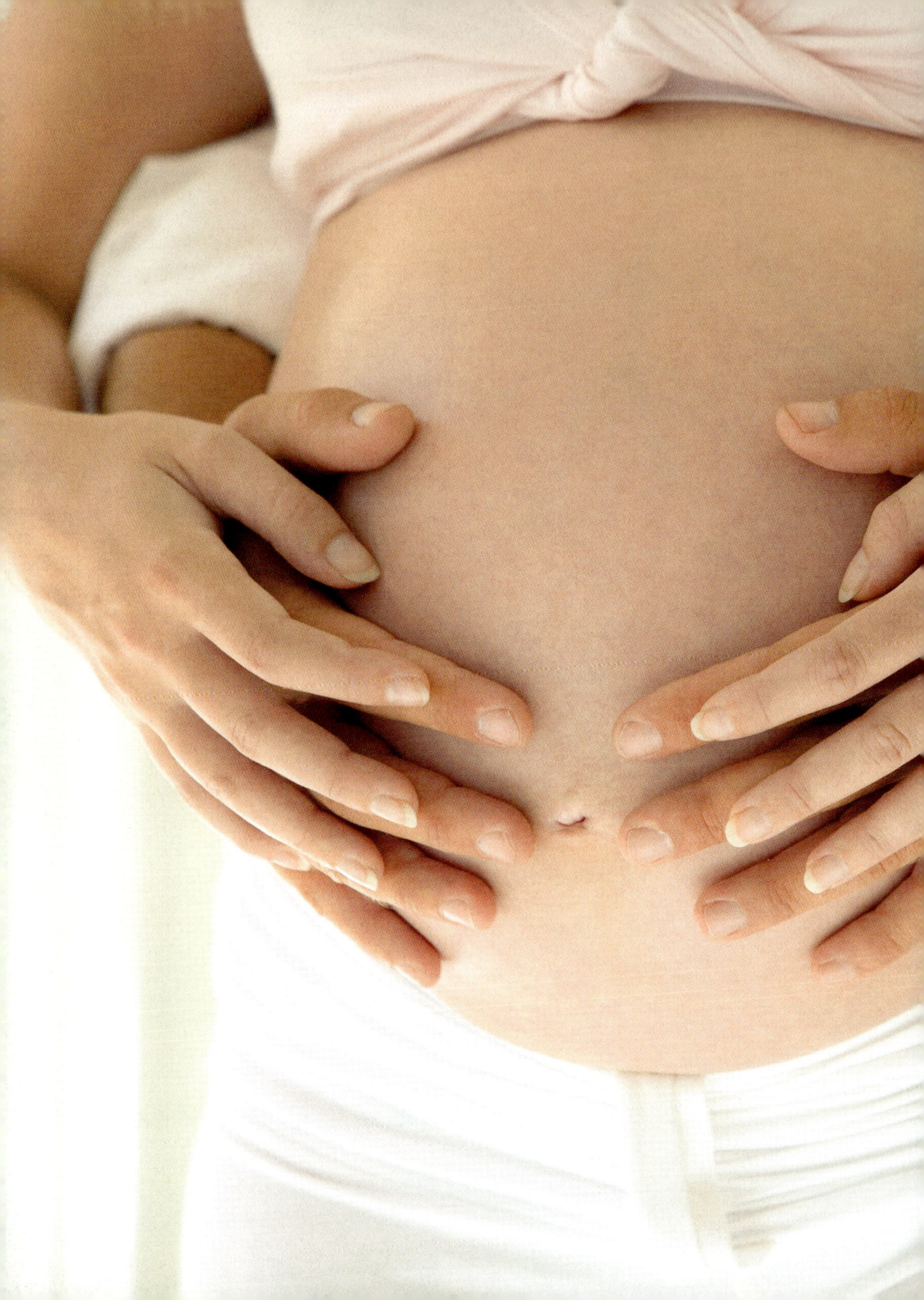

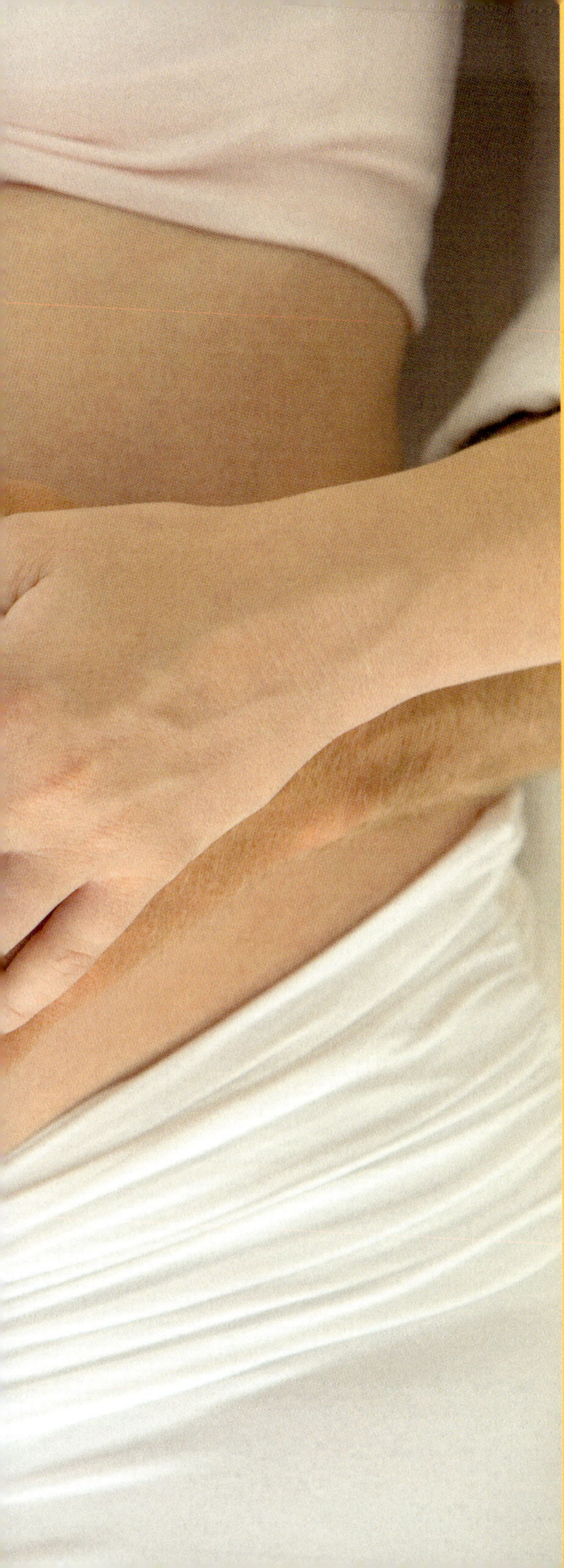

Geburt

Die Geburt eines Kindes ist ein tiefgreifendes Erlebnis für alle, die das miterleben dürfen, vor allem natürlich für die Mutter. Hier erfahren Sie Einzelheiten über den Geburtsablauf, wie Sie die Geburt in allen Phasen unterstützen können und wann medizinische Hilfe notwendig ist.

Ein urweibliches Erlebnis

Geburt als urweibliches natürliches Ereignis zu erleben, ist ein selbstverständliches Recht von uns Frauen und Eltern. Wir dürfen darauf vertrauen, dass die Geburt gelingt.

Die Geburt fasziniert als Naturphänomen seit jeher die Menschheit. So finden sich bereits in der Antike viele mythische Erzählungen von sagenumwobenen Geburten. Geburt an sich beschreibt den Zeitraum vom Einsetzen der Wehen bis zu dem Zeitpunkt, an dem das Kind die Gebärmutter ganz verlassen hat. Dieser Moment wurde früher mit der Geburtsstunde, heute minutengenau mit der Geburtszeit festgehalten.

Gebären und geboren werden ist ein zutiefst individuelles Geschehen, bei dem 2 Menschen auf grandiose Art und Weise wortlos miteinander harmonisieren. Es ist wie bei einem Paartanz, der mit ruhigen Tönen beginnt. Zunächst tastet man sich vorsichtig aneinander heran, bis dann Tempo und Rhythmus zueinander finden, um in der letzten Phase vollkommen im Einklang, zwar erschöpft, aber auch berauscht, nichts anderes mehr wahrnehmend, die Melodie mit dem kraftvollen Rhythmus der Natur in der Geburt zu vollenden.

Auch heute verstehen und begreifen wir das Phänomen Geburt mit seinem fein abgestimmten Ablauf immer noch nicht vollständig. So wissen wir zwar, dass der Wehenbeginn vom Kind maßgeblich mitbestimmt wird. Welche Faktoren aber im weiteren Verlauf die Dynamik der Geburt genau steuern und beeinflussen, ist noch nicht umfassend erforscht. Geburt ist ein natürlicher Prozess, den die Evolution durch Anpassungsmechanismen an den aufrechten Gang und das verhältnismäßig große Köpfchen des Ungeborenen hervorragend gemeistert und optimiert hat.

Geburt ist von Natur aus darauf ausgelegt zu gelingen! Erst seit relativ kurzer Zeit wird Geburt als medizinisches Ereignis gesehen. Sie wird heutzutage vielfach vor allem als Risiko für Mutter und Kind betrachtet. Deshalb wird in den Verlauf eingegriffen, um etwaige Gefahren und Schädigungen von der Gebärenden und dem Neugeborenen abzuwenden. Inwieweit medizinische Eingriffe, vor allem als Routinemaßnahme, tatsächlich zur Sicherheit von Mutter und Kind beitragen, wurde erst in jüngster Zeit wissenschaftlich hinterfragt und erforscht.

- Für die meisten Routineeingriffe finden sich keine Rechtfertigungen. Hingegen können unnötige Interventionen die Geburt derart stören, dass der natürliche Verlauf nachhaltig beeinträchtigt wird.

Das archaische biologische Wissen um den Ablauf einer Geburt befindet sich bei uns Frauen im ältesten Teil des Gehirns, in unserem limbischen System, auch »emotionales Gehirn« genannt. Dieses Zentrum steuert unsere Gefühle, die Hormone und das Immunsystem und verfügt über Verbindungen zu Zentren, die die Überlebensfunktionen wie Atmen, Kreislauf und Schlaf regeln. Im neueren Teil des Gehirns, der Großhirnrinde (kognitives Gehirn), sind das logische Denken, die Sprache und planvolles und bewusstes Handeln beheimatet. Wenn beide Teile des Gehirns harmonisch miteinander funktionieren, ist eine durch den Verstand gesteuerte Tätigkeit, welche auch unsere Gefühlswelt integriert, möglich. Wenn wir aber versuchen, eine Geburt mit dem Intellekt zu beherrschen, wird das wenig Erfolg haben. Das ist so, als wenn wir die Befruchtung der Eizelle und das Wachsen des Kindes im Mutterleib mit unserer Großhirnrinde bewusst steuern wollten. Dieser Versuch muss scheitern.

GUT ZU WISSEN

Das fördert den natürlichen Ablauf der Geburt

Es ist wichtig, optimale Bedingungen zu schaffen, damit das »emotionale Gehirn« möglichst störungsfrei die Geburt steuern kann. Emotionales Wohlbefinden, ein geschützter Rahmen sowie einfühlsame und fachkundige Betreuung wiegen Ihr limbisches System ebenso in Sicherheit wie gedämpftes Licht, ruhige Stimmen und die Befriedigung Ihrer Bedürfnisse nach Trinken und Bewegung. Sind die Bedingungen geschaffen, kann Ihr Instinkt arbeiten.

Und das ist störend

Unsere Großhirnrinde übernimmt dagegen die Führung, wenn wir uns in einer fremden, nüchternen Umgebung befinden, fremde Menschen um uns sind oder wenn das Licht sehr hell ist. Auch wenn der Intellekt gefordert ist, Sie beispielsweise Fragen beantworten sollen oder etwas verstehen möchten, oder Sie Gefühle zu verdrängen versuchen, wird das kognitive Gehirn gefordert. Je aktiver Ihr Verstand arbeitet, umso mehr wird Ihr emotionales Gehirn beeinträchtigt und damit auch der Geburtsverlauf.

Stationen einer Geburt

Der Verlauf einer Geburt lässt sich in verschiedene Phasen einteilen.

Dauer einer Geburt

Eine Frau, die ihr erstes Kind erwartet, hat einen langen Arbeitstag vor sich. Zwölf bis 15 Stunden sind eher die Regel, auch 18 Stunden keine Ausnahme. Frauen, die bereits geboren haben, brauchen hingegen oft nur circa 5–8 Stunden. Aber auch schnellere Geburten sind möglich. Für Hebammen und Ärztinnen beginnt die Geburt erst dann, wenn die Wehen anfangen, den Muttermund kontinuierlich zu eröffnen. Frauen zählen dagegen häufig schon die Latenzphase mit dazu.

Latenzphase

Als Latenzphase bezeichnet man die Zeit, bis sich die Wehen einspielen, um am Muttermund ihre Wirkung zu entfalten. Die Wehen in dieser Phase sind meist noch unregelmäßig und oft auch schwach. So beschreiben Frauen häufig, dass sie nachts dachten, »es ginge nun los«, und dann seien sie doch eingeschlafen und die Wehen wären wie weggeblasen gewesen. Gerade die ersten 1–3 Zentimeter Muttermunderöffnung geschehen gar nicht selten etappenweise. Immer wieder beginnen Wehen und hören dann, anstatt stärker zu werden, wieder auf. Lassen Sie sich davon nicht frustrieren, das ist ganz in Ordnung so. Es dauert einfach unterschiedlich lange, bis das hormonelle Geschehen im Körper von der Schwangerschaft, die Wachsenlassen und Halten des Kindes bedeutet, auf die Geburt umstellt.

Eröffnungsphase

Die Wehen eröffnen den Muttermund in der ersten Phase der Geburt Stück für Stück auf circa 10 Zentimeter. Nun kann das Kind sich hindurchschieben. Je weiter die Geburt voranschreitet, umso kürzer werden die Abstände zwischen den Wehen und umso kräftiger und stärker werden die Wehen.

Übergangsphase

Die letzten 2 Zentimeter der Muttermunderöffnung werden von Gebärenden oft als die am schwersten zu ertragende Zeit beschrieben. Für den letzten Rand des Muttermundes braucht es nochmals kräftige und lange Wehen. Gleichzeitig beginnt sich das Kind bereits tiefer zu schieben, und die Mutter öffnet sich nun ganz für den letzten Akt der Geburt. Hebammen erkennen dies in der Regel, ohne vaginal untersuchen zu müssen.

Die Gebärende hat das Gefühl, sie könne nicht mehr, sie werde es ganz sicher nicht schaffen, sie überlegt, ob vielleicht doch ein Kaiserschnitt die bessere Variante wäre. Auch Äußerungen wie: »Nie wieder ein Kind!« oder: »Ich gehe heim und mache einfach nicht mehr mit!« kennzeichnen diese Phase. Die Heftigkeit der Wehen vermittelt tatsächlich das Gefühl: »Noch mehr schaffe ich nicht.« Das müssen Sie auch nicht! Während die Übergangsphase Sie an Ihre Grenzen bringt, wird die letzte Phase wieder leichter. Ergeben Sie sich ein letztes Mal der Kraft der Wehen. Dann endlich können Sie selbst aktiv werden, die Geburt ist fast geschafft!

Austreibungsphase

Sobald der Muttermund vollständig offen ist, beginnt die Austreibungsphase. Oft entsteht eine kleine Wehenpause und die Qualität der Wehen ändert sich. Sie kommen seltener, entwickeln dabei aber eine deutlich spürbare Schubkraft. Das Kind schiebt sich nun langsam tiefer. Beim ersten Kind kann dies bis zu 2 Stunden dauern. Sobald es mit dem Köpfchen aus dem Becken in die Scheide rutscht, drückt es kräftig auf den Beckenboden und drückt dabei das letzte Stück des Darmes von innen platt. Sie haben nun das Gefühl, zur Toilette zu müssen, und sind nicht sicher, ob Stuhlgang kommt. Es kann sich sogar so anfühlen, als ob das Baby aus der falschen Öffnung, dem After statt der Scheide, käme.

Durch die stetige Zunahme dieses Druckes wollen Sie unweigerlich mitdrücken. Das ist der richtige Zeitpunkt, mit aktiver Muskelkraft mitzuarbeiten. Übrigens, auch Ihr Baby hilft nun mit und drückt sich mit seinen Beinchen vom oberen Bereich der Gebärmutter ab. Nutzen Sie die Wehenkraft aus und schieben Sie, Ihrem Körpergefühl entsprechend, kräftig mit. Stellen Sie sich vor, Ihr Bauchmuskel schiebt das Kind mit Kraft in jeder Wehe ein Stückchen weiter nach außen. Und wenn Sie denken, das passt da nie durch, schieben Sie doch noch ein Stück weiter, denn Sie haben es gleich geschafft! Sobald das Köpfchen dann über den Damm gleitet, spüren Sie eine deutliche Entlastung. Die nächste Wehe schiebt die Schultern nach außen. Und schon gleitet Ihr Kind leicht aus Ihnen heraus!

Es ist geschafft. Sie können Ihr Kind willkommen heißen und endlich in den Arm nehmen.

Untersuchung des Neugeborenen

Eine, 3 und 10 Minuten nach der Geburt beobachten Hebamme und Ärztin Ihr Baby ganz genau. Der sogenannte APGAR-Test wird durchgeführt. Er bewertet mit jeweils maximal 10 Punkten den Zustand Ihres Kindes. Damit wird ersichtlich, ob es die Anpassung an sein Leben nach der Geburt gut meistert oder etwas Starthilfe braucht. Die meisten Babys erreichen auf Anhieb Werte von über 8 Punkten. Niesen, etwas verschleimte Atemwege, leicht bläuliche Hände und Füße sind in den ersten Minuten nach der Geburt vollkommen normal. Sie brauchen sich deshalb nicht zu beunruhigen.

Wenn Sie in einer Klinik sind, wird in den ersten Minuten nach der Geburt Blut aus der Nabelschnur entnommen. Das ist für Sie beide schmerzlos und dient der Bestimmung des sogenannten pH-Wertes. Damit wird überprüft, wie anstrengend die Geburt für Ihr Kind gewesen ist.

Bevor Sie den Kreißsaal verlassen, wird die erste Vorsorgeuntersuchung (U1) durchgeführt. Hierzu wird nachgesehen, ob es Ihrem Kind gut geht und auf den ersten Eindruck alles in Ordnung ist. Auch Herz und Lunge werden abgehört und Länge und Gewicht bestimmt. Früher war es üblich, Mutter und Kind hierfür zu trennen. Seit die Wichtigkeit der Bondingphase wissenschaftlich belegt ist, sind die meisten Ärztinnen und Hebammen zurückhaltender und abwartender geworden.

Bondingphase und Abnabeln

Nach den Anstrengungen der Geburt ist nun die Zeit des ersten Kennenlernens und sich Bestaunens. Ihr Baby liegt nackt auf Ihrem Bauch, Sie können sich eng aneinandergekuschelt von den gerade erlebten Strapazen ein wenig erholen. Das ist eine so wundervolle Zeit, ein intimer Moment, der möglichst von den Geburtshelfern nicht gestört werden sollte. Klären Sie deshalb bereits vor der Geburt, wie diese Phase in der Klinik üblicherweise verläuft, und verschaffen Sie sich Gehör, damit Ihre Wünsche berücksichtigt werden (siehe auch »Fällt Mutterliebe vom Himmel?«, Seite 118).

Für das Neugeborene ist nichts mehr, wie es 9 Monate lang war. Es sieht anders, wird mit hellerem Licht konfrontiert, fremde Stimmen sind lauter zu hören als in der Gebärmutter, es spürt den Temperaturunterschied und die Schwerkraft stärker. In den Armen seiner Eltern ist dies alles viel leichter zu ertragen. Das Abnabeln, also das Durchtrennen der Nabelschnur, kann warten, bis sie ganz auspulsiert ist. Dies ist meistens nach 3–7 Minuten der Fall. Ihr Kind hat dadurch etwas mehr Zeit, seine Atmung anzupassen, da es weiterhin über Sie mit Sauerstoff versorgt wird. Sogar ein halbes Jahr nach der Geburt profitiert es noch davon. Es konnte nachgewiesen werden, dass Babys mit 6 Monaten einen höheren Eisenwert im Blut haben als die Vergleichsgruppe, die bei der Geburt rasch abgenabelt wurde.

Innerhalb der ersten 20 Minuten suchen die meisten Babys bereits nach der Brust. Sie machen Saugbewegungen und versuchen, sich mit den Beinen in Richtung Brust zu robben. Das ist genau der richtige Zeitpunkt, um mit dem Stillen zu beginnen! Zuerst lutschen Neugeborene gern an der Brustwarze. Mit etwas Geduld beginnen sie aber bald kräftig zu saugen. Anlegen fördert die Nachwehen und damit wird die letzte Phase der Geburt unterstützt.

Nachgeburt und Versorgung eventueller Verletzungen

Wenn Sie Wehen spüren, konzentrieren Sie sich noch einmal auf Ihren Körper. Die Geburt ist erst dann ganz vorüber, wenn auch die Nachgeburt geboren ist. Manchmal löst sich die Plazenta auch erst dann ab, wenn Sie sich erneut in die Gebärposition von vorhin begeben. Die Nachgeburt ist weich und gleitet leicht heraus, wenn Sie noch einmal kurz mitdrücken. Mit Hüsteln und bewusstem Luftausblasen können Sie die Ablösung unterstützen. Aufmerksames Kontrollieren des Blutverlustes und geduldiges Zuwarten seitens der Geburtshelfer bringt die Plazenta fast immer nach spätestens 60 Minuten ans Licht.

Die Versorgung einer Verletzung im Scheiden-Damm-Bereich erfolgt in örtlicher Betäubung. Wenn Sie vor der Versorgung der Verletzungen noch etwas Zeit zum Durchatmen, Babybestaunen und Realisieren des Geburtsereignisses brauchen, sagen Sie das Ihren Geburtshelfern. Auf ein paar Minuten mehr oder weniger kommt es meist nicht an. Die Versorgung selbst sollte schmerzarm bis schmerzlos erfolgen. Zögern Sie nicht, eventuell ein Nachspritzen des Betäubungsmittels zu verlangen.

In sehr seltenen Fällen kann es sinnvoll sein, die Wundversorgung in Vollnarkose durchzuführen. Die Nahttechnik und das verwendete Fadenmaterial tragen heute sehr dazu bei, dass Verletzungen in der Regel gut heilen.

Nach der Geburt bleiben Sie noch etwa 2 Stunden im Entbindungsbereich unter der Obhut einer Hebamme. Dann werden Sie auf die Wochenstation verlegt oder können bei einer ambulanten Entbindung nach Hause gehen.

Die Geburt beginnt

Lampenfieber – Aufregung – Vorfreude – bange Minuten? Gehört alles dazu, wenn die Geburt beginnt! Obwohl Sie vielleicht nun schon seit Tagen hoffen, dass es endlich losgeht, ist dieser Moment bei den meisten Frauen nicht nur mit Erleichterung verbunden. Tief in uns spüren wir Frauen untrüglich, dass wir nun in ganz besonderer Weise gefordert sind.

Daran merken Sie, dass die Geburt naht

Nicht selten geht einige Tage vor der Geburt ein Schleimpfropf ab. Dieser verschließt auf natürliche Weise den Gebärmutterhals und den Muttermund als Schutz. Von dickflüssig bis zäh ist hier fast jede Konsistenz zu finden, und wenn er sich erst mit der Wehentätigkeit löst, dann kann er auch leicht bräunlich oder blutig sein.

Auch eine plötzlich einsetzende Putzwut oder innere Unruhe kann die baldige Geburt ankündigen. Nicht selten zieht und krampft es im unteren Bereich des Rückens und in der Leiste. Manchmal schmeckt das Essen nicht mehr und kurz vor oder mit Wehenbeginn bekommen Sie leichte Bauchkrämpfe mit Durchfall.

- Auch wenn Sie den Geburtsbeginn auf Anhieb nicht richtig deuten, brauchen Sie sich keine Sorgen zu machen. Sie werden ganz sicher spüren, wenn die Wehen kräftiger werden und die Geburt voranschreitet. Es ist dann noch genügend Zeit, Ihre Hebamme zu verständigen oder in die Klinik zu fahren!

Geburtswehen kommen anfänglich 2–3-mal pro ½ Stunde und steigern ihre Häufigkeit, bei jeder Frau unterschiedlich schnell, auf 1 Wehe alle 2–8 Minuten. Halten die Wehen anfänglich nur ein paar Sekunden an, werden sie mit der Zeit immer länger, bis sie eine Dauer von 60–90 Sekunden erreichen. Können Sie sich zu Beginn der Wehen noch gut ablenken, wird dies mit zunehmender Wehenstärke immer schwieriger. Sie möchten sich dann immer mehr auf die Wehen konzentrieren, wünschen sich Ruhe und möchten sich zurückziehen.

Bei circa der Hälfte der Schwangeren beginnt die Geburt mit einem Blasensprung ohne Wehen. Das heißt, dass sich in der Fruchtblase ein Riss gebildet hat, aus dem Fruchtwasser abläuft. Dies kann sich wie ein kleines Rinnsaal anfühlen.

GUT ZU WISSEN

Wenn die Wehen nachts einsetzen, sollten Sie versuchen, sich noch möglichst viel, vor allem in den Wehenpausen auszuruhen, und, wenn möglich, zu schlafen. Eine Wärmflasche im Rücken oder auf dem Unterbauch kann die Wehenschmerzen lindern.

Tagsüber probieren Sie einfach aus, in welchen Positionen Sie am besten mit den Wehen zurechtkommen.

Bei leichten, unregelmäßigen Wehen mag Ihnen ein warmes Bad hilfreiche Dienste erweisen.

Lästige Übungswehen, die Ihnen nur den Schlaf rauben, lassen sich nämlich in der Badewanne besänftigen. Geburtswehen dagegen werden entweder schon während des Bades oder anschließend stärker. So merken Sie, ob es losgeht oder ein Fehlalarm war.

Der Geruch des Fruchtwassers ist dem des männlichen Samenergusses ähnlich. Es kann weiße Flocken (Käseschmiere) enthalten und auch leicht rosa von etwas Blut vom Muttermund gefärbt sein. Selten ist es grünlich. Sollten Sie das feststellen, ist es besonders wichtig, zügig die nächste Klinik aufzusuchen oder umgehend die Hebamme zu verständigen. Es könnte ein Hinweis darauf sein, dass die Geburt besonders anstrengend für Ihr Baby wird. Dann ist es gut, wenn die Herztöne Ihres Kindes aufmerksam beobachtet werden.

Ob es nun wirklich sinnvoll ist, bei Fruchtwasserabgang zu liegen, bis kräftige Wehen einsetzen, damit die Nabelschnur nicht vor das Köpfchen rutschen kann und somit die Versorgung des Kindes gefährdet ist, ist nicht wirklich erforscht. Solange nur sehr wenig Fruchtwasser abläuft, können Sie umherlaufen.

- Wie Sie sich am besten verhalten, wenn Fruchtwasser im Schwall abgeht, klären Sie in den letzten Wochen vor der Geburt mit Ihrer Hebamme oder Ärztin.

Nach dem Blasensprung setzen bei den meisten Frauen innerhalb der nächsten 12–18 Stunden Wehen ein. Um sicherzugehen, dass Mutter und Kind nicht durch aufsteigende Keime gefährdet werden, ist es hilfreich, wenn Sie entweder gar nicht oder nur einmalig vaginal untersucht werden, bis Sie kräftige Wehen haben und die Eröffnung des Muttermundes vorangeschritten ist.

In Kliniken werden Geburtseinleitungen nach einem Blasensprung sehr unterschiedlich gehandhabt. Manche propagieren eine künstliche Einleitung der Geburt bereits nach 6 Stunden, andere warten bis zu 24 Stunden ab. Sie haben hier selbstverständlich die Möglichkeit mitzuentscheiden und ein

Recht darauf, umfassend über Vor- und Nachteile aufgeklärt zu werden, zumal zwei Drittel der Frauen mit vorzeitigem Blasensprung innerhalb von 24 Stunden ganz ohne medizinische Maßnahmen gebären.

Homöopathie

Homöopathie im Kreißsaal gehört am besten in die Hände Ihrer Hebamme oder Frauenärztin. Die Verbindung von medizinischem Wissen um den Ablauf der Geburt und die aktuelle Situation von Mutter und Kind und homöopathischer Mittelkenntnis sind unschlagbar. Das gilt auch bei vorzeitigem Blasensprung. Natürlich können auch Sie selbst gerade in der ersten Phase der Geburt mit den Zauberglobuli Wunder wirken.

Caulophyllum (Frauenwurzel): Blasensprung gefolgt von ständigen Wehen, die aber die Geburt nicht weiterbringen, am Muttermund tut sich gar nichts? Versuchen Sie unbedingt die Globuli aus der Frauenwurzel, mehrmals hintereinander im Abstand von jeweils 30–60 Minuten 4 Stück der Potenz C30.

Kalium carbonicum (Kaliumkarbonat, Pottasche): Mittel der Wahl bei vorzeitigem Blasensprung und einfach nichts mehr weitergeht. Die Wehen sind zu schwach, hören wieder auf, sind aber sehr schmerzhaft, vor allem im Rücken. Kalium-Kügelchen können Wunder wirken, immer wieder im Abstand von jeweils 30–60 Minuten 4 Stück der Potenz C30 einnehmen.

Pulsatilla (Küchenschelle): Im Küchenschellen-Zustand würden Sie am liebsten das Einssein mit Ihrem Baby nie aufgeben. So folgen dem Blasensprung nur schwache, vorübergehende, unregelmäßige Wehen. Pulsatilla in C30, mehrmals 4 Globuli im Abstand von 30–60 Minuten helfen, dass es trotzdem losgeht. Denn das Paradies geht weiter, wenn Baby auf der Erde ist!

Wann den Geburtsort aufsuchen oder die Hebamme verständigen?

Grundsätzlich immer dann, wenn Sie sich unwohl fühlen und nicht mehr ohne fachlichen Beistand sein möchten. Bedenken Sie, dass Sie die Autofahrt zum Geburtsort noch gut bewältigen müssen. Als Erstgebärende sollten Sie losfahren, wenn die Wehen regelmäßig alle 5 Minuten kommen, und Frauen, die schon geboren haben, spätestens dann, wenn die Wehen die 7-Minuten-Marke unterschreiten und sie keinen längeren Anfahrtsweg als 20 Minuten vor sich haben. Wenn Sie Ihre Hebamme zur Geburt rufen, dann wird sie sicher im Laufe der Schwangerschaft mit Ihnen klären, wann Sie sie verständigen sollten.

Vom Wissen um die richtige Zeit

Ungeborene wissen in der Regel, wann es Zeit ist, geboren zu werden. Innerhalb der ersten Woche über dem errechneten Geburtstermin ist davon auszugehen, dass es Ihrem Kind genauso gut geht wie noch vor dem Termin. Anschließend steigt das Risiko, dass die Leistung der Plazenta nachlässt und damit die Versorgung des Babys schlechter werden könnte. Ihr Kind wird ab dem berechneten Geburtstermin mit vermehrten Herztonkontrollen und Ultraschalluntersuchungen überwacht.

Sollte eine baldige Geburt anzuraten sein, gibt es medikamentöse Möglichkeiten zur Geburtseinleitung mit Hormonen, die natürlich neben der Wehenwirkung auch Nebenwirkungen haben. So steigt zum Beispiel der Einsatz von Schmerzmitteln bei Einleitungen deutlich an.

Die Wehen natürlich fördern

Wenn die Geburt nicht von alleine losgeht, kann dies vielfältige Gründe haben. Ein ruhiges Gespräch mit der Hebamme oder Ärztin Ihres Vertrauens hilft Ihnen vielleicht, mögliche Ursachen zu finden. Was braucht es Ihrerseits noch, um sich auf die Geburt einzulassen? Ist alles vorbereitet, passt der geplante Geburtsort wirklich für Sie? Oder könnte es auch körperliche Ursachen geben, die einen natürlichen Beginn nicht zulassen? Sollten Sie übereinkommen, dass Sie nun versuchen möchten, die Geburt »in die Gänge« zu bekommen, gibt es auch gute Möglichkeiten der natürlichen Unterstützung.

Stimulation der Brustwarzen

In alten Zeiten, und auch heute noch in vielen Kulturen, stillten schwangere Frauen an ihrem Entbindungstermin noch ein größeres Geschwisterkind wenigstens 1–2-mal am Tag. Stillen regt die Produktion wehenfördernder Hormone an. Sie können durch sanftes Zwirbeln der Brustwarze auch selbst die Hormonausschüttung fördern. Und Sie können das auch in das Liebesleben mit Ihrem Partner einbeziehen.

Auch während eines warmen Bades (nicht wärmer als 38 °C) kann die Stimulation die Wehentätigkeit sehr gut anregen. Zwirbeln Sie immer nur für wenige Minuten und beachten Sie Ihr Körpergefühl. Ganz klar: Aufhören, wenn es unangenehm wird.

Den Körper entlasten

Entlasten Sie Ihren Körper durch 1 oder 2 Tage leicht verdauliche Schonkost. Essen Sie gerade so viel, dass Sie nicht hungern, aber auch nicht mehr. Trinken Sie reichlich.

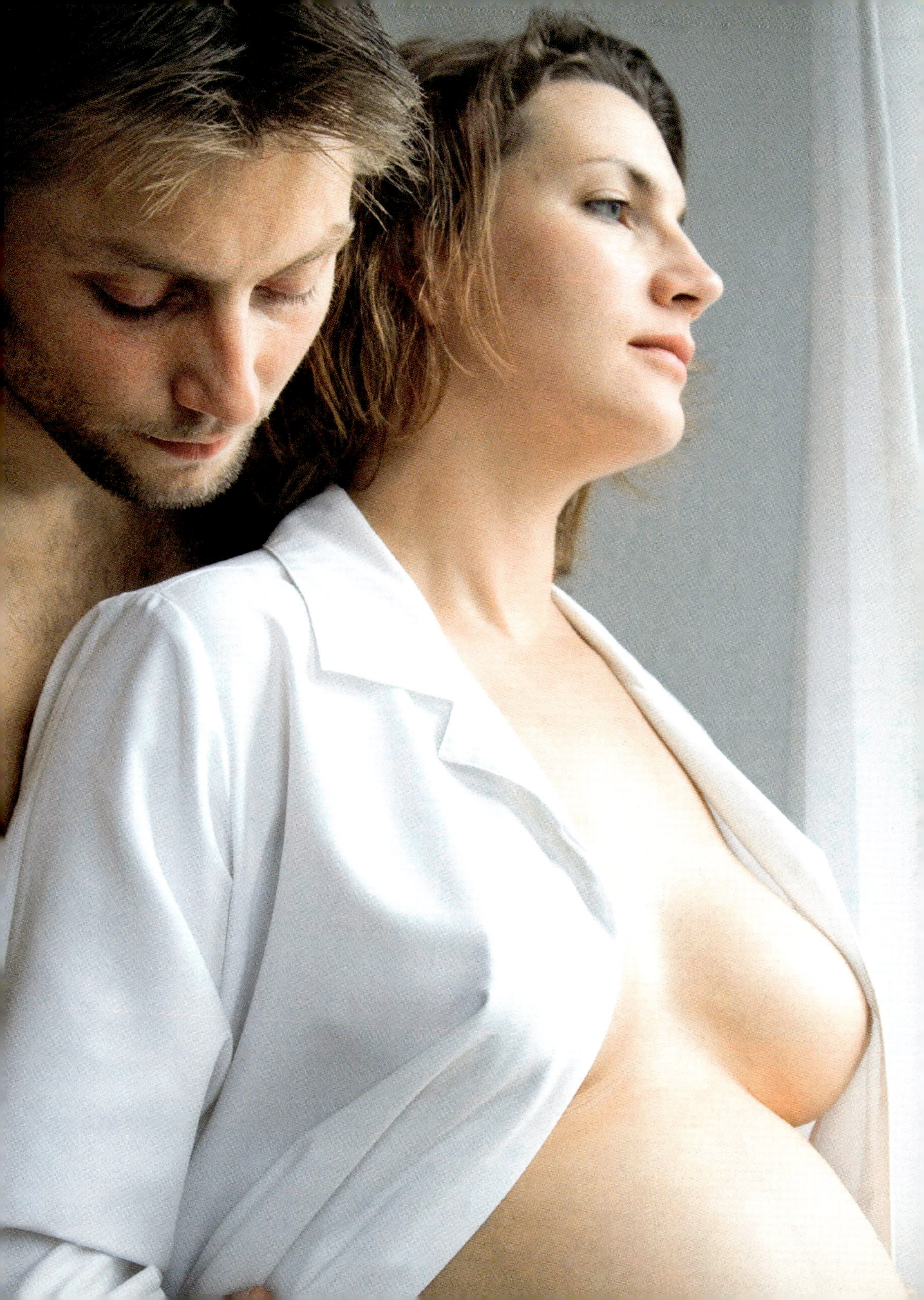

Versuchen Sie folgenden wehenanregenden Heiltee: ½ Liter Wasser mit einer Zimtstange, einer Prise Pfeffer und 5 Scheibchen frischem Ingwer kalt aufsetzen und zum Kochen bringen, von der Herdplatte nehmen und mit 2 Esslöffel Frauenmantel und 1 Esslöffel Verbenentee 10 Minuten ziehen lassen, abseihen und am späten Nachmittag über 1 Stunde verteilt langsam trinken. Es gibt auch fertige Teemischungen (Belladonna, Stadelmann, Kemptner Apotheke).

Und falls Ihr Darm eher träge ist, kann ein Einlauf oder 2 Klistiere den Körper entlasten. In den Tagen vor der Geburt verspüren viele Frauen von sich aus weniger Hunger und haben häufiger Stuhlgang. Es scheint, als ob der Körper sich entlasten möchte, um sich so auf die Geburtsarbeit vorzubereiten.

Nelkenblättertampons

Nelkenblätter verkürzen den Gebärmutterhals und bereiten den Muttermund auf die Geburtswehen vor. Hierzu wird 2-mal am Tag für jeweils 2 Stunden ein normalgroßer Tampon, dessen Spitze mit wenig verdünntem Nelkenblätteröl beträufelt wurde, eingeführt. Diese Tampons wirken nachweislich hervorragend.

- Achtung: Ob diese Methode für Sie jetzt passend ist und in welchem Mischungsverhältnis diese Tampons angewendet werden sollen, muss Ihre Hebamme oder Ärztin entscheiden. Auf keinen Fall darf überdosiert werden! Das würde Ihnen und dem Baby schaden!

Rizinuscocktail

Der berühmte Rizinuscocktail, Rizinusöl in Mandelmus oder Aprikosensaft gerührt, ist nichts, um »mal auszuprobieren, ob es losgeht«. Dieser alte Hebammenschatz wirkt nicht nur über die dadurch oftmals erhöhte Darmbewegung, sondern greift deutlich in den Hormonstoffwechsel ein. Er wirkt sehr gut zum Beispiel bei Fruchtwasserabgang noch ohne Wehen oder nach der Anwendung von Nelkenblättertampons. Fragen Sie Ihre Geburtsbegleiterinnen, ob diese Methode für Sie in Frage kommt.

Homöopathie

Sie haben Wehen, aber die Geburt schreitet einfach nicht voran? Gerade in der ersten Phase der Geburt können Sie mit den Zauberglobuli Wunder wirken. Lassen Sie, in Absprache mit Ihrer Ärztin oder Hebamme, von folgenden Arzneien in C30 jeweils 4 Globuli unter der Zunge zergehen. Das richtige Mittel sollte spätestens innerhalb 1 Stunde die gewünschte Wirkung zeigen.

Caulophyllum (Frauenwurzel): Denken Sie an diese Globuli-Klassiker, wenn Sie häufige, »wilde« Wehen haben, die sehr anstrengend sind, aber die Geburt nicht weiterbringen. Trotz gefühlter heftiger Wehen tut sich am Muttermund einfach gar nichts und die Geburt geht nicht voran. Da kann Caulophyllum Wunder wirken!

Chamomilla (Kamille): Totale Reizbarkeit, Zorn und Schmerzüberempfindlichkeit kennzeichnen den Zustand der Kamille. Die Wehenschmerzen erscheinen absolut unerträglich. Der Gebärmuttermund öffnet sich, wenn überhaupt, nur langsam, und die Wehen sind unproduktiv.

Cimicifuga racemosa (Traubensilberkerze): Ängstlich, aufgeregt, nervös, reizbar und empfindlich? Selbst die Untersuchung des Muttermundes ist so schmerzhaft, dass Sie nur noch schreien mögen? Das ruft nach den Traubensilberkerzen-Globuli. Typisch sind Wehen, die ständig den Ort wechseln und in Hüften, Oberschenkel und Rücken ausstrahlen. Das heißt medizinisch »verzögerter Geburtsverlauf«.

Gelsemium (Gelber Jasmin): Der Gelbe Jasmin hilft, wenn Lampenfieber das eigentliche Problem ist. Erschöpfung und Zittern, Angst, Anspannung und dabei – wen wundert's? – unproduktive Wehen. Manchen Frauen kommt es so vor, als würde ihr Baby mit den Wehen nach oben steigen anstatt sich in Richtung Geburtskanal auf den Weg zu machen.

Pulsatilla (Küchenschelle): Unregelmäßige Wehen, verzögerter Geburtsverlauf, zunehmende weinerliche Erschöpfung der werdenden Mama? Vergebliche Wehen, die Sie vor allem im Rücken spüren? Versuchen Sie unbedingt die Globuli aus der Küchenschelle.

Sepia (Tinte des Tintenfischs): Die Sepia-Frau empfindet quälend schmerzhafte, wirklich unerträgliche Wehenschmerzen. Der Muttermund eröffnet sich aber nicht weiter als nur einige Zentimeter. Er erscheint regelrecht verkrampft. In diesem Fall unbedingt an die Tintenfisch-Globuli denken!

Muss Wehenschmerz sein?

Überall auf der Welt und in allen Kulturen verspüren Frauen Schmerzen bei der Geburt ihrer Kinder. Unser aufrechter Gang und die damit einhergehende kräftigere Beckenbodenmuskulatur sowie der relativ große Kopf unserer Neugeborenen machen die Geburt sicher zu einer größeren Herausforderung für uns Menschen als für andere Säugetiere. Die Wehen ziehen kräftig am Muttermund, um ihn zu öffnen. Beckenboden und Scheide werden bis an die Grenze des Möglichen gedehnt.

Wissenschaftlich ist bewiesen, dass jeder Mensch unterschiedlich sensibel auf Schmerzen reagiert. Der Geburtsschmerz hilft Frauen, geeignete Positionen für die Geburt zu finden. So wird von vielen Gebärenden Umherlaufen als angenehmer empfunden als ständig zu liegen und nachweislich verlaufen Geburten leichter, wenn die Frau überwiegend eine aufrechte Haltung einnimmt. Die Natur scheint uns mit dem jähen Ende von Schmerzen mit Vollendung der Geburt und mit den starken positiven Gefühlen, die Frauen gleich nach Geburten erleben, belohnen zu wollen und das Bonding an die Kinder zu erleichtern. Auf etwas, wofür frau sich so sehr angestrengt hat, wird sie anschließend auch entsprechend gut Acht geben. So wird der Schutz der Kinder gesichert!

Jede Schmerzwahrnehmung durchläuft auch unser emotionales Gehirn und wird dort mit Gefühlen gekoppelt. So wird Angst und Panik Ihren Schmerz eher verstärken, eine berauschte glückliche Stimmung Sie dagegen mehr aushalten lassen.

- Ihrer emotionalen Befindlichkeit kommt also nicht nur in Hinblick auf den störungsfreien Verlauf der Geburt, sondern auch auf die Schmerzverarbeitung eine bedeutende Schlüsselrolle zu.

Das beste Schmerzmittel ist eine einfühlsame und ermutigende Betreuung in einer Umgebung, in der Sie sich als Gebärende sicher und gut aufgehoben, also heimisch fühlen. Darum sollte es heute jeder Gebärenden möglich sein, zu jeder Zeit eine Betreuungsperson erreichen zu können und sich ihrem Bedürfnis entsprechend bewegen zu dürfen.

Homöopathie, Akupunktur und der Einsatz von ätherischen Ölen, auch als fertige Mischungen für die Geburt, können Ihnen helfen, sich auf das Geschehen einzulassen. Wohltuende Massagen, sanfte Musik, ein Entspannungsbad, ein beinahe heißes Kirschkernsäckchen auf das Kreuzbein platziert, liebevoller Augenkontakt, befreiendes, gelöstes, lockeres Ausatmen, je nach Stärke des Schmerzes auch laut und tönend – all dies fördert die Produktion der Glückshormone, der Endorphine, und erleichtert es Ihnen, mit dem Geburtsschmerz umzugehen (siehe auch »Fällt Mutterliebe vom Himmel?«, Seite 118).

Eher fragwürdig hingegen ist die Idee, durch Atemtechnik die Wehen und den Schmerz einfach wegatmen zu wollen. Vielmehr geht es darum, mit und durch die Wehe hindurch zu atmen. Wir wollen das Geschehen in uns zulassen als einen natürlichen und gesunden Prozess im Körper.

Ein hilfreiches Bild kann es sein, dass Sie sich vor Ihrem inneren Auge vorstellen, wie der Muttermund ganz weich und dünnrandig wird, sich der Wehenkraft ergibt und leicht und zügig eröffnet. Stellen Sie sich einfach vor, gleich in ein saftiges, supersaures Stück Zitrone zu beißen. Spüren Sie schon, wie Ihnen das Wasser im Munde zusammenläuft? Die Kraft unserer Vorstellung sollten wir nicht unterschätzen.

Lassen Sie sich von schweren oder langen Geburten der Mutter oder Großmutter nicht beeinflussen. Vielleicht sind Sie eben jetzt seit 2 Generationen wieder die Erste, die Ihr Kind leicht zur Welt bringt.

Welche Gebärposition ist die richtige?

Zu Land, zu Wasser, aufrecht stehend, sitzend oder liegend: Die Möglichkeiten für Geburtspositionen sind vielfältig. Wenn die Geburt einen natürlichen Lauf nimmt, können Sie auch im Wasser gebären. Manchen Frauen bietet eine Gebärwanne einen wunderbaren Ort, um sich bestmöglich zu entspannen. Frauen, die eine Wassergeburt erlebt haben, waren meist sehr zufrieden. Viele empfinden gerade die letzte Phase als schmerzärmer und können sich dem Geschehen im warmen Wasser leichter hingeben.

Ihr Kind wird vom Fruchtwasser in das Wasser geboren. Solange es im Wasser und die Nabelschnur nicht durchtrennt ist, wird es auch nicht mit dem Atmen beginnen. Also keine Sorge, Wassergeburten sind sicher.

- Wassergeburten bieten viele Vorteile, jedoch ist das Wichtigste, dass Sie sich in der Wanne wohl und sicher fühlen.

Nicht wenige Frauen können dagegen besser mitschieben, wenn sie dabei von der Schwerkraft unterstützt werden. Für sie kommt die Wanne nicht infrage. Und wenn Sie oder Ihr Kind medizinische Hilfe brauchen, ist die Wanne als Geburtsort nicht geeignet.

Frauen selbst wählen meist eine aufrechte Position. Die wenigsten würden von sich aus die Rückenlage wählen. Sie hocken, knien, gehen in den Vierfüßlerstand, nehmen den Gebärhocker, halten sich an einem Seil fest, setzen sich halb auf die Seite. Einige bevorzugen bis zum Schluss gar zu stehen.

Es gibt viele günstige Positionen, einem Kind auf die Welt zu helfen. Mit Unterstützung der Hebamme werden auch Sie die für Sie und Ihr Kind geeignete Position finden. Probieren Sie es einfach aus.

Tipps für den werdenden Vater

Die Geburt eines Kindes ist ein besonderer Moment im Leben einer Familie. Ihre Partnerin hat bei der Geburt eine außergewöhnliche körperliche und emotionale Herausforderung zu bewältigen, und dies unter Umständen in einer fremden Umgebung (Krankenhaus) mit ihr nur wenig oder nicht bekannten Hebammen und Ärztinnen. Sie wird leichter mit den Wehen zurechtkommen, wenn sie sich ganz auf das Geschehen in ihrem Körper einlassen kann. Hierbei können Sie, als besonders vertraute Person, sehr hilfreich sein.

Unterstützend ist es

- zu wissen, was wo im Klinikkoffer Ihrer Partnerin ist (z. B. Socken, Hemd, Haargummi),
- zum Ende der Schwangerschaft hin wichtige Punkte wie medizinische Eingriffe während des Geburtsverlaufes mit Ihrer Partnerin zu besprechen, vielleicht sogar ihre Wünsche zu notieren, um diese Hebamme und Ärztin gegenüber auch vertreten zu können,
- gut für sich zu sorgen. Bringen Sie bequeme Kleidung und ein Brotzeitpaket mit,
- für einen geschützten Rahmen zu sorgen, beispielsweise Türen zu schließen, ruhig zu reden und grelles Licht auszuschalten,
- Diskussionen mit Hebammen und/oder Ärztinnen zu vermeiden,
- für Ihre Frau zu sprechen, sodass diese ganz bei dem Geburtsgeschehen bleiben kann. Denken Sie daran: Kopf- und Gedankenlastigkeit stören eine Geburt erheblich!,
- einfühlsam anwesend zu sein. Massieren Sie Ihre Partnerin mit langsamen ruhigen Bewegungen, wenn sie es wünscht, oder bleiben Sie einfach nur bei ihr sitzen. Auch kleine Dienstleistungen helfen wie das Anreichen eines Waschlappens, die Socken an- und ausziehen oder das Fenster öffnen und schließen.

Seien Sie guter Coach, indem Sie

- Ihre Partnerin mit wenigen liebevollen Worten oder aufmunternden, absolut zweifelsfreien Blicken ermutigen, dass sie es schaffen wird. Und das, auch wenn sie äußert, nicht mehr zu können, weint oder erschöpft wirkt,
- Ihre Partnerin zum Bewegen ermutigen und kleine schaukelnde Bewegungen des Beckens unterstützen,
- In Gedanken immer wieder beim Kind sind. Ihm sagen, dass es die Geburt bald geschafft hat und willkommen ist. Und erinnern Sie auch Ihre Frau daran,
- Ihrer Partnerin versichern, dass sie die nächste Wehe noch schaffen wird, wenn sie daran zweifelt, noch (viele) Stunden durchzuhalten. Erinnern Sie

sie daran, dass die Zeit bei Geburten ganz anders als sonst im Leben vergeht und dass immer nur die nächste Wehe zählt. Und die schafft sie noch, ganz sicher!,

- Ihre Partnerin ermutigen, mit »Ton« auszuatmen und ihre Gesichtsmuskulatur zu entspannen. Bitte keine verspannte Stirn, kein »Luftherausblasen« mit angespannten Wangen oder gar die Zähne zusammenbeißen,
- bei ihr bleiben, gerade in schwierigen Situationen, damit sie immer eine vertraute Person bei sich hat und sich den Geburtshelfern nicht ausgeliefert fühlt,
- selbst immer wieder ruhig und bewusst durchatmen, Schultern und Gesichtsmuskulatur entspannen.

Und denken Sie daran: Heitere Stimmung, Lachen in der Wehenpause tut allen Beteiligten gut.

Wenn Geburtshilfe zur Geburtsmedizin wird

Auch wenn die Natur bei einer Geburt eine Meisterleistung vollbringt, gibt es immer wieder Situationen, die einen medizinischen Einsatz für Mutter oder Kind und zu deren Sicherheit notwendig werden lassen.

Die Natur wählt nicht immer den leichtesten Weg. Eine lange Geburtsdauer oder sehr heftige Wehen können, vor allem beim ersten Kind, erschöpfend und kräftezehrend für die Gebärende sein. Mit Medikamenten oder mechanischen Hilfen wie Saugglocke oder Zange kann Ihnen die Geburt erleichtert werden. Auch ein Kaiserschnitt kann notwendig werden.

Schmerzbehandlung

Wenn die Geburt sich sehr schwierig gestaltet oder auch unter Umständen noch ein Kaiserschnitt notwendig werden könnte, mögen stärkere Schmerzmittel die richtige Wahl für Sie sein. Leichtere Medikamente wirken krampflösend und dadurch entspannend und können wenigstens so weit Erleichterung verschaffen, dass es Ihnen wieder leichter fällt, sich auf die nächste Wehe einzulassen.

Stärkere Medikamente wie Opiate wirken bei jeder Frau anders. Manche Frauen können sich mit ihrer Hilfe gut erholen, andere beschreiben, sie hätten die Wehen weiterhin heftig gespürt und sich nur stark benommen und berauscht gefühlt. Opiate beeinträchtigen Ihr Kind ebenso wie Sie, mit allen Nebenwirkungen. Deshalb werden sie in Geburtshäusern und bei Hausgeburten nicht eingesetzt.

Als Alternative zu Schmerzmitteln bieten Kliniken eine rückenmarksnahe Narkose, die Periduralanästhesie (PDA), an. Sie betäubt anhaltend die Nerven, die im Rücken die Schmerzen aus dem Becken ins Gehirn weiterleiten. Das Narkosemittel kann von der Narkoseärztin unterschiedlich stark dosiert werden. Klären Sie mit Hebamme und Ärztin deshalb im Voraus, ob Sie lediglich eine Schmerzerleichterung benötigen oder für 1–2 Stunden Erholung und eventuell auch etwas Schlaf notwendig ist.

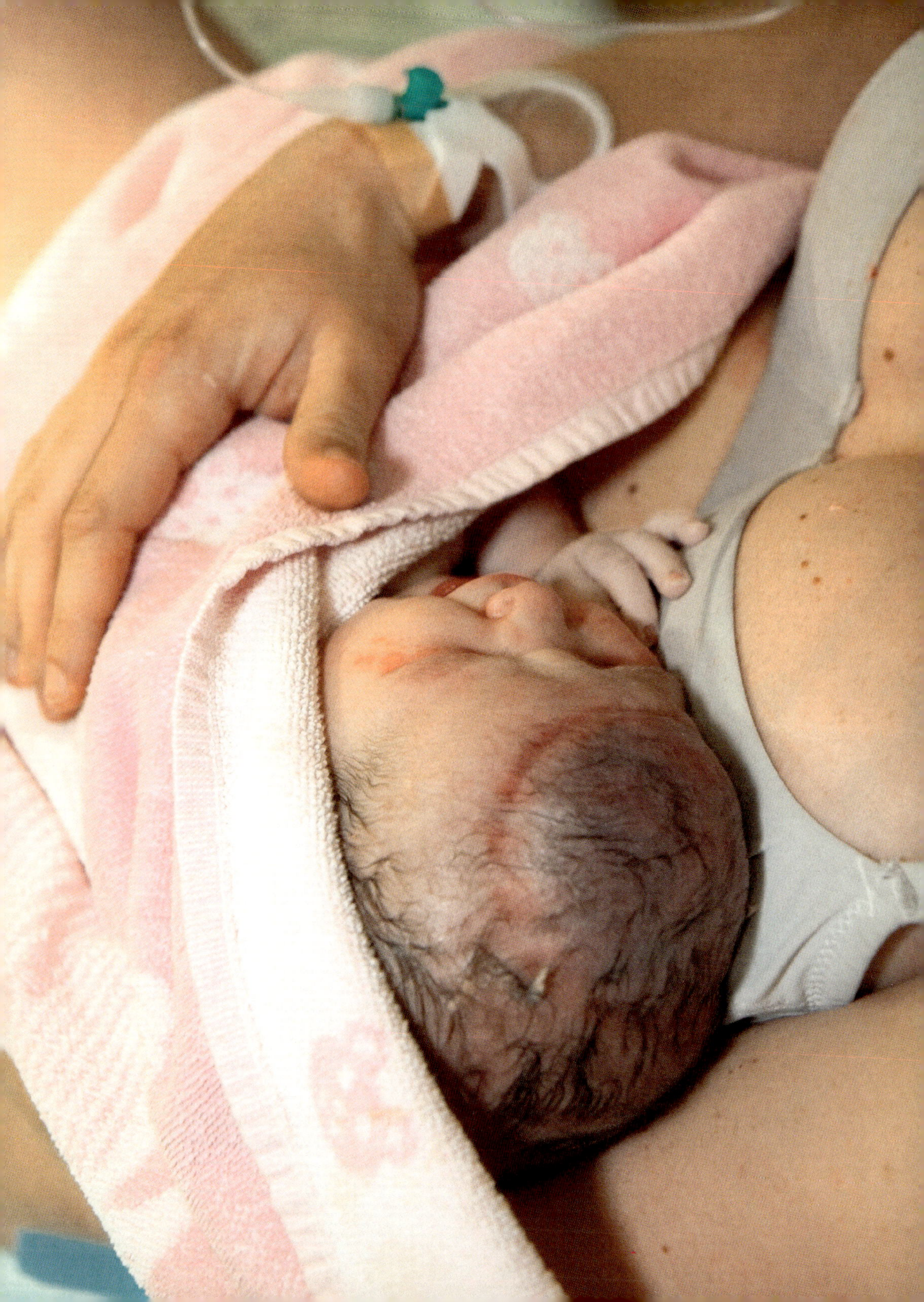

- Je stärker dosiert das Mittel ist, umso weniger können Sie selbst aktiv mitarbeiten. Allerdings ist dann auch mehr Erholung möglich.

In der letzten Phase der Geburt ist Ihre aktive Mitarbeit sehr wichtig. Deshalb sollte dann die Peridervalanästhesie nur noch leicht wirken, sonst steigt die Wahrscheinlichkeit, dass die Geburt mit einer Saugglocke oder Zange beendet werden muss.

Eine Saugglocken- oder Zangengeburt kann Ihrem Kind helfen, schneller geboren zu werden. Sie wird beispielsweise dann eingesetzt, wenn die Herztöne darauf schließen lassen, dass die Geburt zu anstrengend für Ihr Baby werden wird.

Kaiserschnitt als Wunschentbindung?

Die operative Geburt durch einen Kaiserschnitt ist die richtige Wahl, wenn das Baby nicht durch das Becken der Mutter passt, die Plazenta den Belastungen einer Geburt nicht gewachsen ist, eine Infektion sich in der Gebärmutter ausbreitet, starke Blutungen auftreten oder Ihr Baby sich so stark in die Nabelschnur verwickelt hat, dass diese zu kurz für den Weg durch das Becken geworden ist.

Es gibt viele Gründe, weshalb ein Kaiserschnitt der sinnvolle Notausgang für ein Kind sein kann. Allerdings ist die natürliche Geburt in den allermeisten Fällen nach wie vor der sicherste Weg für Sie beide.

- Unser Leben wird nicht sicherer, wenn unentwegt nur nach Erkrankungen und Risikofaktoren gesucht wird. Vielmehr profitieren wir alle davon, Gesundheit an sich zu fördern und zu unterstützen.

Die Zahl der Kaiserschnitte ist in den letzten Jahren sprunghaft angestiegen, ohne dass damit ein sichereres Geburtsergebnis für Mutter oder Kind entstanden wäre. Oft wird gesagt, dass sich immer mehr Frauen von vorneherein für eine Operation entscheiden, sozusagen als Wahloption zu einer natürlichen Geburt. Als Gründe werden die Planbarkeit des Geburtstermins und die unerträglichen Strapazen und Schmerzen bei einer Geburt angegeben.

Umfrageergebnisse der letzten Zeit hingegen zeigen, dass auch von Geburtshelfern der Kaiserschnitt als gleichwertige oder gar überlegene Option angesehen wird. Immer häufiger werden Gründe für einen Kaiserschnitt genannt, die durchaus einer sicheren natürlichen Geburt nicht im Wege stehen müssten.

Die wenigsten Frauen tendieren von sich aus zu einem Kaiserschnitt. Es gibt sicherlich belastende Geburts- oder Lebenserfahrungen, bei denen tatsächlich eine Operation auch ohne medizinischen Grund die richtige Wahl sein wird. Allerdings ist das wohl eher selten der Fall.

- Ein Kaiserschnitt ist eine große Bauchoperation und darf nicht unterschätzt werden mit seinen möglichen Risiken und zum Teil langfristigen Folgen für Mutter und Kind. Es braucht schon sehr triftige Gründe, um ihn als Wunschentbindung als sichere Option für Mutter und Kind rechtfertigen zu können.

Wenn die Nachgeburt auf sich warten lässt

Normalerweise löst sich die Plazenta relativ rasch und schmerzlos (siehe Seite 94) In seltenen Fällen hängt sie zu fest an oder Sie verlieren mehr Blut als üblich. Dann kann es notwendig sein, sie mit der Hand von innen abzulösen. Sie bekommen hierzu eine kurze Vollnarkose, da der Eingriff sonst zu schmerzhaft wäre. Ihr Baby kann solange beim Papa auf Sie warten.

Hilfreiche Tipps

Hier noch ein paar Tipps, wie Sie selbst die Lösung der Nachgeburt unterstützen können. Denn die Geburt ist erst dann ganz vorüber, wenn auch die Plazenta geboren wurde.

- Konzentrieren Sie sich noch einmal auf das Geschehen in Ihrem Körper – es braucht nur wenige leichte Wehen, damit die Nachgeburt sich ablöst.
- Atmen Sie ruhig durch und bewegen Sie Ihr Becken ein wenig oder legen Sie eine Hand unterhalb des Nabels und massieren leicht Ihren Bauch.
- Nicht selten wird die Plazenta am besten in der Position geboren, in der auch Ihr Kind zur Welt kam. Deshalb kann es günstig sein, nochmals diese Haltung einzunehmen.
- Sie können die Lösung auch mit Hüsteln oder Luftherausblasen – so, als ob Sie einen Luftballon aufblasen wollten – unterstützen.
- Stillen fördert ebenso Wehen zur Lösung der Nachgeburt. Lassen Sie sich beim ersten Anlegen ruhig von der Hebamme helfen.
- Fragen Sie Ihre Geburtshelfer, ob sie über Akupunkturkenntnisse zur Plazentalösung verfügen.
- Vielleicht hindert auch eine volle Harnblase die Gebärmutter, sich fest

genug zusammenzuziehen. Klären Sie mit ihrer Hebamme, ob ein Versuch auf der Bettschüssel hilfreich wäre.

Solange es zu keiner verstärkten Blutung kommt, ist geduldiges Abwarten in der Regel sinnvoller als forciertes Ziehen an der Nabelschnur oder Drücken auf Ihren Bauch. Dies kann zwar die Lösung beschleunigen, verursacht Ihnen aber deutlich mehr Schmerzen und dabei steigt die Gefahr, dass die Nabelschnur abreißt oder ein Stück Plazenta in der Gebärmutter zurückbleibt.

Homöopathie

Wenn Ihre Geburtshelferinnen langsam unruhig werden, weil die Nachgeburt auf sich warten lässt, versuchen Sie folgende Globuli in C30, 2–3-mal 4 Globuli alle 5 Minuten. Und wenn das erste Mittel nicht hilft und medizinisch keine Bedenken gegen weiteres Abwarten bestehen, versuchen Sie noch ein weiteres dieser Zaubermittel.

Belladonna (Tollkirsche): Die Tollkirsche-Kügelchen helfen, wenn die Geburt lang und schwierig war und nun die Nachgeburtswehen zwar kommen, aber genauso plötzlich, wie sie gekommen sind, auch wieder verschwinden. Typisch für den Belladonna-Zustand ist ein rotes, heißes Gesicht.

Cantharis (Spanische Fliege): Trotz heftiger brennender Schmerzen im Unterleib will die Nachgeburt einfach nicht kommen, stattdessen immer wieder plötzlicher Harndrang. Versuchen Sie Cantharis-Globuli, das Homöopathikum aus der Spanischen Fliege, das wir als Wundermittel bei Blasenentzündungen kennen.

Lycopodium clavatum (Bärlapp): Nach schneller Geburt und vielen Erwartungen an die eigene Perfektion lässt nun die Nachgeburt auf sich warten. Die Wehen sind wie schneidend, ziehen von rechts nach links über den Unterbauch, und doch tut sich einfach nichts. Das könnte ein Lycopodium-Zustand sein. Bärlapp hilft Ihnen dann prompt.

Pulsatilla (Küchenschelle): Denken Sie an die Küchenschelle, wenn sich die Gebärmutter nach der Geburt einfach nicht richtig zusammenziehen will. Immer wieder kommen dunkle Blutklumpen, aber die Nachgeburt bleibt, wo sie ist. Starkes Verlangen nach frischer Luft und Weinerlichkeit können weitere Zeichen sein.

Sabina (Sadebaum): Der Sadebaum ist ein wunderbares Frauenmittel und hilft bei vielen Beschwerden rund um die Gebärmutter. Nachgeburtswehen erstrecken sich vom Rücken zum Schambein hin, dabei häufig gussartige Blutungen, auch Abgang von großen

Klumpen geronnenem Blut. Nehmen Sie immer wieder Sabina, solange die medizinische Situation Ihnen ein abwartendes Vorgehen erlaubt.

Sepia (Tinte des Tintenfischs): Genau richtig sind die »must have«-Globuli aus dem Tintenfisch, wenn die stechenden Nachgeburtswehen eher vom Muttermund aus nach oben ziehen als andersherum. Dabei fühlt sich die Gebärmutter sehr schwer an, so als wollte sie nach unten drängen. Und die Nachgeburt lässt auf sich warten.

Was können Sie jetzt selbst tun?

Wenn Sie oder Ihr Kind Hilfe benötigen, ist es besonders wichtig, kooperativ und gut mitzuarbeiten. Bei Saugglocke oder Zangengeburt nehmen Sie Ihre ganzen Reserven zusammen und schieben Sie kräftig mit. Dann ist weniger Zug am Köpfchen Ihres Babys notwendig und die Geburt ist rascher vorüber. Bleiben Sie möglichst in Kontakt mit Hebamme und Ärztin. Wenn jetzt alle zusammenarbeiten, ist es rasch für Sie beide vorüber.

Bei einem Kaiserschnitt ist es sicher schön für Ihr Baby, wenn Sie ihm innerlich zu verstehen geben, dass es nun zügig geboren wird, Sie sich auf es freuen und es gleich Hilfe bekommen wird, um gut auf diese Welt zu kommen. Auch wenn die eigenen Ängste und Gefühle uns immer wieder beherrschen, so ist es auch die Aufgabe von uns Eltern, unseren Kindern beizustehen und ihnen die Sicherheit zu geben, dass wir mit ihnen verbunden sind.

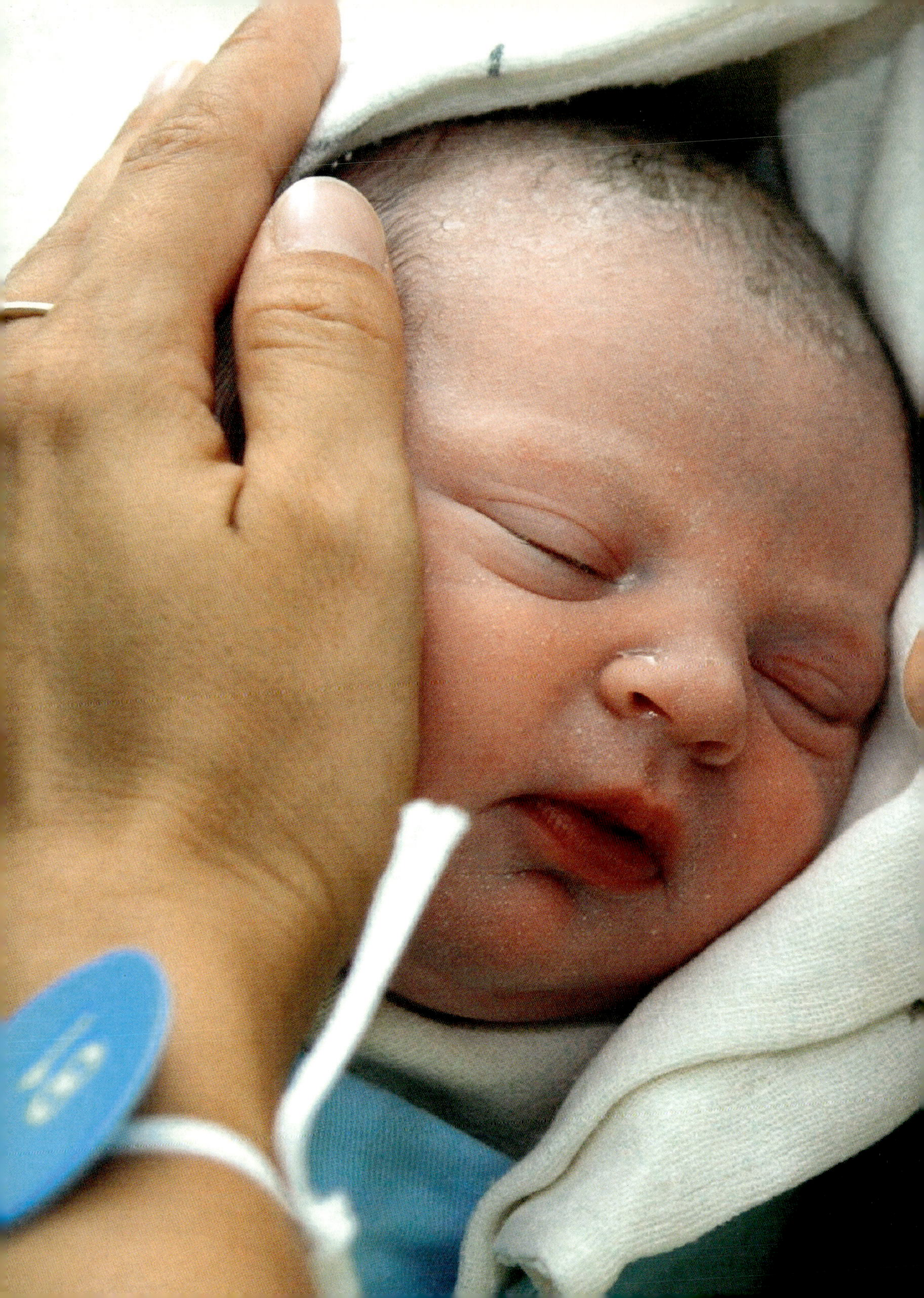

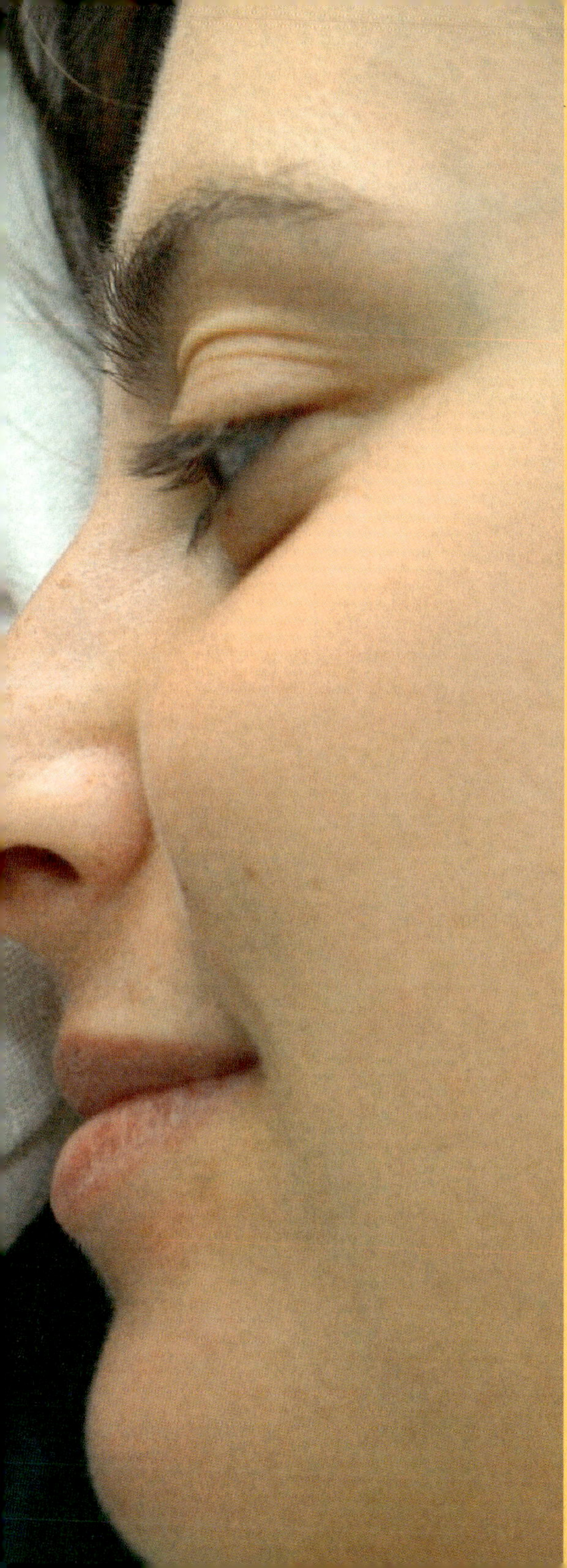

Wochenbett

Welch wunderbarer Augenblick, das Baby zum ersten Mal im Arm zu halten. Alle Anstrengungen sind vergessen. Doch Ihr Körper braucht jetzt Zeit zur Erholung. In diesem Kapitel erfahren Sie Wissenswertes zu Wochenbett und Stillbeginn.

Jetzt bist du endlich da!

Das Baby ist da! Nun ist die Geburt, auf die Sie monatelang hingefiebert haben, wirklich vorbei!

Vorfreude wie Lampenfieber weichen einem Staunen, das kaum in Worte zu fassen ist. Ein neues Familienmitglied ist hinzugekommen und auch eine Mutter und ein Vater wurden (neu) geboren. Für Geschwisterkinder ändert sich das Familiengefüge. Auch das wird fortan viele Veränderungen mit sich bringen. Die Fülle der Erfahrungen und Gefühle ist überwältigend!

Leider kann das Geburtserleben oft gar nicht richtig begriffen oder gar verarbeitet werden, denn viel zu schnell stürmt eine Vielzahl neuer Dinge auf die frisch gewordene Mutter/die Eltern ein. Das Baby äußert klar seine Bedürfnisse und will rund um die Uhr versorgt werden, und sein liebster Platz ist natürlich direkt bei seinen Eltern. Zwar ist die Zeit der körperlichen Symbiose vorüber. In der nun veränderten Form der Abhängigkeit wird sie jedoch noch eine Zeitlang fortbestehen. Auch jetzt braucht Ihr Baby Sie rund um die Uhr und verträgt es nicht gut, wenn es alleine gelassen wird. Gott sei Dank dauert das Wochenbett 6–8 Wochen – Zeit einander kennenzulernen und sich an die Veränderungen, die ein Leben mit einem neugeborenen Kind bringt, heranzutasten.

Wochenbett in der Gesellschaft

Der Gesetzgeber stellt die Wöchnerin unter den besonderen Schutz des Beschäftigungsverbots in den ersten 8 Wochen nach der Geburt (Mutterschutz). Jede Mutter hat Anspruch auf Hebammenhilfe. Darüber hinaus findet das Wochenbett in unserer Gesellschaft jedoch kaum noch Beachtung. Früher hieß es für die Zeit des Wochenbettes: 2 Wochen im Bett, 4 Wochen in der Stube und 6 Wochen im Haus. Dieser besondere Schutz war notwendig, da Frauen schwere Arbeit leisten mussten. Heute erfahren junge Mütter im Gegensatz zu den Generationen vor ihnen durch viele technische Annehmlichkeiten im Haushalt Entlastung.

- Aber ein neuer gesellschaftlicher Druck, nämlich gleich wieder fit und leistungsfähig sein zu müssen, lastet auf den jungen Müttern.

Die Bedeutung des Wochenbettes wird heutzutage ausschließlich auf die körperlichen Vorgänge reduziert. Dabei leisten Mutter und Kind auch auf der emotionalen Ebene Enormes in den Wochen nach der Geburt. Das wird leider kaum von der Gesellschaft anerkannt. Es erfordert Feinfühligkeit, Rücksichtnahme und das Annehmen eines 24-Stunden-Dauerjobs, und das 7 Tage die Woche, sich auf das Leben mit einem Baby einzulassen. Die Medien suggerieren indes die perfekt gepflegte, allzeit strahlende Mutter mit einem ebenso zufriedenen Kind.

Die vielfältigen körperlichen Veränderungen der Schwangerschaft brauchen ebenso wie die Anstrengungen der Geburt eine Zeit der Rückbildung und Erholung. Auch das Zusammenwachsen der (neuen) Familie braucht Ruhe. Stabile (Familien-)Systeme von Geburt an stützen das Kind und letztlich die ganze Gesellschaft und sollten darum einen hohen Stellenwert einnehmen.

Hormone für Seele und Körper

Ihr Körper und Ihre Seele sind nach der Geburt ganz auf das Annehmen des Neugeborenen und Verstehen jenseits von Worten ausgerichtet. Die Eltern-Sinne sind geschärft. Die fühlende Wahrnehmung von Stimmungen und Körpersprache und das Erleben, wie etwas gesagt wird, stehen im Vordergrund. Dies geht einher mit einer erhöhten emotionalen Empfindsamkeit und Verletzlichkeit. Lineares, rein rationales Denken hingegen, das so lange Ihr Arbeitsleben und auch Ihr Frausein bestimmt hat, wird in den Hintergrund gedrängt. Wissenschaftlich ist das durch eine veränderte Aktivierung der entsprechenden Hirnareale nachweisbar.

Dieser tiefgreifende emotionale Prozess sichert seit jeher das Überleben des Menschen. Der Wunsch, mit dem Baby alles richtig zu machen und eine »gute Mutter« zu sein, findet im Wochenbett seine Fortsetzung. Wohlmeinende Tipps und teils widersprüchliche Ratschläge von Familienangehörigen und Freunden führen in dieser sensiblen Phase allerdings häufiger zu Verunsicherung, als dass sie hilfreich wären.

Gerade Ihr Körper ist noch längst nicht wieder der alte: Die Beckenbodenmuskulatur ist noch unelastischer und die Mitte weniger stabilisierend als vor der Schwangerschaft. Muskulatur und Gewebe brauchen Zeit, um sich von den außergewöhnlichen Belastungen der Schwangerschaft und der Geburt zu erholen. Vor allem Stehen verursacht schnell ein Gefühl, als ob im Schritt alles nach unten dränge. Eine sich füllende Harnblase wird Sie schnell die Toilette aufsuchen lassen. Keine Sorge, das ist vollkommen normal und bessert sich in den nächsten Tagen und Wochen rasch. Leichte Beckenbodenübungen, die Sie schon aus der Schwangerschaft kennen, sind jetzt hilfreich. Wochenbett- und Rückbildungsgymnastik empfiehlt sich unter Anleitung Ihrer Hebamme zu erlernen (Leistung der gesetzlichen Krankenkassen), da sie falsch ausgeführt mehr schadet als Ihnen nutzt.

- Auch wenn die Geburt nun vorüber ist, ist das Ereignis körperlich noch sehr präsent.

Die Schwangerschaftshormone werden nach der Geburt der Plazenta rasch abgebaut und es werden nun Stillhormone produziert. Viele Frauen berichten über starkes Schwitzen in den Tagen nach der Entbindung. Legen Sie sich also reichlich Nachtwäsche zum Wechseln bereit. Und gehen Sie den Alltag langsam an. Noch haben Sie nicht Ihre alten Kräfte zurück.

Fällt Mutterliebe vom Himmel?

Mutterliebe ist nicht nur von natürlichen Vorgängen geprägt, sondern auch von den Erziehungsidealen und Vorstellungen der jeweiligen Gesellschaft. Gegenwärtig wird Mutterliebe als innige, tiefe Liebe und Schutz eher romantisiert, als ein Gefühl, das sich automatisch bei jeder Mutter spätestens mit der Geburt ihres Kindes einzustellen hat. Ambivalente oder gar ablehnende Gefühle seitens der Mutter oder des Vaters gegenüber dem Neugeborenen haben hier, so scheint es, keinen Platz. Kinder wachsen heute zum Großteil in Kleinfamilien auf – häufig mit den Eltern als einzigen Bezugspersonen. Sie sind dadurch im besonderen Maße von der Liebe und Fürsorge ihrer Eltern abhängig, da kein anderes Familienmitglied, wie früher in den Großfamilien üblich, hierfür zur Verfügung steht.

Von Liebeshormonen und anderen Listen der Natur

Mutterliebe ist seit alters her indes als Trick der Natur zu verstehen, der Mütter für ihre Kinder vieles tun lässt, was sie für keinen anderen Menschen auf sich nehmen würden. Wie nun aber entsteht diese enge Bindung einer Mutter zu ihrem Kind?

- Sicher ist, dass Mutterliebe nicht einfach vom Tag der Geburt an selbstverständlich da ist, sondern durch komplizierte und vielfältige Interaktionen zwischen Mutter

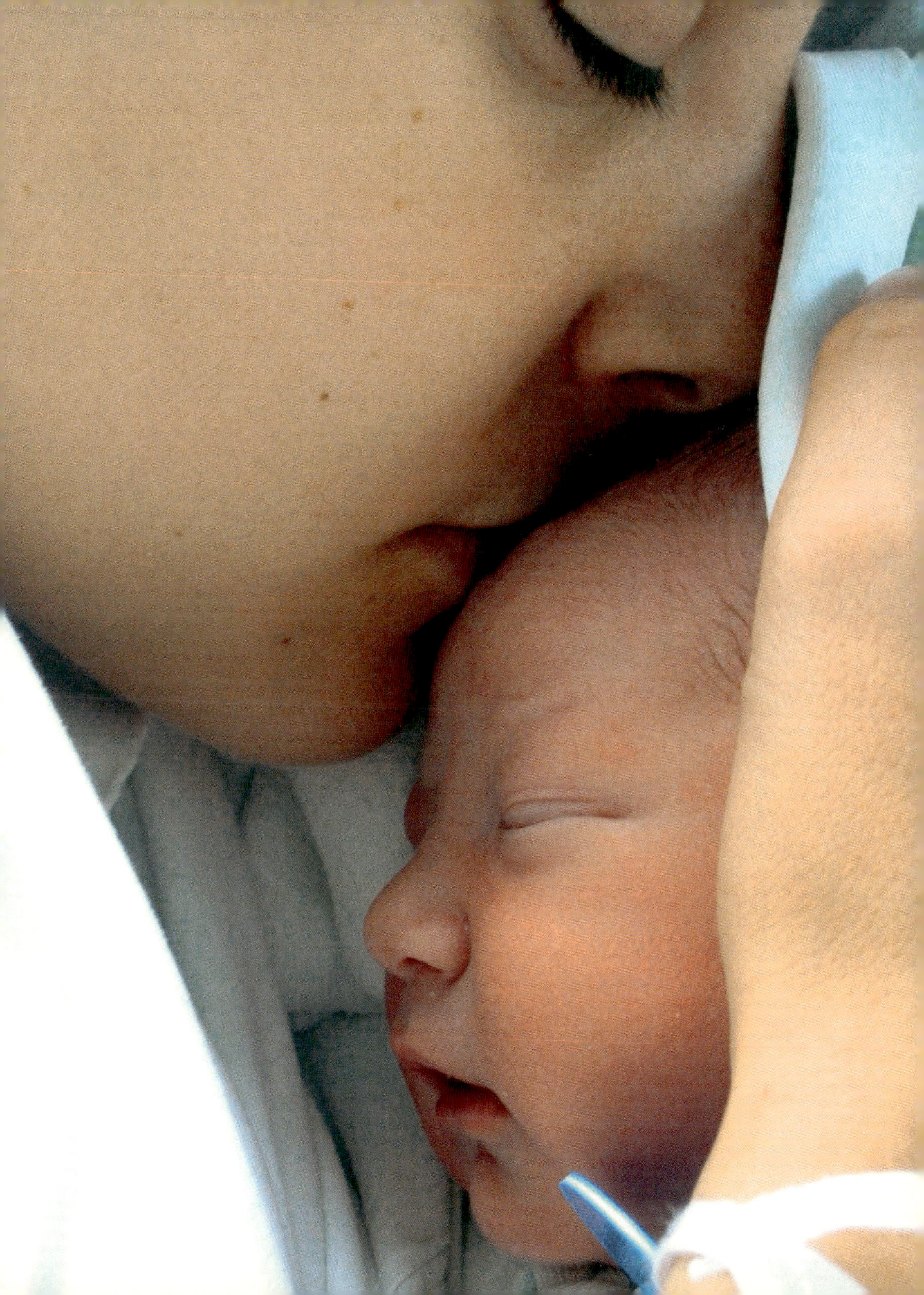

und Kind entsteht. Wie schnell dies geschieht, ist individuell sehr verschieden.

Den direkten Schlüssel stellt das Hormon Oxytozin dar. Es wird deshalb auch Bindungs- oder Liebeshormon genannt. Es wird beim Sex ausgeschüttet, beim zärtlichen Streicheln, vor allem der Oberkörpervorderseite, beim Stimulieren der Brustwarzen. Bei Frauen unter der Geburt wird es mit den Wehen und der zunehmenden Eröffnung des Muttermundes ausgeschüttet. Oxytozin führt nachweislich zur Reduzierung von Ängsten und zu mehr Gelassenheit. Es wirkt Stress reduzierend und fördert zwischenmenschlichen Kontakt und verlässliche Bindungen.

Aber auch andere Hormone spielen bei der Geburt eine wichtige Rolle. Vor allem in der letzten Phase, wenn der Muttermund sich ganz öffnet und das Baby voranschiebt, schüttet der Körper große Mengen Endorphine aus, die eine morphinähnliche Struktur besitzen. Sie wirken schmerzlindernd und angstlösend und erleichtern Mutter und Kind die Geburt. Wenn beide sich möglichst ungestört, ohne Interventionen oder Störungen seitens der Geburtshelfer, nach der Geburt diesem Hormon-Cocktail wie im Rausch hingeben dürfen, ist schon ein wunderbarer Anfang für eine gelungene Mutter-Kind-Bindung gemacht.

Mutterliebe kann man lernen

Der Genuss des »Hormonhighs« alleine ist jedoch nicht der einzige Weg, wie Mutterliebe wächst. Beim Menschen spielen eigene Erfahrung und Lernen eine wesentliche Rolle. Wissenschaftlich wird derzeit angenommen, dass eine frühe gelungene Bindung ebenso wie eine mangelnde Bindung eines Kindes nachhaltig dessen eigene Liebesfähigkeit programmiert. Auch eine gute oder schlechte Ansprechbarkeit auf das Hormon Oxytozin, und damit

GUT ZU WISSEN

Mutterliebe entsteht auch unter schwierigen Bedingungen

Die intellektuelle Fähigkeit und Flexibilität unseres Gehirns ermöglicht uns jedoch auch in schwierigen, von der Natur nicht intuitiv eingeplanten Situationen, klug und emotional zu handeln. So entwickeln Frauen sehr wohl innige Mutterliebe zu ihren Kindern, wenn diese per Kaiserschnitt in Vollnarkose geboren wurden, die Geburt schwierig und stressvoll verlaufen ist oder Mutter und Kind nach der Geburt getrennt wurden. Bewiesen ist allerdings auch, dass dies aus evolutionsbiologischer Sicht keinen optimalen Start für die Mutter-Kind-Bindung darstellt. Ausbleiben muss sie deswegen aber nicht.

seine Wirksamkeit, spielen eine Rolle. Lieblosigkeit kann so durch die Generationen weitergegeben werden.

Besonders leicht scheint hingegen ein Bindungsaufbau zu gelingen, wenn die Eltern selbst von Anfang an eine liebevolle Beziehung zur eigenen Mutter oder verlässlichen Bezugsperson erlebt haben. Unterstützend ist auch, wenn die Mutter in der Schwangerschaft Angenommensein und Liebe von ihrer Umgebung erfährt. Im englischsprachigen Raum ist dies als »Mothering the mother« bekannt.

Mit Ihrem Kind in die Liebe fallen

Was können Sie nun tun, damit es Ihnen möglichst leicht fällt, sich in Ihr Baby zu verlieben? Hilfreich ist zunächst eine realistische Einschätzung, dass ein Kind nicht nur Freude, Liebe und Glück bedeutet, sondern auch Herausforderung, Verantwortung und Veränderungen, im Alltag ebenso wie in der Partnerschaft. Unterstützend sind der Austausch mit Freunden, Gespräche mit dem Partner oder die Teilnahme an einem Geburtsvorbereitungs- und Säuglingspflegekurs.

Erkunden Sie Vergangenes

Setzen Sie sich aber auch mit den Erfahrungen auseinander, die in Ihrer Familie mit Kindern gemacht wurden. Fragen Sie Ihre Eltern, was sich für sie verändert hat, als Sie geboren wurden, welche gesellschaftlichen Glaubenssätze damals ihren Umgang mit Ihnen beeinflussten. Nehmen Sie sich Zeit darüber nachzudenken, mit wem Sie als Kind besonders liebevoll verbunden waren und aufgrund welchen Umstandes oder welcher Eigenschaften der Personen Liebe fließen konnte.

Versuchen Sie beim Sammeln der vielfältigen Ansichten und Meinungen selbst erst einmal einige wenige eigene Standpunkte zu finden. Bauen Sie ein Puzzle! Sammeln Sie möglichst viele Teile und beginnen Sie erst dann, ihr eigenes Bild zusammenzusetzen. Wirklich vollständig wird Ihr Puzzle erst, wenn Ihr Kind geboren ist und eine Zeit bei Ihnen lebt. Die Erfahrung, aus eigener Kraft zu gebären, das Baby gleich in den Arm nehmen zu dürfen, den innigen Körperkontakt zu spüren, den feinen Babygeruch zu riechen, ist wunderbare Hilfe. Das alles wird begleitet sein von tiefem Staunen über all das, was geschieht. So gelingt das Sich-Verlieben schneller, als Sie denken.

Lassen Sie sich von Vertrauen tragen

Trauen Sie sich, sich ganz dem Rausch der Hormone hinzugeben. Versuchen Sie, wenn möglich, Ihr Kind innerhalb der ersten Stunde nach der Geburt bereits für den ersten Stillversuch anzulegen. Dabei wird noch mehr Oxytozin ausgeschüttet.

Lassen Sie sich dabei von dem Gefühl der Verantwortung für dieses kleine Wesen nicht überrollen. In unserer Gesellschaft stehen Ihnen vielfältige Hilfs- und Beratungsangebote zur Seite, damit das Leben mit einem Kind und Elternschaft gut gelingen kann.

- Vergessen Sie nie: Sie sind nicht allein, und seit vielen, vielen Generationen übernehmen Eltern die Verantwortung für Kinder. Sie werden es sicher unendlich genießen, Ihr Kind, so oft es geht, bei sich zu haben. Aber bitte kein Zwang!

Vielleicht war die Geburt schwierig und sehr anstrengend für Sie. Vielleicht fühlt es sich gleich nach der Geburt für Sie richtiger an, Ihr Baby erst einmal nicht selbst zu halten. Geben Sie diesem Gefühl ruhig nach. Sicher mag Ihr Partner solange Ihr Kind nehmen. Auch bei Vätern wird vermehrt Oxytozin ausgeschüttet, wenn sie ein kleines Kind eng bei sich haben, und zwar bevorzugt, wenn die beiden direkten Hautkontakt haben. In den Entbindungsräumen ist es in der Regel so warm, dass der frischgebackene Papa gut Hemd oder Shirt ausziehen kann.

Atmen Sie ruhig durch – Sie haben es geschafft –, die Geburt ist vorüber, auch wenn das Geschehene noch nicht greifbar ist oder sie gar tief entsetzt. Schließen Sie Ihre Augen und bitten Sie Hebamme und Ärztin, Ihnen etwas Zeit zu lassen. Versuchen Sie langsam Kontakt zu Ihrem Kind aufzunehmen, bevor Sie es sanft anfassen und dann halten.

Geben Sie dem Impuls, Ihr Baby direkt bei sich haben zu wollen, immer nach, auch wenn Hebamme und Ärztin Ihnen vielleicht signalisieren, dass es gerade praktischer wäre, wenn Sie Ihr Kind zur Seite legen würden. Messen, wiegen, anziehen – kein Grund zur Eile!

Wie schnell sich bedingungslose Liebe zu Ihrem Kind einstellen wird, kann niemand vorhersagen. Es kann Sie treffen wie ein Blitz, es kann aber auch Tage oder Wochen dauern. Es kann sehr hilfreich sein, Ihr Neugeborenes viel und nahe bei sich zu haben. Dem kommen Tragehilfen wie zum Beispiel ein Tragetuch entgegen.

- Trauen Sie sich, sich auf den offenen Blick Ihres Kindes einzulassen und den Augenkontakt neugierig zu halten. Nehmen Sie sich für die Zeit des Wochenbettes nichts anderes vor, als Ihr Kind kennenzulernen. Damit helfen Sie sich und Ihrem Baby schon sehr viel.

Holen Sie sich Unterstützung

Manche Frauen spüren, dass ihr Kind in ihnen in den ersten 6–8 Wochen nach der Geburt kaum mehr Gefühl als verantwortungsbewusstes Versorgen und Pflegen auslöst. Manchen fällt sogar das schwer. Dann holen Sie sich unbedingt fachlich kompetente Unterstützung. Schließlich wird Ihr Kind voraussichtlich in den nächsten 16–18 Jahren bei Ihnen leben. Gemeinsam werden Sie noch viele wunderbare, aber auch herausfordernde Momente erfahren.

- Sie und Ihr Kind sind es wert, dass Sie die Unterstützung bekommen, die Sie brauchen, um gestärkt und liebevoll Mutterschaft leben zu können!

Sie können sich bereits in der Schwangerschaft Unterstützung holen. Das ist immer dann sinnvoll, wenn Sie wissen, dass Ihre eigene Kindheit, vielleicht sogar schon die Babyzeit, sehr schwierig für Sie und Ihre Eltern war. Wenn Sie beispielsweise Trennungsphasen von Ihrer engsten Bezugsperson erfahren haben oder diese sehr unzuverlässig war. Oder wenn Sie den Eindruck haben, zu wenig Elternliebe bekommen zu haben, oder bei Ihren engen Bezugspersonen in der Familie psychische Probleme wie Depressionen oder Suchtverhalten aufgetreten sind.

Nach eigenen schlimmen Erfahrungen kann es schwer sein, eine liebevolle und achtsame Bindung zu einem Kind einzugehen. So geschieht es manchmal, dass sich eigene Lebenserfahrungen zum Teil bei Kindern wiederholen, ohne dass die Eltern das gewollt hätten. Es ist aber auch genauso möglich, dass Sie sich ganz bewusst auf Ihr Kind einlassen und Liebe zwischen Ihnen und Ihrem Kind fließt. Dadurch kann ein tiefer Schmerz, Unverständnis oder Wut darüber, was Ihnen angetan oder vorenthalten wurde, ausgelöst werden.

GUT ZU WISSEN

Das innere Kind

Im therapeutischen Bereich empfiehlt sich »die Arbeit mit dem inneren Kind«. Das ist eine Methode, um mit den Gefühlen und Wahrnehmungen aus frühester Prägung zu arbeiten. Ein Aussöhnen mit der Vergangenheit wird nicht immer möglich sein und ist vielleicht auch gar nicht das Ziel. Bereits das Annehmen der eigenen Erfahrungen bedeutet eine deutliche Stärkung. Auf einmal können Sie Ihr eigenes Erwachsensein kraftvoller und liebevoller meistern.

Angebote finden Sie in der integrativen Atemtherapie, Psychokinesiologie, Tanztherapie, Kraniosakraltherapie, medizinischen Hypnose, Hypnoanalyse und Gesprächstherapie. Lassen Sie sich beraten. Folgen Sie Ihrem Bauchgefühl und gut gewähltem Rat, dann werden Sie sicher das richtige Angebot für sich finden.

Helfen und beraten können Sie Ihre Hebamme oder Frauenärztin, aber auch Institutionen wie Frauenzentren, Schreiambulanzen und Schwangerenberatungsstellen. Scheuen Sie sich nicht, dort nachzufragen.

Die ersten Wochen gut meistern

Die ersten Wochen nach der Entbindung sind einfach verwirrend. Da ist die Liebe zum Kind, der Beschützerinstinkt, der Wunsch, alles richtig zu machen. Und gleichzeitig erfahren Sie so viele Veränderungen, auf seelischer wie auf körperlicher Ebene. Sie sind in dieser Zeit sehr schutzbedürftig. Denken Sie nur einmal an den Beginn der Schwangerschaft zurück. Es dauerte mindestens 3 Monate, bis sich Ihr Körper und Ihre Seele auf die Veränderungen ein- und umgestellt hatten. Und so wird es jetzt auch Wochen dauern, bis Sie alle Veränderungen integrieren und auch Körpersprache und Ausdruck des Babys klarer verstehen können und sich im Tagesablauf eine gewisse Routine eingestellt hat. Es tut gut, sich bewusst zu machen, dass noch kein Meister vom Himmel gefallen ist. Wir alle können nur allmählich in der Realität des Mutterdaseins ankommen.

Noch im Krankenhaus

Gönnen Sie sich möglichst rasch ein Duschbad nach der Geburt. Vielleicht ist das sogar noch im Entbindungsbereich möglich. Es ist eine Wohltat nach der Anstrengung und den Strapazen! Die reinigende, erfrischende Wirkung des Wassers tut nicht nur dem Körper, sondern auch der Seele gut.

Richten Sie sich, so gut es geht, in Ihrem Krankenhauszimmer häuslich ein. Beschränken Sie Besuch auf ganz wenige liebe Menschen. Wenn das Krankenhaus Familienzimmer anbietet, gönnen Sie sich dieses Zimmer, wenn Ihr Partner bei Ihnen bleiben kann. So können Sie gleich von Anfang an als Eltern gemeinsam Ihr Baby kennenlernen. Viele Paare genießen das anfängliche Zusammensein mit Ihrem Neugeborenen sehr.

Ihr Baby ist bei Ihnen bestens und sicher aufgehoben. Sie brauchen es auch, wenn Sie schlafen, nicht ins Säuglingszimmer zu bringen. Das Pflegepersonal berät und unterstützt Sie, sodass Sie Ihr Kind unbesorgt 24 Stunden bei sich lassen können. Da es sich beim Wochenbett um natürliche Abläufe handelt, ist die Präsenz des Krankenpflegepersonals in der Regel eher zurückhaltend. Scheuen Sie sich aber nicht, Hilfe bei der Pflege Ihres Babys, beispielsweise beim Wickeln oder Baden, beim Anlegen oder Füttern mit der Flasche in Anspruch zu nehmen.

Die tägliche Visite durch eine Ärztin ist auf fast allen Wochenbettstationen üblich, und viele Krankenhäuser bie-

Tipp

Hier ein paar Tipps, wie Sie als Eltern das große Wunder dieser ersten Wochen – dieser »Heiligen Zeit«, wie die alten Frauen noch wussten – in vollen Zügen genießen können. Es ist der Beginn einer nie endenden Liebesgeschichte zwischen Mutter, Vater und Kind.

Nehmen Sie sich Zeit

Nehmen Sie sich Zeit und Ruhe, um sich in die neue Situation einzufinden. Das mag einfach und selbstverständlich klingen, stellt aber in unserer heutigen Gesellschaft, die Leistung und Funktionieren nach Terminplan vorsieht, durchaus eine Herausforderung dar. Oft genug müssen sich junge Eltern Ruhe und Zurückhaltung von ihrer Umgebung regelrecht erkämpfen. Laden Sie in den ersten Wochen möglichst wenig und nur lieben Besuch ein – niemand, der alles besser weiß oder gar mit seinen eigenen schwierigen Geburtserlebnissen auftrumpft. Engste Verwandte, besonders liebe Freunde – Menschen, die Verständnis für Ihre labile Situation haben und wertschätzen, was Mutter und Kind gerade erst geleistet haben, sind willkommen. Alle anderen potenziellen Besucher vertrösten Sie einfach auf einen späteren Zeitpunkt. Ihr Baby ist auch in 4 Wochen noch genauso süß wie jetzt.

Besuche der Arbeitskollegen

Ihre Arbeitskollegen besuchen Sie vielleicht lieber in ein paar Wochen mit Ihrem Baby an Ihrem Arbeitsplatz. Da können Sie selbst entscheiden, wie lange sie bleiben möchten.

Anrufbeantworter anschalten

Auch der Anrufbeantworter ist in dieser Zeit liebe Hilfe wie nie. Damit alle gleich wissen, dass Sie nur dringende Anrufe in den kommenden Wochen beantworten können.

Fotos per E-Mail

Für besonders neugierige Verwandte und Bekannte können Sie Bilder mit kurzer Information und dem Hinweis, sich später zu melden, über das Internet versenden.

Haben Sie Geduld

Gehen Sie davon aus, dass Sie in den nächsten Wochen mit Ihrem Kind und sich selbst vollends beschäftigt sein werden. Haben Sie aber keine Sorge, das wird nicht so bleiben. Je mehr Sie sich auf die Veränderungen einlassen können und diese annehmen, umso schneller und leichter werden Sie auch mit dem Kind gemeinsam aktiv am gesellschaftlichen Leben teilnehmen und Ihren Alltag kreativ und zufrieden gestalten können.

ten mittlerweile auch Visiten durch Hebammen an. Nutzen Sie diese Besuche, um für Sie Wichtiges zu klären. Schreiben Sie sich eine kleine Liste mit Fragen, wie »Ist die Menge meines Wochenflusses normal?« oder »Ist es schlimm, wenn sich mein Baby beim Trinken verschluckt?« Dann haben Sie alles parat, wenn Ärztin und Hebamme Zeit für Sie haben.

Falls Sie sich auf Ihrer Entbindungsstation nicht wohl fühlen sollten, Stillprobleme haben oder sich unzureichend unterstützt fühlen, zögern Sie nicht, umgehend mit der Hebamme oder Ärztin Ihres Vertrauens Kontakt aufzunehmen. Diese kann Sie beraten, ob eine Frühentlassung aus dem Krankenhaus von Vorteil sein könnte. Besprechen Sie die Situation mit Ihrer Ärztin bei der Visite. In der Regel erfolgt die Entlassung aus dem Krankenhaus am 4. Tag. Nach Kaiserschnitt oder schwierigen Geburtsverläufen wird meistens zwischen dem 5. und 7. Tag nach der Geburt entlassen. Die früher übliche Entlassungsuntersuchung wird heute zunehmend von einem Entlassungsgespräch abgelöst.

Ambulante Entbindung

Was für ein wundervolles Gefühl, mit dem Baby gleich nach Hause in die gewohnte Umgebung zu kommen! Wenn die Geburt natürlich verlaufen ist und Sie beide gesund sind, spricht nichts dagegen, die Klinik innerhalb von 2–4 Stunden nach der Geburt bereits wieder zu verlassen.

- In Studien wurde mittlerweile bewiesen, dass im häuslichen Umfeld weniger Infektionen bei Mutter und Kind auftreten, der Stillbeginn unkomplizierter verläuft und die psychische Stabilität der Mutter deutlich höher ist.

Auch wenn Sie sich vielleicht euphorisch fühlen und dankbar sind, dass die Geburt einen natürlichen Verlauf genommen hat, ist jetzt Ruhe, konkret Bettruhe, wichtig und unverzichtbar. Auch in den nächsten Tagen sollten Sie sich nur an einem erholsamen Ort zu Hause niederlassen.

Eine ambulante Geburt kann nur dann eine wunderbare Erfahrung werden, wenn Sie bereit sind, Ihr Schonungsbedürfnis anzunehmen, und sich nicht überfordern. Die Haushaltsführung in der ersten Woche nach der Geburt gehört in die Hände einer Haushaltshilfe, Ihres Partners oder nahe stehender, sehr lieber vertrauter Verwandter. Sie selbst sind zuständig für sich und Ihr Baby und für Kuscheln mit Geschwisterkindern – für mehr nicht. Sie werden erstaunt sein, wie schnell ein Tag mit einem Neugeborenen auch ohne Haushalt vorüber ist.

Tipp

Das brauchen Sie für zu Hause

- breite und lange, sehr saugfähige, aber dünne Binden
- digitales Fieberthermometer
- Fenchel-Anis-(Kümmel-)Tee für Mamas angenehmes Bauchgefühl
- für die Verdauung: Flohsamen oder Leinsamen (jeweils 100 Gramm) oder getrocknete Pflaumen
- Stilleinlagen
- Vorratshaltung im Haushalt. Denken Sie dabei an alle Ihre Lieblingsleckereien!
- eventuell feine Gerüche wie Mandarine, Vanille, Muskatellersalbei oder Lavendel für Ihre Duftlampe
- Babywärmflasche oder Kirschkernsäckchen

Und zusätzlich nach einem kurzen Klinikaufenthalt

- Organisieren Sie eine Haushaltsunterstützung für die ersten Tage oder die Urlaubsplanung Ihres Partners. Fordern Sie bereits vor der Geburt einen Antrag für Haushaltshilfe bei Ihrer Krankenkasse an.
- Suchen Sie sich rechtzeitig, am besten noch vor der Geburt, einen Kinderarzt für die notwendige Untersuchung U2 (zwischen 3. und 10. Tag nach der Geburt), und melden Sie sich dort an.
- Magerquark oder alternativ ein Kopf Weißkohl und Hot-Cold-Packs für Erste Hilfe bei Milcheinschuss
- kleine Flasche Retterspitz-Tinktur aus der Apotheke. Hilfreich bei Problemen der Brust und im Dammbereich
- Betteinlage aus alten Bettlaken, Handtüchern oder Molton-Auflagen

Geburt durch Kaiserschnitt

Eine Kaiserschnittgeburt, medizinisch Sectio genannt, ist in den ersten Tagen mit mehr Schmerzen und Bewegungseinschränkung verbunden als eine natürliche Geburt. Dabei ist es für Frauen, deren Kaiserschnittgeburt im Voraus feststand, in der Regel leichter, sich auf das Geschehene einzustellen.

Frauen, die von einer natürlichen Geburt ausgegangen sind, brauchen oftmals lange, um ihre nicht eingetretenen Vorstellungen von einer »perfekten Geburt« und die enttäuschten Erwartungen verarbeiten zu können. Auch wenn die Wehen vor der Operation das Baby und die Mutter hormonell auf die Geburt vorbereitet haben, sind diese Frauen trotzdem häufig erschöpfter und auch enttäuschter über den Geburtsverlauf.

- Lassen Sie sich von Ärztin und Hebamme in den nächsten Tagen nochmals genau erklären, warum der

Kaiserschnitt für Sie und Ihr Kind im Geburtsverlauf notwendig wurde. Suchen Sie sich ein offenes Ohr für all Ihre Gefühle.

Meiden Sie Gespräche mit Menschen, die sich auf Ihre Empfindungen nicht einlassen können und schlimmstenfalls darauf hinweisen, dass Sie doch froh sein sollten, dass Sie und Ihr Kind die Geburt nun überstanden haben. Äußerungen dieser Art sind wenig hilfreich, häufig sogar verletzend.

Wenn die Möglichkeit eines Familienzimmers besteht, wäre es wunderbar, wenn Sie dies nutzen würden. Ihr Partner oder eine andere liebe Begleitperson kann Ihnen gerade an dem ersten besonders schmerzhaften Tag eine wertvolle Stütze sein. Sie sind damit weniger auf die Hilfe des Pflegepersonals beim Wickeln, Stillen oder Füttern Ihres Kindes angewiesen und können spontaner auf seine Bedürfnisse eingehen. Falls Ihr Kind aus medizinischen Gründen nicht bei Ihnen sein kann, ist Ihre Trauer und Enttäuschung darüber in der Regel leichter zu ertragen, wenn Sie zumindest in der ersten Nacht nicht alleine sind.

Auch wenn Sie dankbar sind, dass Sie und Ihr Kind die Geburt nun überstanden haben, kann ein Kaiserschnitt ein einschneidendes Erlebnis sein, bei dem es sinnvoll für Sie sein kann, zur Verarbeitung (professionelle) Hilfe in Anspruch zu nehmen. Neben Gesprächen mit Ärztin oder Hebamme bieten auch einige Frauenzentren oder Schwangerenberatungsstellen Angebote an.

Es ist hilfreich, wenn Sie sich an die empfohlenen Schmerzmitteleinnahmen halten. Wenn die Medikamentenmenge im Blut immer wieder absinkt, verspüren Sie mehr Schmerzen, und die Medikamente brauchen länger, bis sie erneut wirken.

Das Pflegepersonal wird Ihnen einige Stunden nach der Geburt anbieten, mit Ihnen aufzustehen. Nehmen Sie dieses Angebot ruhig an! Es geht besser, als Sie denken, und danach werden Sie sich über die zurückgewonnene Bewegungsfreiheit freuen. Beschreiben Sie vor dem Aufstehen mit jedem Fußgelenk langsam 5–10 große Kreise. Das stabilisiert Ihren Kreislauf und tut auch Ihren Venen gut.

Trinken Sie 2½–3 Liter gutes stilles Wasser täglich. Das fördert die Heilung der Kaiserschnittwunde.

Nach dem 2. oder 3. Aufstehversuch achten Sie darauf, sich im Stehen wieder ganz aufzurichten. Das tut Ihrem Rücken gut! Lockern und kreisen Sie Ihre Schultern, begleitet von tiefem Durchatmen, das ruhig auch in Seufzen übergehen darf. Versuchen Sie, ein paar

Schritte im Krankenhausflur möglichst aufrecht zu gehen. Falls Sie husten müssen, ist es hilfreich, die Hände auf das Wundpflaster zu legen und den Bauch an dieser Stelle zu halten. Dann tut die Operationswunde weniger weh.

In den Tagen nach einem Kaiserschnitt können viele Frauen noch nicht auf der Seite liegen. Und die Rückenlage macht oftmals schmerzhafte Verspannungen. Keine Sorge: Ab dem 3., spätestens 4. Tag ist es eine Wohltat, auf dem Bauch zu liegen. Vielen Frauen fällt es leichter, auf allen vieren ins flach gestellte Bett zu klettern und sich dann auf den Bauch zu legen, als sich herumzurollen. Achten Sie darauf, gelöst und frei durchzuatmen. Vielleicht streicht oder massiert Ihnen Ihr Partner oder ein lieber Besuch sanft und liebevoll den Rücken. Auch aus dem Bett geht es, falls die Seitdrehung noch schmerzhaft sein sollte, wieder über den Vierfüßlerstand. Die Bauchlage fördert den Lymphabfluss rund um die Narbe, Schwellungen gehen dadurch rascher zurück. Sie fördert die Rückbildung der Gebärmutter und unterstützt den Abfluss des Wochenflusses.

- Insgesamt ist Ihr Erholungs- und Schonungsbedürfnis nach einem Kaiserschnitt deutlich höher als nach einer normalen Geburt. Denken Sie immer daran, dass es sich doch um eine größere Bauchoperation gehandelt hat, auch wenn ein Kaiserschnitt heute einen Routineeingriff in der Medizin darstellt.

Pflege nach der Geburt

Auch wenn alles glatt verlaufen ist, ganz spurlos geht eine Geburt nicht vorüber.

Nach der Entbindung muss sich Ihr Körper umstellen. Die Gebärmutter zieht sich nach der Geburt durch Muskelkraft klein und fest zusammen und reicht noch circa bis auf Nabelhöhe. Mithilfe der Nachwehen wird durch Muskelkontraktionen die weitere Verkleinerung der Gebärmutter unterstützt, bis sie innerhalb von 14 Tagen wieder hinter dem Schambein verschwindet. Begleitet ist dieser Vorgang vom Wochenfluss.

Vielleicht war bei Ihnen auch ein Dammschnitt oder ein Kaiserschnitt nötig. Dann benötigen die Verletzungen eine gute Pflege, damit Sie schnell wieder auf den Beinen sind. Denn gerade jetzt können Sie sich nichts weniger leisten, als krank zu sein.

Wochenfluss

Nach der Geburt der Plazenta beginnt der Wochenfluss. Anfangs ist dies eine hellrötliche Blutung, die Menstruationsstärke oder auch mehr erreichen kann. In den nächsten 1–2 Wochen ändert sich die Farbe in Braun, geht dann in Rosa über, wird weißlich-gelb und versiegt frühestens nach 4 bis spätestens 8 Wochen ganz. Dem Blut können anfänglich, vor allem wenn Sie länger gelegen haben, kleine Blutklumpen (geronnenes Blut) beigemengt sein. Der Wochenfluss läuft anfangs kontinuierlich, allerdings eher stärker, wenn Sie sich bewegen und beim Stillen. Auch wenn Sie den Wochenfluss als unangenehm empfinden, er ist wichtig für die Rückbildung. Ist man bis vor Kurzem davon ausgegangen, dass die Bakterien im Wochenfluss für die Brust der Mutter und das Kind gefährlich sein können, so gilt dies als überholt. Hygiene wie bei der Menstruation ist richtig und ausreichend. Allerdings sollten Sie auf Tampons verzichten, da diese Stauungen und ein Ausbreiten krankheitsauslösender Bakterien begünstigen können. Auf ein Vollbad brauchen Sie nicht zu verzichten. Mit heißen Bädern (über 39 °C) ist es besser, bis nach dem Ende der Blutung zu warten, da die Blutung zu stark angeregt wird und die Hitze Schwindel auslösen kann.

Der Wochenfluss versiegt zu früh

In den nächsten Wochen mag es Tage geben, an denen Sie denken, dass der Wochenfluss bereits ganz versiegt ist, und Tage, an denen er wieder stärker fließt. Wochenfluss ist so individuell verschieden, wie Frauen ihre Menstruation beschreiben. Wenn der Wochenfluss allerdings in den ersten 14 Tagen ganz aufhört, über 24 Stunden nur sehr spärlich fließt oder unangenehm zu riechen beginnt, sollten Sie mit ein paar Tricks den Fluss wieder anregen, damit die Gebärmutter nach der Geburt gut abheilen kann. Ihre Hebamme hilft Ihnen zu entscheiden, ob diese Maßnahmen ausreichen.

- Falls die Blutung zu stinken beginnt, Ihr Unterbauch schmerzt, Sie dabei Kopfschmerzen haben oder sich fiebrig fühlen, müssen Sie umgehend handeln und sofort eine Frauenärztin aufsuchen oder in eine Klinik fahren.

Es könnte sich um eine Entzündung der Gebärmutterschleimhaut handeln. Diese kommt zwar nur sehr selten vor, allerdings ist eine medizinische Behandlung unumgänglich. Sonst kann sich möglicherweise eine schwere Blutvergiftung entwickeln.

Ein kleiner Spaziergang bewirkt oft Wunder. Falls Sie sich allerdings übernommen und zu viel zugemutet haben, hilft konsequente Bettruhe für 1 Tag. Hilfreich ist zudem, sich mehrmals täglich für mindestens 15 Minuten auf den Bauch zu legen. Platzieren Sie knapp oberhalb des Schambeins ein kleines zusammengerolltes Handtuch als Gegendruck.

Auch 2–3 Tassen Rückbildungstee am Tag können Wunder wirken. Angenehm ist es, den Unterbauch mit Wochenbettbauchmassageöl (Stadelmann oder Belladonna) kräftig einzumassieren und zu reiben.

GUT ZU WISSEN

Kopfschmerzen nach der Geburt

Kopfschmerzen in den ersten Tagen nach der Geburt können vielfältige Ursachen haben: die ungewohnte Matratze, trockene Raumluft, Verspannungen im Schulter- und Nackenbereich oder zu wenig Schlaf, zu viel Besuch. Sie können jedoch auch als Nachwirkungen einer Anästhesie bei der Geburt (PDA) auftreten oder einen Anstieg des Blutdrucks, einen beginnenden Milchstau oder einen schlechten Abfluss des Wochenflusses anzeigen. Es ist gut, wenn Sie Ihre Ärztin oder Hebamme bei der Visite davon unterrichten.

Tipp

Wenn der Wochenfluss trotz der beschriebenen Maßnahmen immer noch nicht fließen sollte, versuchen Sie ein Senfmehlfußbad.

Besorgen Sie sich 100 Gramm gelbes Senfmehl in der Apotheke. Verrühren Sie circa 30 Gramm mit 10 Liter warmem Wasser (37 °C) und baden Sie 10 Minuten lang Ihre Füße. Das Wasser sollte wenigstens 1 Handbreit über Ihre Fußknöchel reichen. Ein leichtes Brennen der Haut ist erwünscht. Spülen Sie anschließend die Beine gut ab und ölen Sie sich mit pflanzlichem Hautöl leicht ein. Wenden Sie dieses Fußbad maximal 2-mal am Tag an.

Homöopathie

Probieren Sie unbedingt folgende homöopathischen Arzneien in der Dosierung D12, mehrmals täglich 4 Globuli. Die richtige Arznei hilft Ihnen prompt und der Wochenfluss kommt wieder ins Fließen.

Arnica montana (Bergwohlverleih): Sie haben zu lange blutigen Wochenfluss? Gerade nach einer operativen Geburtsbeendigung wie nach Saugglocke oder nicht geplantem Kaiserschnitt an die Wunderglobuli aus der Gattung des Bergwohlverleihs denken. Typisch ist ein deutliches Wundheitsgefühl der Gebärmutter oder der gesamten Beckenregion.

Bellis perennis (Gänseblümchen): Die Gänseblümchen-Globuli helfen, wenn der Wochenfluss zu spärlich ist. Oft zeigt sich das durch ausgeprägte Wundschmerzen in der Gebärmutter mit einem Gefühl von Wundheit. Bellis perennis kann hier wahre Wunder wirken.

Bryonia alba (weiße Zaunrübe): Spärlicher oder ausbleibender Wochenfluss nach Ärger und Zorn lässt an die weiße Zaunrübe denken. Die Frau ist ärgerlich und gereizt und möchte ihre Ruhe haben. Jede Bewegung ist anstrengend.

Pulsatilla (Küchenschelle): Nur spärlicher, weißlicher Wochenfluss nach zu viel Freude, Gefühlen, Aufgeregtsein? Das klingt nach den Globuli aus der Küchenschelle. Die Pulsatilla-Frau verlangt nach frischer Luft. Ihr ist schnell zu heiß, sie ist oft weinerlich und braucht viel Zuwendung.

Sulfur (Schwefel): Zu wenig Wochenfluss, der beinahe übelriechend ist und wund macht – das ruft nach den Schwefel-Globuli. Typisch ist ein Hitzegefühl im ganzen Körper, Hitzewallungen, ein Gefühl von Brennen und Jucken. Dann unbedingt versuchen!

Nachwehen

Die Geburt ist vorüber und nun sollte auch der Wehenschmerz vorbei sein, denken viele Frauen. Doch da sind noch die Nachwehen. Die meisten Frauen spüren beim ersten Kind keine oder kaum Nachwehen. Bei weiteren Geburten können sie aber zunehmend schmerzhaft sein, da nach jeder Schwangerschaft mehr Muskelkraft benötigt wird, um die Gebärmutter wieder fest zusammenzuziehen. Auch wenn es unangenehm ist – Nachwehen sind hilfreich und erwünscht.

Besonders deutlich sind sie in den ersten 2–3 Tagen beim Stillen zu spüren. Wenn Sie von kräftigen Nachwehen geplagt sind, sollten Sie auf Rückbildungstee und Wochenbettbauchmassageöl lieber verzichten. Beides fördert Nachwehen, und was die Natur bereits selbst gut regelt, da brauchen Sie nicht nachzuhelfen.

Konventionelle Therapie

Als Schmerzmittel der Wahl leisten Ibuprofen und Paracetamol gute Dienste. Ersteres geht nur in Spuren in die Muttermilch über, Letzteres darf auch Säuglingen verabreicht werden. Nehmen Sie Schmerzmittel trotzdem nur gerade so viel wie nötig und nicht zu großzügig ein. Aber quälen Sie sich auch nicht mit Nachwehen!

Alternative Behandlung

Häufiges Wasserlassen, besonders vor dem Stillen, ist hilfreich. Gut tut auch, auf dem Bauch zu liegen und eine Wärmflasche oder ein warmes Kirschkernsäckchen am unteren Bereich des Rückens (nicht auf den Bauch!) zu platzieren, am besten zu Beginn des Stillens.

Auch hilft es sehr, ruhig und gelöst zu atmen und sich zu räkeln, zu dehnen und zu entspannen.

Homöopathie

Gerade bei schmerzhaften Nachwehen ist die Homöopathie ein Muss. Versuchen Sie die Einnahme folgender Mittel in der Dosierung D12, mehrmals täglich 4 Globuli.

Belladonna (Tollkirsche): Die Tollkirsche hilft, wenn die Nachwehen plötzlich kommen und krampfhaft sind und oft von starken, hellroten Blutungen begleitet werden.

Cimicifuga racemosa (Traubensilberkerze): Krampfartige, sich über das Becken bis in die Oberschenkel hinein erstreckende Nachwehen lassen an die Traubensilberkerze denken. Die Frau ist oft sehr gereizt und Stimmungsschwankungen unterworfen.

Secale cornutum (Mutterkorn): Dieses Mittel, das bezeichnenderweise Mutterkorn heißt, hilft hervorragend bei viel zu lange dauernden Nachwehen. Betroffen sind insbesondere stillende Frauen. Die Wehen sind von einer dunklen, oft klumpigen Blutung begleitet.

Geburtsverletzungen

Die Geburt eines Kindes ist auch in Zeiten modernster Geburtshilfe und umfangreicher Möglichkeiten der hoch technisierten Medizin ein gewaltiges Naturereignis. Dabei sind körperliche und manchmal auch seelische Verletzungen der Mutter möglich und wollen gerade im Wochenbett liebevoll geheilt sein. Achten Sie in dieser Zeit auch auf sich selbst und nicht nur auf Ihr Kind.

Konventionelle Therapie

Eine medikamentöse Schmerzlinderung und Unterstützung des Abschwellens der Wunde mit Medikamenten, beispielsweise Ibuprofen, kann unter Umständen sinnvoll sein.

Besteht bei größeren Verletzungen die Gefahr der Wundinfektion, kann sogar eine prophylaktische (vorbeugende) Antibiotikatherapie erforderlich sein. Dies ist aber nur sehr, sehr selten notwendig. Die Wundheilung muss auf jeden Fall von der Ärztin oder Hebamme überwacht werden. Nehmen Sie deshalb die Termine zur Wundkontrolle auf jeden Fall wahr.

Alternative Behandlung

Bei Verletzungen nach einer Entbindung gibt es viele Möglichkeiten, diese ohne Medikamente zu behandeln.

Scheiden- und Dammverletzungen

Sitzbäder und lauwarme Spülungen sind schmerzstillend, entzündungshemmend und fördern die Wundheilung. Als Zusätze werden von vielen Frauen Eichenrindenextrakt oder Meersalz als wohltuend empfunden. Geben Sie etwa 2 Esslöffel in ½ Liter warmes Wasser. Sie können auch ein fertiges Wundheilungsbad mit ätherischen Ölen verwenden (zu beziehen zum Beispiel über die Bahnhof-Apotheke Kempten oder den Belladonna-Versand). Auch Calendulaessenz unterstützt die Wundheilung und lindert wohltuend Beschwerden. Wenn die Verletzung mit einer bläulichen Verfärbung einhergeht, ist hingegen Arnikaessenz das Mittel der Wahl. Die Essenzen werden verdünnt. Mischen Sie 1 Tropfen Essenz mit 4 Tropfen Wasser und legen Sie die Mischung mit einer kleinen Kompresse direkt auf oder träufeln Sie sie auf eine Binde.

Auch Retterspitz eignet sich sehr gut. Er wird unverdünnt und direkt aus dem Kühlschrank äußerlich angewendet. Da Retterspitz aus verschiedenen Heilkräutern besteht, ist ein kleiner Allergietest vor der Anwendung sinnvoll. Hierzu reiben Sie ein paar Tropfen der Substanz in die Armbeuge. Warten Sie dann mindestens 1 Stunde, um die Verträglichkeit zu prüfen. Bei Rötungen, Juckreiz oder unangenehmen Empfindungen nehmen Sie von der Anwendung Abstand.

Eine rasche Heilung unterstützen Sie auch, indem Sie viel liegen und wenig sitzen oder stehen. Ebenso ist das häufige Wechseln der Binden sinnvoll. Oftmals tut es gut, kurze Wege zu gehen.

Falls die Naht oder Schürfung schwer heilt oder die Wunde etwas klafft, also die Ränder nicht gut aneinanderliegen, hilft Beinwellsalbe rasch. Sie vermag auch tiefe Wunden gut zu heilen.

Als Nahtmaterial werden heute selbstauflösende Fäden verwendet. Diese brauchen 3–4 Wochen, bis sie sich gänzlich auflösen. Verletzungen im Damm- und Scheideneingangsbereich heilen in der Regel rasch und gut, sodass die Schleimhaut oft schon in den ersten Tagen schließt. Fäden und Knoten werden nicht selten als störend empfunden. Es ziept oder spannt. Lassen Sie doch die störenden Knoten von Hebamme oder Ärztin entfernen. Das verschafft sofortige Linderung und fördert die weitere Heilung.

Kaiserschnittnarbe

Die Kaiserschnittnarbe ist in den ersten Tagen von einem Pflaster geschützt. Sobald die Naht nicht mehr bedeckt wird oder nur noch kleine durchsichtige Tapes verwendet werden, können Sie mit Ihren Händen Kontakt zur Narbe aufnehmen. Ein Kaiserschnitt ist auch für das Gewebe um die Narbe herum eine enorme Belastung. Schließlich musste Platz geschaffen werden, um das Baby mit möglichst wenig Zug auf die Welt zu holen.

Streichen Sie sanft über die Haut, und wenn die Wunde gut geschlossen ist, auch die Narbe selbst. Im Krankenhaus ist es sinnvoll, sich vorher die Hände zu desinfizieren, zu Hause reichen frisch gewaschene Hände aus. Nur Mut, auch wenn es sich anfänglich seltsam anfühlt. Ein Kaiserschnitt hinterlässt eine relativ große Narbe, quer verlaufend in der Mitte des Körpers. Die Heilung verläuft umso schneller und problemloser, wenn diese gut integriert wird.

- Mit liebevoller Berührung wird die Durchblutung gefördert, das Gewebe entspannt und die durchtrennten Nervenendigungen finden rascher wieder zueinander.

Wenn Hautareale rund um die Narbe auch nach 2 Wochen noch sehr taub sein sollten, kann sanftes, mindestens 1-mal tägliches Massieren mit einer weichen Kinderzahnbürste helfen. Diese »Bürstenmassage« können Sie durch die Anwendung einer APM-Salbe, auch Qi-Creme genannt, unterstützen. Diese Salbe ist ein naturheilkundliches Präparat, das hilft, den Energiefluss über die Haut anzuregen, und in jeder naturheilkundlich ausgerichteten Apotheke erhältlich. Ebenso können sogenannte Narbensalben oder -gels (beispielsweise von Wala oder Weleda), die Heilung in den nächsten Tagen fördern. Wenn es Ihnen schwer fällt, die Narbe zu berühren oder dabei aufkommende Gefühle Sie belasten, zögern Sie nicht, mit Ihrer Hebamme oder Ärztin Ihres Vertrauens darüber zu sprechen.

Homöopathie

Homöopathische Arzneien können wunderbar zur Wundheilung beitragen. Nehmen Sie Globuli in der Potenz D12, mehrmals täglich 4 Stück, oder aber 1–2-mal täglich 4 Globuli in der Potenz C30. Das richtige homöopathische Mittel hilft greifbar und gleich. Verläuft die Wundheilung trotzdem zögerlich oder stellen sich Komplikationen ein, wechseln Sie das Mittel. Oft ist es dann sinnvoll, einen Profi um Rat zu fragen. Immer sollten Sie Ihre behandelnde Ärztin oder Hebamme von Ihrer homöopathischen Mitteleinnahme verständigen und Ihr Vorgehen mit dieser abstimmen. Folgende homöopathische Arzneien dürfen in Ihrem Geburtsgepäck auf keinen Fall fehlen.

Apis mellifica (Gift der Honigbiene): Das Gift der Honigbiene hilft bei starker Schwellung und Ödemen im Genitalbereich und dadurch hervorgerufenen stechenden oder brennenden, starken Schmerzen. Kälte tut gut, Wärme verschlechtert die Beschwerden.

Arnica montana (Bergwohlverleih): Diese Korbblütlerpflanze ist nahezu ein Muss um jede Geburt herum. Die Einnahme sollte am besten schon vor oder gleich nach der Geburt begonnen werden. Sie fördert die Wundheilung und nimmt das Wund- und Zerschlagenheitsgefühl nach einer anstrengenden Geburt ebenso wie Schmerzen im Damm. Auch Blutergüsse werden durch Arnica manchmal verblüffend schnell geheilt.

Bellis perennis (Gänseblümchen): Das zarte Gänseblümchen ist als Folgemittel von Arnica immer dann unverzichtbar, wenn Verletzungen auch tieferer Gewebsschichten aufgetreten sind, vor allem dann, wenn Quetschungen des Gewebes zu Einblutungen geführt haben. Oft zeigt sich das durch ausgeprägte Wundschmerzen mit einem Gefühl von Wundheit. Bellis perennis kann hier wahre Wunder wirken.

Calendula officinalis (Ringelblume): Die Ringelblume ist ein Hauptmittel bei Riss- und Schürfwunden im Bereich von Damm, Schamlippen oder der Scheide. Sie fördert die Wundheilung und lindert wohltuend die manchmal starken Schmerzen. Unsere Großmütter wussten, warum sie Ringelblumensalbe als Allheilmittel für Verletzungen aller Art priesen.

Hepar sulfuris (Kalkschwefel): Diese von Hahnemann entwickelte Mischung aus Kalzium und Schwefel ist immer dann gefragt, wenn Wunden, zum Beispiel der Dammschnitt, eitern. Gerade bei übelriechenden und sehr berührungsempfindlichen Wundheilungsstörungen wirkt sie wahre Wunder. Hier empfiehlt sich die Einnahme der C30-Potenz, mehrmals täglich 3–4 Globuli, eventuell in ½ Glas Wasser verrührt und schluckweise getrunken.

Hypericum perforatum (Johanniskraut): Johanniskraut ist das wichtigste Heilmittel bei Nervenverletzungen, zum Beispiel durch die Durchtrennung von Hautnerven bei einem Kaiserschnitt. Es hilft sowohl bei starken Schmerzen wie auch bei Kribbel- und Taubheitsgefühlen, die dadurch hervorgerufen werden können.

Silicea (Kieselsäure): Kieselsäure ist ein sehr gutes Folgemittel von Hepar sulfuris, wenn die Wundheilung sehr verzögert ist und es zu Verhärtungen und Wucherungen mit schlechter Narbenbildung kommt.

Staphysagria (Stephanskorn): Stephanskorn ist ein wahres Wundermittel bei Schnittverletzungen, sei es Dammschnitt oder Kaiserschnittnarbe. Es lindert Schmerzen im Narbenbereich und fördert die Wundheilung.

Darm- und Blasenprobleme

Nicht immer kommt so Selbstverständliches wie Wasserlassen oder Stuhlgang problemlos wieder in Gang. Mit dem ganzen Beckenbereich ist Unglaubliches passiert, und der Körper braucht Zeit, um in seine alte Form und Funktion zu finden. Und die hormonelle Umstellung nach der Geburt tut das ihre. So kann es bis zu 3 Tagen dauern, bis der Stuhlgang wieder funktioniert.

Konventionelle Therapie

Wichtig ist regelmäßiges Trinken und eine ausgewogene, gesunde und ballaststoffreiche Ernährung. Wenn der Stuhlverhalt belastend ist, kann ein milder Einlauf hilfreich sein.

Will das Wasserlassen nicht recht funktionieren, muss unbedingt Ihre Ärztin hinzugezogen werden, um mögliche

Verletzungen von Blase und Harnleiter als Ursache auszuschließen. Aber auch dann ist die Homöopathie eine wunderbare Hilfe.

Alternative Behandlung

Trinken Sie, so viel Sie können. Wenn Sie schaffen, in 1 Stunde 1 Liter.

Ein guter Tipp ist außerdem ein warmer Toilettensitz. Sie können ihn eventuell mit Toilettenpapier abdecken. Wenn Sie auf der Toilette sitzen, können Sie Wasser im Waschbecken in dünnem Strahl laufen lassen und sich leicht nach hinten lehnen, wobei Sie eine Hand flach und quer direkt an den Oberrand des Schambeins legen und mit der flachen Hand in den Bauch drücken. Vorsicht, dies soll nicht schmerzhaft sein.

Wenn Sie Angst haben, Ihre Dammverletzung könnte schmerzen, versuchen Sie während des Duschens Wasser zu lassen oder spülen Sie mit einem Messbecher gleichzeitig reichlich mit lauwarmem Wasser. Entspannen Sie sich! Lösen Sie die Anspannung in Ihrem Gesicht, atmen Sie ruhig und lassen Sie sich Zeit.

Stuhlgang ist spätestens am 3. Tag nach der Geburt wünschenswert. Haben Sie keine Sorge, das geht vollkommen unproblematisch. Falls Schmerzen auftreten, handelt es sich fast immer um Hämorrhoiden. Geburtsverletzungen schmerzen beim Stuhlgang hingegen so gut wie gar nicht.

Tipp

So bringen Sie Ihren Darm in Bewegung:

- morgens auf nüchternen Magen 1 Glas lauwarmes stilles Wasser trinken
- 1–2 Esslöffel Leinsamen oder 1–2 Teelöffel Flohsamen in Joghurt einweichen und mindestens 300 Milliliter dazu trinken
- Müsli, Gemüse und fein gemahlenes Vollkornbrot, mindestens 1 Tag alt, essen
- über Nacht eingeweichtes Trockenobst essen und das Einweichwasser trinken
- überlegen Sie, was ist Ihnen aus dem Alltag unterstützend bekannt? Apfelmus oder eine Tasse Kaffee vielleicht? Nur zu!

Homöopathie

Versuchen Sie die zu Ihrem Problem passend erscheinende Arznei in der Dosierung D12, 2–3-mal täglich je 4 Globuli. Die richtigen Kügelchen werden Ihnen bald helfen, dass Sie sich wohlfühlen und Ihre Verdauung und Ausscheidung wieder in Gang kommen. Sie müssen Ihr Vorgehen immer mit Ihrer Ärztin oder Hebamme abstimmen, damit eventuelle medizinische Probleme nicht außer Acht bleiben.

Hämorrhoiden

Aloe: Aloe hilft bei äußerlich großen, dick geschwollenen, bläulichen, fast wie Weintrauben aussehenden Hämorrhoiden. Diese treten selbst beim Wasserlassen hervor und verursachen Schmerzen und Schleimabgang nach dem Stuhlgang.

Hamamelis virginica (Zaubernuss, Zauberhasel): Diese Globuli sind das Mittel der Wahl bei großen, bläulichen Hämorrhoiden. Diese können dunkle Blutungen und ein schmerzhaftes Wundheitsgefühl hervorrufen.

Nux vomica (Brechnuss): Mittel der Wahl, wenn seit der Geburt starke Blähungen das Wohlgefühl quälen. Oft ist die Frau nervös, sehr gereizt und verärgert, zum Beispiel über Schwierigkeiten mit dem Personal der Wochenbettstation oder ihrer Familie.

Pulsatilla (Küchenschelle): Die Küchenschelle ist das richtige Mittel bei großen, schmerzhaften inneren wie äußeren Hämorrhoiden. Die Beschwerden fühlt die Pulsatilla-Frau im ganzen Bauch. Oft waren schon in der Schwangerschaft erhebliche Krampfadern der Beine und auch der Vulva ein Problem.

Sepia (Tinte des Tintenfischs): Dieses Mittel hilft, wenn die Hämorrhoiden nässend und wund machend sind und insbesondere nach dem Stuhlgang heraustreten. Typisch ist ein Völle- oder Schweregefühl im Anus, so als läge ein Klumpen darin. Dieses äußert sich in abwärts drängenden, in die Beine ziehenden Schmerzen.

Durchfall oder Verstopfung

Alumina (Gebrannte Tonerde): Aluminiumoxyd hilft, wenn die Verstopfung so erheblich ist, dass selbst kleinste Stuhlmengen regelrecht herausgepresst werden müssen. Trotz reichlichem Trinken fühlt sich die Alumina-Frau wie ausgetrocknet. Der Stuhlgang sieht aus wie kleine harte Bällchen.

Arsenicum album (Arsen): An das weiße Arsen denken wir bei wässrigem, übelriechendem Durchfall, der oft auch mit Erbrechen einhergeht und von brennenden Bauchschmerzen begleitet wird. Die Frau hat reichlich Durst auf warme Getränke. Sie ist fröstelig, sehr erschöpft und ängstlich.

Bryonia alba (Weiße Zaunrübe): An die Zaunrübe denken wir, wenn nach langem Warten schließlich harter, dunkler, oft sehr voluminöser Stuhl kommt. Die Frau hat großen Durst auf Kaltes und fühlt sich sehr gereizt.

Nux vomica (Brechnuss): Die Brechnuss lindert Verstopfung und Hämorrhoiden, die oft mit heftigen Blähungen einhergehen. Sie hilft insbesondere, wenn eine Narkose oder umfangreichere Medikamenteneinnahme unter der Geburt nötig waren. Die Frau fühlt sich gereizt, unruhig und ungeduldig.

Okoubaka: Dieses aus einem tropischen Urwaldbaum gewonnene Mittel wirkt Wunder bei Verdauungsschwäche, Durchfall und Darmkrämpfen, nicht nur nach der Geburt. Es gehört auch in jede Reiseapotheke. Ein absolutes Muss!

Opium (Mohnsaft): Dieses homöopathische Mittel aus dem Mohn wirkt Wunder bei Verstopfung, die so heftig ist, als bestehe eine Lähmung. Die Frau spürt nicht einmal Stuhldrang, und das manchmal tagelang.

Sulfur (Schwefel): Das aus dem Schwefel gewonnene Homöopathikum hilft insbesondere, wenn der Durchfall frühmorgens auftritt und die Frau regelrecht aus dem Bett treibt. Sie ist hitzig und schwitzt viel. Alle Körperabsonderungen, auch der Durchfall, riechen unangenehm.

Harnverhalt, Inkontinenz oder beginnende Blasenentzündung

Vorsicht: Blasenbeschwerden immer mit Ihrer Hebamme oder Ihrer Ärztin besprechen!

Aconitum napellus (Sturmhut): Der Sturmhut ist Mittel der Wahl, wenn Harnverhalt nach einem schockartig erlebten Geburtsgeschehen eintritt. Wenn die Geburt einfach zu schnell ging und die Mutter diese phasenweise wie einen Albtraum erlebt hat.

Arnica montana (Bergwohlverleih): Mittel der Wahl bei Inkontinenz nach langer und schmerzhafter Geburt. Typisch ist das arge Zerschlagenheitsgefühl am ganzen Körper.

Cantharis (Spanische Fliege): Die Spanische Fliege hilft bei schmerzhafter, krampfartiger Harnverhaltung. Der Urin tröpfelt höchstens. Es kann zu einer Blasenentzündung mit heftigsten Schmerzen beim und am Ende des Wasserlassens kommen.

Nux vomica (Brechnuss): Die Brechnuss hilft, wenn die Blasenentzündung Folge von »zu viel« ist: zu viel Stress unter der Geburt, zu viele Narkosemittel oder zu viel von was auch immer.

Opium (Mohnsaft): Dieses Mittel aus dem Schlafmohn hilft bei allen Blasenentleerungsstörungen, die infolge eines Schrecks, einer langen Geburt oder aber auch nach der Gabe morphinhaltiger Schmerzmittel unter der Geburt aufgetreten sind.

Staphysagria (Stephanskorn): Stephanskorn ist charakteristisches Mittel bei Blasenentzündung oder -reizung nach Katheterisieren der Blase, etwa im Rahmen eines Kaiserschnitts.

Babys erste Tage

Nach 9 Monaten in wohliger Geborgenheit ist Ihr Kind nun auf der Welt. Da muss es vielerlei Veränderungen meistern.

Ihr Neugeborenes ist mit scheinbar Alltäglichem wie Atmen, Trinken und Verdauen mehr als beschäftigt. Erstmals wird es jetzt auch mit misslichen Empfindungen wie Aufstoßen, Darmtätigkeit, Kälte und Wärme konfrontiert. Auf seine Sinnesorgane prasseln eine Vielzahl neuer Eindrücke ein. Alles in der Umgebung ist neu und die Erfahrung der Geburt noch ganz nahe.

- Ihr Baby braucht Ihre Nähe und Aufmerksamkeit. Es braucht Ruhe, Schlaf und Menschen, die ihm Körperkontakt und liebevolle Geborgenheit geben, damit es sich gelassen auf die vielen Neuerungen einlassen kann.

Sie werden vielleicht erstaunt sein, wie tagesfüllend alleine die Pflege, das Füttern und Kuscheln mit Ihrem Baby sein wird. Eine »gute Mutter« sein heißt, feinfühlig zu erkennen, welche Bedürfnisse Ihr Kind zeigt, und darauf angemessen zu reagieren. Das wird uns Menschen nicht in die Wiege gelegt. Sie werden Ihrem Kind nicht jede Unpässlichkeit abnehmen können, und es wird weinen, ohne dass Sie eine Ursache hierfür sehen oder finden können. Es wird sich mal leichter und mal kaum von Ihnen trösten lassen, aus unerfindlichen Gründen unzufrieden sein oder länger anhaltend weinen. Zum Elternsein gehört auch, Situationen mit seinem Kind durchzustehen, ohne aktiv etwas dagegen tun zu können.

Nehmen Sie Ihr Kind liebevoll und ruhig in den Arm, summen Sie beruhigend ein paar Töne. Signalisieren Sie Ihrem Kind, dass Sie bei ihm sind und es nicht alleine lassen. Versuchen Sie, auch wenn es schwer fällt, Ihren Körper dabei zu entspannen, ruhig, tief und gelassen durchzuatmen. Achten Sie auf möglichst ruhige und langsame Bewegungen. Wenn sich Ihr Körper gelassen und entspannt für Ihr Kind anfühlt, fällt es ihm auch leichter, wieder zur Ruhe zu kommen.

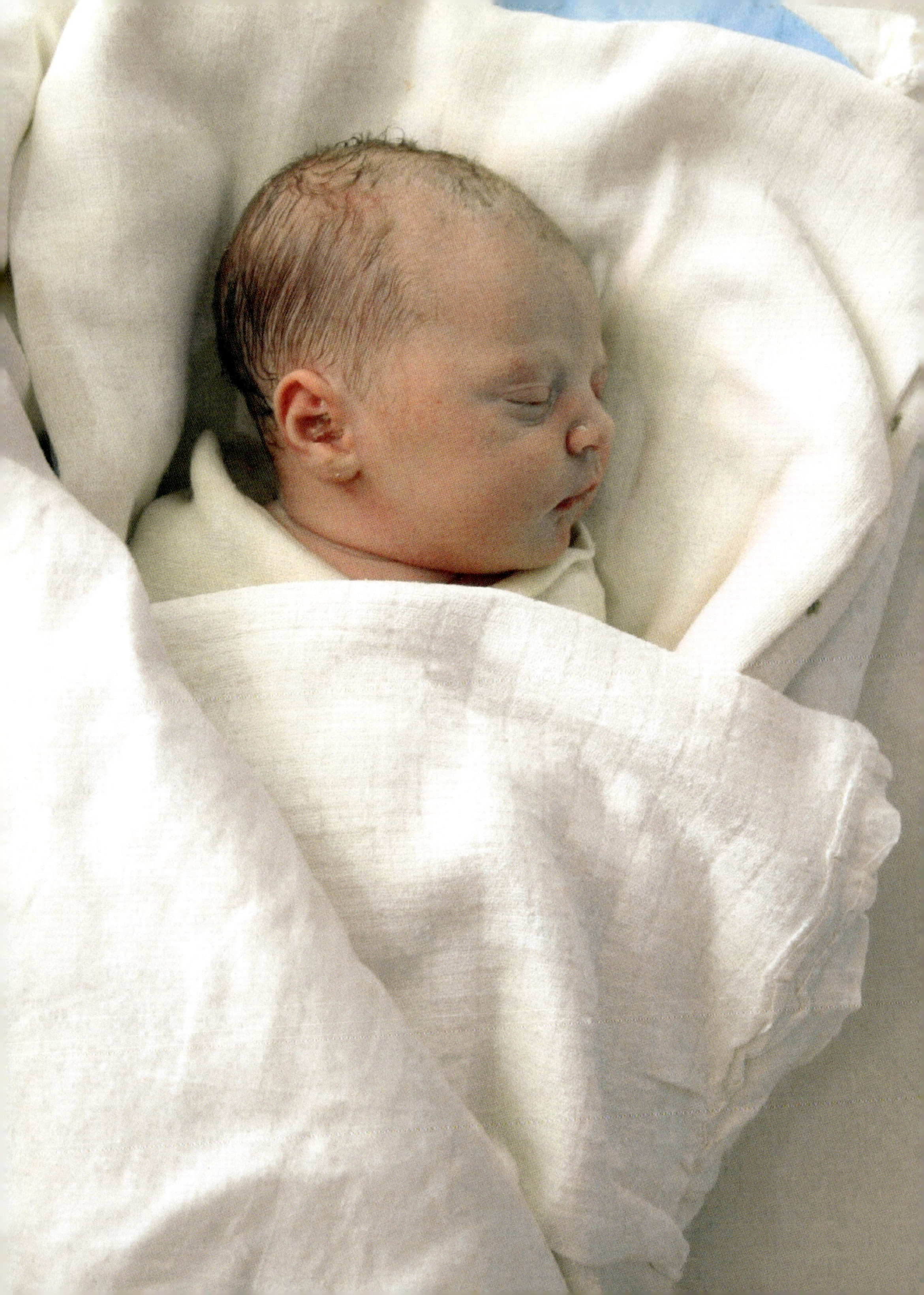

Babys Bäuchlein

Der erste Stuhlgang ist zäh, klebrig und fast schwarz. Er wird im Volksmund Kindspech und fachlich Mekonium genannt. Es wurde bereits vor der Geburt im Darm gebildet. Sobald Ihr Kind mehr Muttermilch erhält, wird der Stuhl grünlich. Das Bräunliche wechselt dann zu gelb und wird deutlich flüssiger. In der 2. oder 3. Nacht kündigt sich dieser Stuhlgangwechsel nicht selten mit Blähungen und Unruhe Ihres Kindes an. Häufig krümmt es sich und zieht seine Beine an. Der weichere Muttermilchstuhlgang schiebt den Rest des zähen Mekoniums vor sich her.

Diese unruhige Phase wird leider fälschlicherweise häufig als »zu wenig Milch« gedeutet. Das liegt auch daran, dass Babys zur Erleichterung Ihres Bauchzwickens am liebsten ständig an der Brust trinken möchten.

- Stillen Sie Ihr Kind also ruhig ausgiebig und häufig und versuchen Sie, es mit ruhiger Stimme zu trösten.

Auch ein warmes Kirschkernsäckchen auf dem Bäuchlein kann helfen. Oder eine kleine Bauchmassage im Uhrzeigersinn um den Nabel. Und ganz nah bei oder auf der Mama oder Papas Brust zu schlafen, tut ihm gut.

In den ersten Tagen kann es sein, dass der Urin die Windel vorübergehend rot wie Ziegelmehl färbt. Das ist kein Grund zur Sorge. Sobald Ihr Kind noch mehr Muttermilch erhält, ist dies vorüber.

Bei Mädchen kann es aufgrund der Hormonumstellung sein, dass reichlich Schleim aus der Scheide kommt. Dies hört nach ein paar Tagen von selbst wieder auf.

Nabelpflege

Die meisten Hebammen nabeln mit einer Nabelklemme ab. Dies ist aber auch, sorgsam und fest gewickelt, mit einem sterilen Bändchen möglich. Heute wird eher die offene Nabelpflege propagiert, die gute alte Nabelbinde gehört der Vergangenheit an. Ob nun noch schützend eine Mullkompresse um den Nabelstumpf gewickelt wird, bis er ganz abfällt, oder nicht, ist eher zweitrangig. Die Wegwerfwindeln werden einfach knapp unterhalb des Nabels geschlossen. Dazu schlagen Sie den Rand einfach breit genug um. Solange der Nabelrest problemlos eintrocknet und nicht unangenehm riecht, ist es nicht von Bedeutung, ob er speziell gereinigt oder desinfiziert wird.

Vorbeugend können Sie den Nabelschnurrest mit Muttermilch beträufeln. Sollte er reichlich Sekret absondern oder anfangen zu riechen, können Sie ihn mithilfe eines mit Calendula- oder Arnikatinktur getränkten Wattestäbchens säubern. Auch Wecesinpuder (Weleda) kann zur Nabelpflege verwendet werden.

In der Klinik steht Ihnen bei der Nabelpflege das Pflegepersonal mit Rat und Tat zur Seite. Zu Hause ist Ihre Hebamme für Sie da. Innerhalb von 3–10 Tagen fällt die Nabelschnur ab und der Nabelgrund beginnt sich einzuziehen. Es kann einige Tage dauern, bis er ganz sauber bleibt und schön nach innen zieht.

GUT ZU WISSEN

Babypflege

- Weniger ist mehr: Babys werden heute nur noch 1–2-mal pro Woche gebadet, am besten mit ein paar Tropfen Oliven- oder Mandelöl im Badewasser.
- Beim Wickeln wird der Windelbereich erst mit Kosmetiktüchern abgewischt und dann mit einem warmen, nassen Waschlappen sanft gesäubert. Feuchttücher sollten Sie nur unterwegs (und in der Klinik aus Hygienegründen) verwenden. Viele Kinder vertragen sie nicht besonders gut.
- Eingecremt wird auch nur noch bei Bedarf, also wenn Babys Po wund wird. Die Haut am Hals, unter den Achseln und in der Leiste können Sie mit eingeölten Fingerspitzen sanft pflegen.
- Babypuder hat gänzlich ausgedient und wird nicht mehr empfohlen!
- Die Pflegeprodukte sollten frei von Parfüm und synthetischen Konservierungsmitteln sein und kein Paraffinöl enthalten.
- Babys Nägel sollten anfangs wegen dem sehr weichen Nagelbett nicht in Form geschnitten werden. Was aber eingerissen absteht, dürfen Sie auch abschneiden, jedoch nicht reißen!

Gewichtskontrolle

Gewogen wird Ihr Kind in der Klinik nur noch 1-mal am Tag. Sogenannte Wiegeproben vor und nach dem Stillen sind nicht sinnvoll. Nicht die Trinkmenge ist entscheidend, sondern die Gewichtsentwicklung. Zwischen dem 10. und 12. Tag haben fast alle Kinder ihr Geburtsgewicht wieder erreicht.

Sollte Ihr Kind in den ersten Tagen mehr als 8 Prozent seines Gewichtes verlieren, achten Sie darauf, es häufig und korrekt anzulegen. Lassen Sie sich beim Anlegen ruhig helfen und besprechen Sie die Stillsituation mit dem Pflegepersonal oder Ihrer Hebamme.

Gelbsucht (Ikterus)

In den Tagen nach der Geburt baut Ihr Kind viele überflüssige rote Blutkörperchen ab, da es jetzt, wo es selbst atmet, diese in anderer Form und Menge benötigt. Der dabei anfallende Farbstoff, das Bilirubin, wird von der Leber umgebaut, bevor es über Stuhlgang und Urin ausgeschieden wird. In der ersten Lebenswoche ist die Leber damit oft an der Grenze ihrer Belastbarkeit angelangt. Das führt dazu, dass der gelbe Farbstoff in die Haut und das Weiße des Augapfels eingelagert wird. Ihr Baby sieht aus, als hätte es sehr viele Karotten gegessen.

In wenigen Fällen steigt das Bilirubin so schnell und stark an, dass die Leber regelrecht überfordert ist. Dann ist es notwendig, dass Ihr Kind für mehrere Stunden unter eine sogenannte Fotolampe gelegt wird. Die Leber erhält dadurch beim Umbau des Farbstoffes Hilfe. Ab einer bestimmten Konzentration könnte das Bilirubin auch ins Gehirn des Kindes gelangen und dort zu Schäden führen. Falls die Haut Ihres Kindes sehr gelb werden sollte, wird das Pflegepersonal etwas Blut abnehmen, um den Wert genau zu bestimmen.

In den meisten Fällen reicht es aus, wenn Sie Ihr Kind häufig und gut stillen, damit es über reichlich Stuhlgang und Urin den Farbstoff zügig ausscheiden kann. Es kann notwendig sein, Ihr Baby zum Stillen zu wecken, da ein Anstieg des Bilirubins Ihr Kind müde werden lässt. Da die Leberfunktion auch anfällig für Stress ist, gönnen Sie sich und Ihrem Kind viel Ruhe und geben Sie ihm Körpernähe und Wärme. Achten Sie besonders auf warme Füße.

Tageslicht, und stärker noch Sonnenlicht, helfen Ihrem Kind, den gelben Farbstoff schneller wieder abzubauen. Stellen Sie sein Bettchen möglichst direkt ans Fenster, am besten so, dass der Hinterkopf viel Licht abbekommt. Wenn die Jahreszeit es zulässt, ist ein kurzes Sonnenbad im lichten Schatten hilfreich.

- Lassen Sie Ihr Kind dabei nie allein, damit es nicht versehentlich direkt der Sonne ausgesetzt ist. Die zarte Babyhaut kann bereits innerhalb weniger Minuten Sonnenbrand entwickeln.

Ferrum metallicum 0,4 %-Salbe (Weleda), 2–3-mal täglich ein circa 1 Zentimeter langer Salbenstrang auf der rechten Seite unterhalb der Rippen auf dem Bäuchlein sanft verrieben, stärkt die Leber. Dies erreichen Sie auch, wenn Sie vor jedem Stillen 7 Tropfen Chelidonium Rh D 3 Dilutation (Weleda) in den Mund des Kindes träufeln. Beides sind bewährte homöopathische Arzneimittel der anthroposophischen Therapie und in Kombination eine wunderbare Unterstützung. Und dies auch und gerade, wenn der Bilirubinwert rasch ansteigt oder bereits eine Fototherapie zur Behandlung im Gespräch ist.

Mit allen Sinnen Baby

Nach 9 Monaten Schutz durch das Fruchtwasser muss sich die Haut erst an die trockene Luft und die Kleidung gewöhnen. Die meisten Kinder schälen sich in den ersten Tagen regelrecht. Dies ist also weder ein Zeichen, dass ein Neugeborenes zu wenig Flüssigkeit bekommt, noch dass es Hautprobleme entwickelt. Ein Ölbad und anschließendes sanftes Einölen des ganzen Körpers lässt die Haut rasch wieder schön und weich werden.

Und obwohl noch so klein, können bereits die ersten Pickelchen und Hautunreinheiten sichtbar werden. Die sogenannte Neugeborenenakne als Zeichen der hormonellen Umstellung nach der Geburt betrifft viele Kinder. Das Beste ist, nichts zu tun. Auch ein den Erscheinungsort rasch wechselnder rötlicher Hautauschlag ist häufig. Kein Grund zur Sorge! Er verschwindet so rasch, wie er gekommen ist.

Das kleine Näschen ist an Luft und die darin enthaltenen Staub- oder Schmutzpartikel noch nicht gewöhnt und reagiert schnell mit Reizung. Durch häufiges Niesen versuchen sich die Kinder selbst zu helfen. Träufeln Sie in jedes Nasenloch 1–2 Tropfen Muttermilch. Das befeuchtet das kleine Näslein, hilft Krusten zu lösen und schützt vor Schnupfen.

Die Tränenkanäle reagieren anfangs sehr empfindlich, so dass leichte Bindehautentzündungen und verkrustete Äuglein gar nicht so selten vorkommen. Reinigen Sie das Auge außen mit einem sauberen weichen Tuch mit Muttermilch oder isotoner Kochsalzlösung (Apotheke). In das Auge direkt können zur Linderung Euphrasia oder Echinacea Quarz comp. Augentropfen (Wala) getropft werden. Eine antibiotische Augensalbe wird dann nur in Ausnahmefällen notwendig werden.

Stillen – das Beste für Mutter und Kind

Sie ist immer dabei, richtig temperiert und äußerst preisgünstig. Sie braucht nicht erst zubereitet zu werden, was sich besonders nachts als praktisch erweist. Muttermilch ist wärmstens zu empfehlen!

Muttermilch ist auf die Bedürfnisse eines Neugeborenen optimal abgestimmt. Sie verändert sich je nach Nährstoffbedarf und Wachstum des Kindes, ja sogar je nach Tageszeit. Das Kolostrum, die erste, gelblich-orangefarbene Milch, enthält viele Proteine, Vitamine und Mineralien, dafür weniger Fett. Das noch nicht fertig ausgebildete Magen-Darm-System des Babys wird somit nicht unnötig belastet.

Die erste Milch ist stark konzentriert, sodass bereits kleinste Mengen ausreichen. Auch wenn Ihr Kind in den ersten Tagen etwas an Gewicht verliert, ist das nicht schlimm. Als normal wird ein Gewichtsverlust von 8 bis maximal 10 Prozent angesehen.

- Vor allem braucht das Neugeborene gerade in den ersten Tagen die in der Muttermilch enthaltenen Abwehrstoffe. Sie schützen es vor Infektionen, bis sein Abwehrsystem selbst in der Lage ist, auf Erreger zu reagieren.

Der Übergang zur reifen Frauenmilch dauert zwischen 48 Stunden und 1 Woche. Die Zusammensetzung der Muttermilch gewährleistet eine optimale Versorgung des Kindes. Zu Beginn der Brustmahlzeit ist die Milch hauptsächlich durststillend, zum Ende hin wird sie immer fetthaltiger und sättigender. Selbst in heißen Wohngegenden muss keine zusätzliche Flüssigkeit gegeben werden.

Nutzen für Sie beide

Angesichts der maßgeschneiderten Rezeptur der Muttermilch ist es kein Wunder, dass Wissenschaftler immer neue Vorteile der Muttermilch entdecken: So ist Stillen ein Faktor bei der Verhütung des plötzlichen Kindstodes. Gestillte Kinder haben weniger Magen-, Darm- und Atemwegserkrankungen, sind weniger anfällig für Allergien und leiden seltener an Mittelohrentzündun-

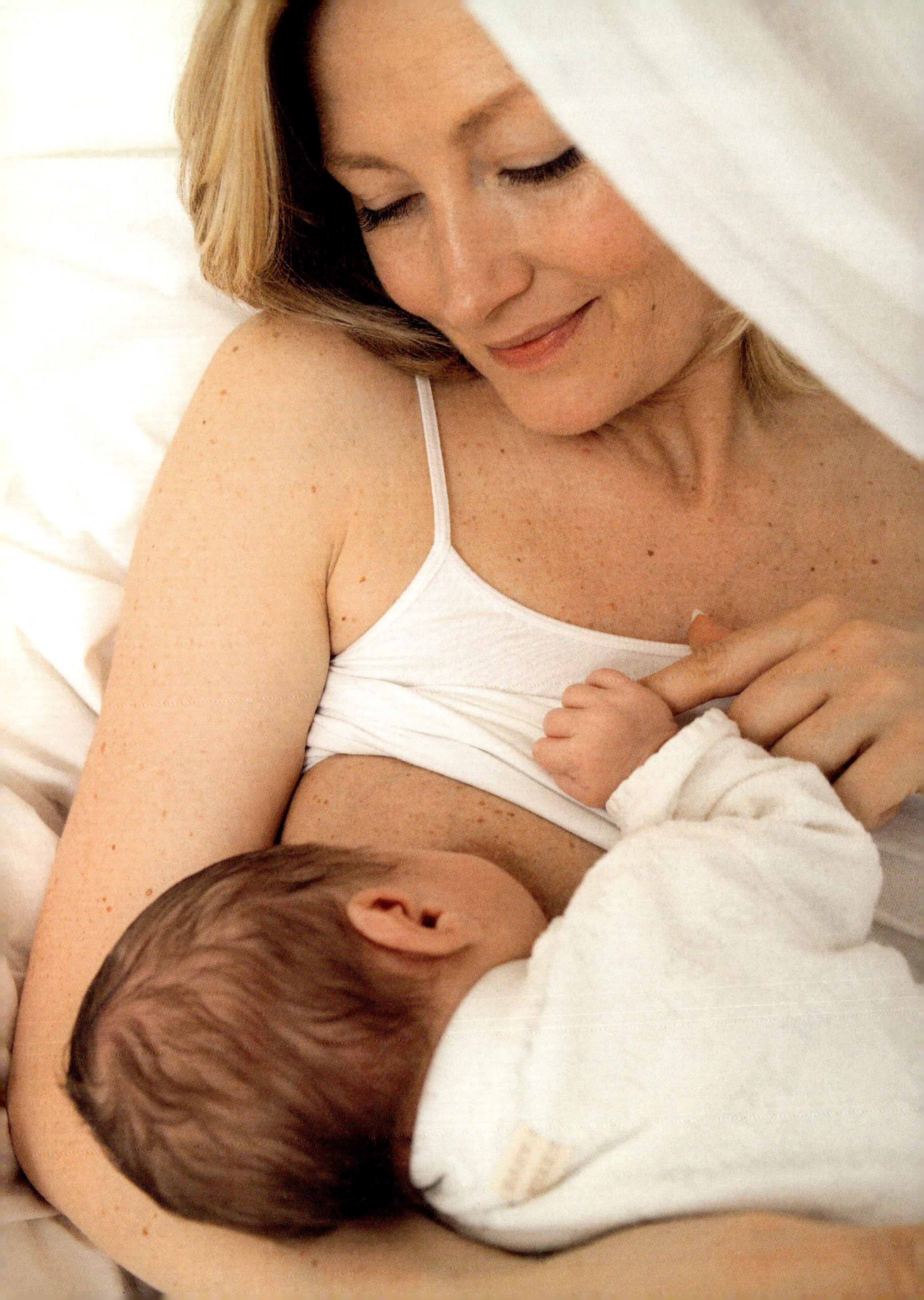

gen. Zur Allergieprophylaxe hat sich ausschließliches Stillen über 6 Monate als sehr günstig erwiesen. Brustkinder haben einen besseren Cholesterinstoffwechsel und erkranken seltener an Diabetes Typ I im Kindes- und Jugendalter. Und wenn gestillte Kinder erkranken, werden sie schneller wieder gesund.

Die Saugbewegungen an der Brust fördern zudem eine gesunde Entwicklung des Kiefers. Übrigens ganz im Gegensatz zum Schnuller, der Kieferverformungen begünstigen kann. Auch Logopäden befürworten eine lange Stillzeit, da gestillte Kinder nachweislich weniger Probleme bei der korrekten Lautbildung entwickeln.

- Für Frühgeborene, kranke oder behinderte Kinder ist Stillen ganz besonders wichtig.

Auch die Mutter profitiert vom Stillen. Stillen fördert die Rückbildung der Gebärmutter, reduziert dadurch den Blutverlust und schützt vor Infektionen. Stillen mindert das Risiko, an Brustkrebs zu erkranken, und spart die Kosten für Säuglingsnahrung. Und nicht zuletzt: beim Stillen werden mehr Kalorien verbraucht als in der Schwangerschaft. Es unterstützt auf natürliche Weise die Gewichtsreduktion.

Das Stillhormon führt nachweislich zu mehr Gelassenheit und Ruhe und

GUT ZU WISSEN

Ammenmärchen rund ums Stillen

Entgegen der landläufigen Meinung
- brauchen Neugeborene keine Glukose oder Tee zusätzlich zur Muttermilch in den ersten Tagen,
- schützt nur 5 Minuten kurzes Anlegen an jeder Seite nicht vor wunden Brustwarzen,
- ist Anlegen gleich nach der Geburt wichtig, auch wenn nur wenig Milch kommt. Denn diese ist besonders wertvoll,
- brauchen nicht alle Kinder einen Schnuller, um ihr Nuckelbedürfnis zu befriedigen,
- ist Stillen und Berufstätigkeit sehr wohl miteinander vereinbar,
- ruiniert Stillen nicht die Form der Brust. Vielmehr finden Veränderungen bereits in der Schwangerschaft statt,
- ist Stillen keine ausreichende Verhütungsmethode. Der Eisprung kommt bereits vor der Periodenblutung!,
- ist eine Gewichtsreduktion der Mutter in der Stillzeit nicht schädlich für das Kind,
- brauchen Stillende kaum Nahrungsmittel zu meiden.

hilft der Mutter, sich auf die Bedürfnisse ihres kleinen Kindes einzulassen. Die einzigartige Beziehung zwischen Mutter und Kind beim Stillen führt dazu, dass sich das Baby sicher und geborgen fühlt. Aus dieser Erfahrung heraus kann sich schließlich Urvertrauen entwickeln, das für die gesunde psychische Entwicklung von großer Bedeutung ist.

So klappt's mit dem Stillen

Stillen kann grundsätzlich fast jede Frau. Mit dem richtigen Stillmanagement sind über 95 Prozent der Mütter in der Lage, ihr Kind voll zu stillen. Der Stillerfolg ist weder von der Größe der Brust noch von der Ernährung der Frau abhängig. Probleme beim Stillen gibt es häufig erst, wenn die Frauen zu wenig Unterstützung erhalten. Häufig wird nicht richtig und oft genug angelegt.

Die Aussagen der Pflegekräfte zu ein und demselben Thema können sehr unterschiedlich sein. Das 24-Stunden-Rooming-In hat sich in dem Bewusstsein von jungen Müttern und dem Fachpersonal leider immer noch nicht ausreichend festgesetzt.

Richtig anlegen

Gerade für Mütter, die ihr erstes Kind geboren haben, ist es nicht immer einfach, die richtige Stillposition zu finden. Beachten Sie:

- Ihr Kind sollte dicht an Ihrem Körper Ihnen zugewandt liegen, Gesichtchen zur Brust.
- Unterstützen Sie Schultern, Rücken und Köpfchen des Babys durch Kissen oder Ihren Arm.
- Der Mund Ihres Kindes soll genau gegenüber einer Ihrer Brustwarzen liegen.
- Ohr, Schulter und Oberarm des Kindes liegen in gerader Linie.
- Die Brust mit dem C-Griff (Daumen oberhalb des Vorhofes, restliche Finger unterhalb oder andersherum) zu halten, kann Ihnen helfen. Ebenso die Brustwarze vor dem Anlegen sacht, aber deutlich »herauszuzwirbeln«.
- Berühren Sie dann mit der Brustwarze die Unterlippe Ihres Kindes und warten Sie, bis es den Mund weit öffnet und die Zunge unten liegt. Das Baby zügig ganz nah an die Brust heranziehen, damit es möglichst viel vom Vorhof mit in den Mund nehmen kann.
- Wichtig: Das Kind zu sich heranholen, nicht sich selbst über das Baby beugen.
- Wenn die Nasenspitze an Ihrer Brust anliegt, die Nasenflügel aber

frei sind, bekommt es genügend Luft. Und wenn dann beim Saugen Ober- und Unterlippe nach außen geschürzt sind, ist die Stillposition perfekt.

Die meisten Babys lassen, wenn sie satt und zufrieden sind, von selbst die Brust wieder los. Wenn Sie Ihr Kind selbst von der Brust lösen möchten, schieben Sie Ihren kleinen Finger seitlich an der Brust entlang in den Mundwinkel des Babys. Wenn es sehr fest ansaugt, schieben Sie den kleinen Finger innen im Mund auf Ihre Brustwarzenspitze und schubsen sie so aus dem Mund.

Wie häufig anlegen?

Viele Babys wollen sich nach der Geburt und dem ersten Anlegen im Kreißsaal von der Geburt erholen und schlafen einige Stunden. So kann es für Neugeborene in den ersten 24 Stunden ausreichen, wenn sie 4-mal gestillt werden. Am 2. Tag (24–48 Stunden) sollte dann wenigstens 6-mal und am 3.–4. Tag 8–12-mal gut angelegt werden. Manche Kinder möchten aber auch von Anfang an bis zu 10-mal an die Brust. Auch das ist in Ordnung.

Den wenigsten Säuglingen reicht ein regelmäßiger 3–4-stündiger Stillrhythmus in den ersten Lebenswochen aus. Viele wollen tagsüber 2–3½-stündlich und abends 1½–2-stündlich trinken. Ein »Mehrgängemenü« für eine längere Nachtpause also. Und dann nachts 2–3-mal gestillt werden.

Stillbabys legen besonders in den ersten Wochen deutlich an Gewicht zu. Sie schaffen damit Reserven für die Zeit des aktiveren Bewegens wie Kullern und Krabbeln.

Eine oder beide Seiten anlegen?

Ob eine oder beide Seiten angelegt werden sollten, dafür gibt es keine allgemeingültige Regel. Wenn ein Neugeborenes gut und häufig gleich in den ersten beiden Tagen trinken mag, dann können beide Seiten angeboten werden. Ein Wechsel sollte allerdings erst erfolgen, wenn an der ersten Seite mindestens 7, besser 10 Minuten gut getrunken wurde oder das Baby von sich aus loslässt.

Wenn Ihr Kind sich anfangs mit dem richtigen Greifen und Saugen der Brustwarze schwer tut, kann es sinnvoller sein, nur eine Seite zum Beispiel 15–20 Minuten anzulegen. Dann riskieren Sie nicht, dass es die 2. Seite gar nicht mehr nimmt.

- Anlegen an beiden Seiten unterstützt und fördert die Milchbildung. Anlegen an nur einer Seite je Mahlzeit hingegen hilft, zu viel Milch zu reduzieren. Auch stellt es sicher, dass ein Baby gut an die fetthaltigere Hintermilch herankommt, die erst im Laufe einer Mahlzeit freigegeben wird.

Neugeborene mögen bis zum Milcheinschuss häufig gern beide Seiten und schaffen am 4.–5. Tag oft nur mehr eine Seite.

Wie lange anlegen?

Eine Stillmahlzeit kann in den ersten Tagen von einigen Minuten bis zu 1 Stunde dauern. Die Dauer ist abhängig vom Trinkverhalten, der Milchmenge, dem Gewicht und dem Temperament Ihres Kindes. Wenn ein Baby in den ersten Tagen nur kurz trinkt, ist es sinnvoll, jeweils nur eine Seite anzulegen. Wenn es sehr ausgiebig trinkt, kann in den ersten Tagen ein Seitenwechsel alle 10–15 Minuten hilfreich sein. So können Sie den Milchfluss anregen. Also zum Beispiel 15 Minuten links, dann 15 Minuten rechts, dann wieder 10 Minuten links und dann noch 10 Minuten rechts. Wenn Ihr Kind nach 3 Seiten zufrieden die Brust loslässt, auch gut. Es bildet sich auch während einer Stillmahlzeit bereits wieder neue Milch. Einige Sekunden Saugpause sind normal. Viele Kinder gönnen sich zwischendurch eine kleine Verschnaufpause, denn Stillen ist anstrengender Genuss.

Wenn Saugen in Nuckeln übergeht, ist es sinnvoll, Ihr Kind von der Brust zu nehmen. Kann doch das Nuckeln zu schmerzhaften Brustwarzen führen. Manche Kinder leeren hastig und rasch die Brust und wollen häufig und kürzer trinken, andere dagegen genießen regelrecht ein Mehrgängemenü mit kleinen Pausen dazwischen.

Am besten trinkt Ihr Baby, wenn es wach ist, Saug- und Suchzeichen zeigt und sich noch nicht eingeschrien hat. Entsprechend müssen Sie selbst herausfinden, wann am besten gewickelt wird. Wickeln kann helfen, ein schläfriges Kind aufzuwecken. Das Wickeln kann auch zwischen dem Anlegen an 2 Seiten erfolgen. Oder – bitte vorsichtig, damit es nicht spuckt – auch nach einer Mahlzeit. Ein bereits hungriges Baby vor dem Anlegen noch zu wickeln, ist hingegen nicht sinnvoll.

Hilfe – meine Brustwarzen tun weh!

Die beste Vorbeugung gegen wunde Brustwarzen ist korrektes Anlegen! Eine Stillzeitbegrenzung hilft hingegen nicht. Berührungsempfindlichkeit und kurze Missempfindungen bei den ersten Ansaugzügen kommen anfangs

Tipp

Das hilft, wunde Brustwarzen zu verhindern:

- Wenn Ihr Kind mit dem Mund leicht von der Brustwarze abrutscht, kann es helfen, die Brustwarzen abzutrocknen und gut, aber vorsichtig vor dem Anlegen »herauszuzwirbeln«.
- Es entlastet die Brustwarzen oft sehr, die Stillpositionen zu wechseln.
- Hilfreich kann auch der sogenannte Fußballgriff sein. Legen Sie Ihr Baby mit den Füßchen nach hinten an, klemmen Sie es also unter Ihren Arm.
- Entlastung bringt auch, zwischen sitzender und liegender Position zu wechseln.
- Beim Anlegen achten Sie bitte besonders gut darauf, dass der Mund Ihres Kindes wirklich weit geöffnet ist, dass die Zunge unten liegt und es beim Saugen Ober- und Unterlippe nach außen geschürzt hat.

häufig vor. Wenn Ihre Brustwarzen allerdings wund werden, soll und kann Ihnen gut geholfen werden.

Probleme und was Sie dagegen tun können

Ist die Brustwarzenspitze wund, hat Ihr Kind mit der Zunge innen »dagegen gearbeitet«, also nur an der Spitze genuckelt. Achten Sie deshalb darauf, dass Ihr Baby beim Anlegen den Mund weit geöffnet hat. Die Zunge sollte unten sein und ziehen Sie Ihr Kind so nah zu sich heran, dass es auch den Vorhof mit dem Mund erreichen kann und nicht nur die Spitze der Brustwarze.

Wundsein am Übergang von Brustwarze zu Vorhof? Vielleicht war die Brustwarze nicht direkt in der Mitte von Babys Mund. Oder seine Unter- oder Oberlippe war eher nach innen als nach außen gestülpt. Achten Sie darauf, Ihr Kind beim Anlegen genau gegenüber der Brustwarze zu platzieren.

Bei blauen »Knutsch«-Flecken hat die Position gänzlich nicht gestimmt. Dies passiert vor allem nachts, wenn im Halbschlaf angelegt wird.

Beruhigungsschnuller und Sauger können ebenfalls zu wunden Brustwarzen führen (siehe »Schnuller, Flasche, Tee & Co.«, Seite 156).

Wichtig für den Erfolg des Stillens sind das Wollen und das Einlassen auf diese Art der Nähe zum Kind. Vielleicht wichtiger als all das technische Wissen. Fragen Sie sich deshalb: Möchte ich stillen? Ist es meine Entscheidung oder drängt mich meine Umgebung dazu? Gibt es in mir einen Gedanken, ein Gefühl, das es mir erschwert, mein

Kind zügig und nahe genug an mich heranzunehmen, dass es effektiv greifen kann? Wenn ja, suchen Sie das Gespräch mit einer Fachperson Ihres Vertrauens. Eine Hebamme, eine liebevolle Krankenschwester, eine aufmerksame Ärztin, eine Stillberaterin. Jemand, der Sie ganzheitlich betreut, wird Ihnen gern auch bei Ihren Empfindungen und eventuellen Ambivalenzen fachkundig und unterstützend zur Seite stehen und Ihnen helfen, den geeigneten Weg für Sie zu finden.

Alternative Behandlung

Nach heutigem Wissensstand empfiehlt es sich, die Brustwarzen eher leicht feucht als ganz trocken zu halten. Lanolin (Wollfett) pflegt und schützt die Brustwarzen, Dexpanthenolsalbe (Bepanthen, Bayer Vital) fördert dagegen eher die Heilung. Heilungsfördernd wirkt auch Puderzucker mit wenig Wasser angerührt und dick aufgetragen. Er sollte jedoch nicht antrocknen.

Wenn die Stilleinlagen ankleben oder unangenehm drücken, helfen Brustschilder (beispielsweise von Medela). Sie können auch kleine Kunststoffteesiebe verwenden, bei denen Sie den Griff abbrechen und die Körbchen zum Schutz auf die Brust, sozusagen als Abstandshalter, auflegen.

Eine weitere Möglichkeit ist, Schwarz- oder besser Grünteebeutel, die mit kochendem Wasser übergossen, abgekühlt und ausgedrückt sind, auf die Brustwarzen aufzulegen. Tannolact Salbe 1 % wirkt leicht gerbend und ist sehr wohltuend.

Wenn Sie generell zu schlechter Wundheilung neigen oder offene Hautstellen sich schwer schließen, kann die Einnahme eines Zinkpräparates sehr hilfreich sein.

Der Einsatz von sogenannten Stillhütchen ist nur anzuraten, wenn das Anlegen derart schmerzhaft ist, dass Sie sonst nicht mehr weiterstillen können. Oder wenn Ihr Kind es trotz geduldigem Versuchen nicht schafft, die Brustwarze ausreichend zu greifen, um effektiv saugen zu können. Vorübergehend kann Ihnen dadurch das Anlegen erleichtert werden.

Homöopathie

Gerade in den ersten Lebenstagen des Babys sind sicher die oben beschriebenen Hilfen Mittel der Wahl. Meist handelt es sich nur um ein vorübergehendes Problem, dem mit ein wenig Geduld leicht Abhilfe zu schaffen ist.

Stellt sich Ihr Brustwarzenproblem aber als hartnäckig heraus oder kennen Sie es vielleicht schon von den

Stillzeiten Ihrer anderen Kinder her, ist die Stunde der Globuli gekommen. Folgende homöopathische Arzneien, eingenommen in D12, mehrmals täglich, helfen prompt.

Castor equi (Pferdehufhorn): Ein wunderbares Mittel bei entzündlichen Veränderungen der Brustwarzen mit tiefen und schmerzhaften Einrissen.

Croton tiglium (Krotonölbaum): Dieses Mittel aus dem indischen Krotonölbaum hilft bei Schmerzen und Ziehen in den Brustwarzen, bei dem sich der Schmerz zum Rücken hin erstreckt. Auch die Berührung der Brustwarzen mit der Kleidung ist sehr schmerzhaft. Krotonöl ist im Urzustand giftig! Deshalb zur Sicherheit in C30 verwenden, 1-mal 4 Globuli in einem Glas Wasser aufgelöst, und immer wieder einen Schluck trinken.

Graphites (kristalliner Kohlenstoff): Diese Kohlenstoffverbindung wirkt bei wunden, juckenden und schmerzhaften Brustwarzen mit schmerzhaften Einrissen mit honigartigen, krustenbildenden Absonderungen.

Phellandrium (Wasserfenchel): Schmerzen in den Brustwarzen, insbesondere rechts, und zwar schon während das Kind gestillt wird, und die bis zum Rücken durchgehend empfunden werden, sind charakteristisch für den Wasserfenchel.

Phytolacca (Kermesbeere): Die Kermesbeere hilft bei allen entzündlichen Brustproblemen, wenn die Brustwarzen rissig und entzündet sind. Typisch sind Schmerzen in den Brustwarzen beim Stillen, wobei der Schmerz in den ganzen Körper ausstrahlen kann und insbesondere beim Anlegen empfunden wird. Meist Verschlechterung durch Feuchtigkeit und Kälte.

Pulsatilla (Küchenschelle): Brustschmerzen beim Stillen mit wanderndem, stechendem Schmerz. Die Frau ist im Pulsatilla-Zustand weinerlich, ängstlich, macht sich Sorgen um das Kind, ihre Stimmungen schwanken sehr. Sie sucht Gesellschaft, braucht viel Unterstützung.

Silicea (Kieselsäure): Die Kieselerde hilft insbesondere, wenn der Schmerz durch eingezogene Brustwarzen (Flach- oder Hohlwarzen) hervorgerufen wird. Die Schmerzen sind brennend, stechend, und werden in den Brustwarzen selbst empfunden.

Wenn richtig viel Milch kommt

Zwischen dem 2. und 4. Tag erfolgt der Milcheinschuss. Er kündigt sich meist mit schwereren, heißen und gespannten Brüsten an. 6–10 Stunden später fließt die Milch dann reichlich. Wenn Ihr Kind in den ersten Tagen seinem Bedürfnis entsprechend häufig und lange angelegt wurde, findet der Übergang von der ersten Muttermilch zur reiferen Frauenmilch oft sehr sanft statt.

Hilfreiche Tipps

Massieren Sie Ihre Brust, insbesondere die festen Stellen, sanft in Richtung Brustwarzen. Lassen Sie Ihre Arme locker und langsam kreisen. Das regt den Lymphfluss unter den Achseln an. Jetzt ist es besonders wichtig, korrekt anzulegen, da es für Ihr Kind schwerer wird, die Brustwarze mit Vorhof ganz zu fassen. Wenn die Milch fließt und der Vorhof sehr prall ist, können Sie durch

GUT ZU WISSEN

Wickel und Auflagen

Wickel oder Auflagen können Ihnen helfen, wenn die Brust durch den Milcheinschuss sehr spannt. Zum Auftragen und Abdecken nehmen Sie am besten Mullwindeln, dünne weiche Waschlappen oder Geschirrtücher. Dabei sollten Vorhof und Brustwarzen frei bleiben. Den BH ziehen Sie anschließend wieder an, die Träger müssen Sie entsprechend länger stellen.

Die meisten Frauen empfinden kühle Wickel am angenehmsten, aber auch Raumtemperatur ist möglich. Sie sollten mindestens 20, besser bis zu 60 Minuten einwirken.

Quarkwickel

Mageren Quark mit etwas Wasser geschmeidig rühren. Tragen Sie diesen dann einen guten $^1/_2$ Zentimeter dick, am besten mit der Rückseite eines Esslöffels, auf die betroffene Stelle oder die ganze Brust auf. Wenn Sie ihn ganz antrocknen lassen, können Sie den Quark über dem Waschbecken vorsichtig abrubbeln. Sonst müssen Sie ihn abwaschen.

Kohlauflagen

Legen sie frische Weißkohlblätter in den Kühlschrank. Entnehmen Sie für 1 Brust 3–4 große Blätter. Drücken und kneten Sie die Blätter vorsichtig, sodass die Blattstruktur kaputt geht, aber das Blatt insgesamt ganz bleibt, und hüllen Sie damit die Brust ein.

Retterspitzauflage

Stellen Sie den Retterspitz vor der Anwendung kühl und geben Sie davon in eine Schüssel. Tauchen Sie Windel oder Lappen ganz ein, wringen Sie diese leicht aus und legen Sie sie dann auf die Brust oder die betroffene Stelle auf.

Abdrücken der Milch aus der Brustspitze diesen etwas entleeren. Dadurch kann Ihr Baby leichter genügend Brust in den Mund nehmen. Auch warme Auflagen, beispielsweise Waschlappen, vor dem Anlegen auf die Brust gelegt oder warmes Duschen unterstützt den Milchfluss und bringt Erleichterung.

Direkt nach dem Stillen ist es eine Wohltat, verbleibende Milch abzustreichen. Auch Kühlen und kühlende Wickel nach dem Anlegen tun gut.

Vorsicht mit der Milchpumpe: Ein Pumpversuch zu Beginn des Einschusses fördert kaum Milch, wird aber als sehr unangenehm und schmerzhaft empfunden. Und sollte gar eher zu viel Milch da sein, wird der Milchfluss durch Pumpen noch weiter angeregt. Besser ist es, die Brust unter der Dusche oder über dem Waschbecken gut ausstreichen.

Rufen Sie Ihre Hebamme, wenn es Ihnen an diesem Tag nicht gut geht. Sie wird Ihnen sicher gerne hilfreich zur Seite stehen.

Homöopathie

Begleitend zu all diesen wunderbaren Hausmitteln sollten Sie, wenn der Milcheinschuss schmerzhaft und sehr beschwerlich ist, unbedingt folgende homöopathische Arzneien in D12, 1–2-stündlich genommen bis zur deutlichen Besserung, versuchen. Die richtigen Globuli helfen prompt!

Aconitum napellus (Sturmhut): Das Mittel der Wahl bei Fieber mit dem Milcheinschuss. Die Brüste sind heiß und gestaut und fühlen sich wie entzündet an. Kennzeichnend für den Sturmhut ist der plötzliche Beginn aller Beschwerden. Auslöser kann Schrecken oder Angst sein, beispielsweise bei starkem Gewitter.

Agnus castus (Mönchspfeffer): Der Mönchspfeffer ist das Topmittel für schmerzhaften Milcheinschuss mit zu geringer oder versiegender Milchbildung. Die Brüste fühlen sich dabei prall und schmerzhaft an.

Bryonia alba (Weiße Zaunrübe): Die Weiße Zaunrübe heilt Fieber beim Einschießen der Milch und beim Stillen, das mit Verhärtung und Völlegefühl der gestauten Brüste einhergeht. Ärger, Abkühlung oder Überanstrengung können diesen unangenehmen Zustand ausgelöst haben.

Calcium carbonicum (Austernkalk): Der Austernkalk ist DAS Mittel bei sehr starkem Milcheinschuss mit großen, vollen Brüsten, die große Mengen Milch produzieren. Die Frau ist oft fröstelig und ermüdet schnell.

Lycopodium clavatum (Bärlapp): verspäteter Milcheinschuss, vor allem, wenn zu viel »Verkopfen« das eigentliche Problem sind. Bärlapp hilft Frauen, die alles ganz genau nach Plan machen wollen und sich vor lauter Verantwortung und Organisation kaum noch entspannen können.

Sepia (Tinte des Tintenfischs): Das schöne Frauenmittel ist genau dann gefragt, wenn ein verspäteter oder starker Milcheinschuss mit sehr schmerzhaften und harten Brüsten Folge einer inneren Blockade ist. Die Frau tut sich im Tiefsten schwer mit der Nähe und dem Angebundensein, dass das Stillen auch bedeutet, und kommt nicht damit zurecht, dass ihre Brüste mit der einschießenden Milch so groß geworden sind. Aller Anfang ist eben schwer.

Schnuller, Flasche, Tee & Co.

Die Saugtechnik an Schnuller und Flasche unterscheidet sich von der an der Brust. Das Hin- und Herwechseln kann dazu führen, dass Ihr Baby an der Brust wie an einem Sauger nuckelt. Dies führt zu wunden Brustwarzen und Ihr Kind bekommt nicht genügend Milch. Verwenden Sie darum einen Schnuller frühestens dann, wenn der Milcheinschuss vorüber ist, Ihr Kind gut zunimmt und problemlos und für Sie schmerzfrei an der Brust trinken kann. Flüssigkeitsgaben zusätzlich zum Stillen stellen eine Ausnahme dar.

- Tee-, Wasser- oder gar Flaschennahrung haben nachweislich negative Auswirkungen auf die Milchmenge der Mutter und sind bei gutem Stillmanagement bei einem gesunden reifen Neugeborenen in der Regel nicht notwendig.

Es gibt die Möglichkeit, Flüssigkeit, falls es wirklich einmal notwendig sein sollte, ohne Flasche und Sauger mit Fingerfütterung zu verabreichen. Hierzu ist eine fachkundige Anleitung notwendig. Hebammen und auch das Pflegepersonal können Sie beraten.

Milchstau

Hierbei handelt es sich um einen verstopften Milchgang oder ungleich entleerte Brustareale. Ursache kann ein plötzlicher Wechsel in der Stillhäufigkeit sein, wenn das Kind deutlich kürzer trinkt oder Mahlzeiten ausfallen lässt. Druck aller Art auf die Brust kann ebenfalls zu einem Milchstau führen. Dies kann passieren, wenn der Kopf des Babys längere Zeit auf einer Stelle liegt oder der Tragegurt einer Tasche drückt. Aber auch ein zu enger BH und sogar

Brustschalen zum Milchauffangen können Druckstellen verursachen. Kleine Saugbläschen auf einem Milchausgang an der Brustwarze können eine Milchgang verschließen. Sogar Schwimmen in sehr kühlem Wasser kann Auslöser sein. Jeder anstrengende und belastende Tag und Ärger oder Stress können einen Milchstau bewirken.

Und natürlich können auch Ambivalenz der Mutter zum Stillen oder ablehnendes Verhalten der Umgebung über die daraus resultierende Anspannung einen Milchstau auslösen. Seltener sind starke einseitige Armbelastungen wie beim Sport Auslöser.

Tipp

So erkennen Sie einen Milchstau

Ein Milchstau entwickelt sich eher langsam. Er betrifft meist nur eine Seite und kann seine Lage verändern. Im Gegensatz zur Brustentzündung verursacht ein Milchstau kein oder nur ein geringes Wärmegefühl an der betroffenen Stelle und nur wenig Schmerzen. Fieber kommt bis höchstens 38,5 °C vor.

Wichtig ist nun, dass Sie sich Ruhe gönnen und häufig und bevorzugt die betroffene Seite anlegen. Warme bis angenehm heiße Auflagen vor dem Anlegen in Verbindung mit sanfter Massage wirken unterstützend.

Wählen Sie eine Stillposition, bei der Ihr Kind mit seinem Unterkiefer in Richtung der betroffenen Stelle liegt, da hier am meisten Saugkraft entsteht. Streichen Sie dann während des Stillens die betroffene Stelle sanft, aber kontinuierlich Richtung Brustwarze aus. Nach dem Anlegen empfinden viele Frauen ein kurzes Kühlen der betroffenen Stelle als angenehm. Auch Retterspitz- oder Quarkauflagen können wohltuend sein (siehe »Wenn richtig viel Milch kommt«, Seite 154).

Falls Sie Anspannung oder Ärger spüren, ist es gut, dem Raum zu verschaffen. Ein paar Minuten als zorniges Rumpelstilzchen, das mit den Beinen trampelt, und Tränen, die endlich fließen dürfen, wirken oft Wunder.

- Und: Informieren Sie Ihre Hebamme frühzeitig, damit sie sich Zeit für Sie nehmen kann.

Wenn die Menge nicht stimmt

Bis zum Milcheinschuss reicht Ihrem Baby die Vormilch vollkommen aus. Wichtig ist, dass Sie häufig und gut anlegen, damit Ihr Kind auch sicher die wenigen Gramm Muttermilch erhält. Sollte Ihr Baby beim Trinken sehr schläfrig und genussvoll sein, mag es helfen, es liebevoll, aber deutlich zum Trinken zu animieren. Decken Sie es auf. Zu wohlig warm eingepackt wollen manche Kinder lieber schlafen als essen. Oder streichen Sie beiderseits der Wirbelsäule entlang, »knuffeln« Sie die Füßchen oder massieren Sie sacht die kleinen Ohren.

Reicht meine Milch?

Neugeborene trinken bis zum Milcheinschuss oft sehr unregelmäßig und sehr häufig. Vor allem wenn sie sich eine längere Schlafphase gegönnt haben, wollen sie anschließend gern im Halbstundentakt trinken. Dies ist vollkommen normal und bedeutet nicht, dass Sie zu wenig Milch haben.

Nach dem Milcheinschuss sind Windeln mit Stuhlgang und ansonsten von Urin nasse Windeln ein Zeichen, dass die Milch reicht. Wenn die Brüste in den nächsten Wochen wieder deutlich weicher werden, spiegelt das die natürliche Anpassung an die benötigte Milchmenge wider und ist kein Zeichen von zu wenig Milch. Leider herrscht zum Teil immer noch die Meinung, Babys bräuchten einen festen Stillrhythmus, am besten alle 4 Stunden.

- Stillen nach Uhrzeit ist ein häufiger Grund für eine langsame oder geringe Gewichtszunahme von Stillkindern. Auch kann es dazu führen, dass Ihr Baby bei einem Wachstumsschub, der etwa am 10. Lebenstag, mit 2–3 Wochen, mit circa 6 Wochen und mit 3 Monaten eintritt, nicht genügend Milch bekommt.

Homöopathie

Versuchen Sie die folgenden Mittel in D12, 2–3-stündlich 4 Globuli. Der Erfolg wird sich sehen lassen!

Agnus castus (Mönchspfeffer): Der homöopathische Mönchspfeffer ist wie gemacht für Frauen mit prallen und schmerzhaften Brüsten, die aber kaum Milch bilden.

Bryonia alba (Weiße Zaunrübe): »Milchfluss unterdrückt durch Kälte« ist das Charakteristikum der Weißen Zaunrübe. Können Sie sich an eine Unterkühlung in letzter Zeit erinnern?

Dulcamara (Bittersüß): Diese Globuli helfen bei versiegendem Milchfluss

Tipp

So können Sie dazu beitragen, dass Sie genügend Milch bilden:

- Achten Sie darauf, genügend zu trinken, mindestens 2 Liter am Tag. Nur wenn Ihr Urin hell, geruchsarm und reichlich fließt, stimmt die Menge!
- Ernähren Sie sich gut. Das fördert Ihre Milchbildungskräfte. Geben Sie Ihrem Bedürfnis nach warmen frischen Lebensmitteln ungehemmt nach. Studentenfutter, lauwarmer (Still-)Tee, zum Entspannen ein paar Schlückchen Sekt mögen hilfreich sein. Manche Frauen schwören auch auf Malzbier oder alkoholfreies Weißbier.
- Wählen Sie zum Stillen einen ruhigen Ort. Machen Sie es sich bequem, atmen Sie tief durch, lockern Sie kurz die Schultern und legen Sie dann erst an. Sobald Ihr Baby gut saugt, stellen Sie sich vor, wie alle Anspannung und Last von Ihren Schultern fällt und wie die Milch frei und gut fließt.
- Ein warmes Kirschkernsäckchen oder eine Wärmflasche im Rücken zwischen den Schulterblättern kann ebenfalls sehr wohltuend sein.

nach Wetterwechsel oder durch Feuchtigkeit oder Zugluft. Dann unbedingt probieren!

Lac caninum (Hundemilch): Die Milch bleibt ganz aus oder versiegt, dabei sind die Brüste angespannt und wie entzündet. Häufig hat die Frau auch schon vor der Schwangerschaft Brustprobleme gehabt, zum Beispiel ein schmerzhaftes Brustspannen vor der Menstruation. Auslöser der versiegenden Milch kann ein emotionaler Aufruhr der Mutter während der Stillzeit sein. Schwindel, Kopfschmerzen und auffallende Lichtempfindlichkeit sowie eine generelle Überempfindlichkeit des Nervensystems sind häufig begleitende Symptome.

Lac (vaccinum) defloratum (entrahmte Kuhmilch): Wenn die Milch fehlt oder nachlässt und die Brüste wirken, als ob sie kleiner würden, denken Sie an die Globuli aus entrahmter Kuhmilch. Typisch ist, dass die Mutter selbst Milch entweder überhaupt nicht mag oder aber nicht verträgt. Seelischer Hintergrund können eigene Probleme im Zusammenhang mit Pflege, Versorgtsein und Nähren sein, ein tiefes Verlassenheitsgefühl, das vielleicht in der Kindheit gründet.

Urtica urens (Brennnessel): Die Brennnessel kommt immer dann in Frage, wenn die Milch ohne erkennbare Ursache ausbleibt. Die Brüste sind dabei prall und gespannt.

Und wenn die Milch überreichlich fließt?

Legen Sie nur eine Seite je Mahlzeit an oder lehnen Sie sich beim Stillen zurück, dann muss Ihr Kind gegen die Schwerkraft ziehen. Versuchen Sie, innerlich bewusst die wundervolle Menge Mutterliebe, die da (mit-)fließen möchte, zu spüren. Stellen Sie sich ganz fest vor, dass nur so viel Muttermilch läuft, wie Ihr Baby jetzt braucht, um satt zu werden.

Falls der Milchspendereflex stark ausgelöst wird – das kann sich wie ein kleines Nadelkissen an der Außenseite der Brust bis unter die Achsel hin anfühlen – hilft es, sofort mit einer Hand fest dagegenzudrücken oder den Arm fest anzulegen und das Baby kurz von der Brust zu nehmen, damit es sich nicht verschluckt. Lassen Sie den »Überdruck« kurz in eine Mullwindel ablaufen und legen Sie dann wieder entspannt an. Das ist erleichternd für Sie beide.

- Es wird immer noch empfohlen, weniger zu trinken, damit sich die Milchmenge reduziert. Das ist Unsinn! Es fehlt dann nur Ihnen an Flüssigkeit.

Homöopathie

Homöopathisches Abstillen – geht das? Nein, eigentlich nicht. Homöopathie kann die Zeit des Abstillens unterstützen, an den sonstigen Maßnahmen wie selteneres Anlegen führt aber kein Weg vorbei. Aber Hilfe ist immer willkommen. Versuchen Sie folgende Globuli in D12, je 2–3-mal 4 Kügelchen täglich, mit etwas Abstand zu den Mahlzeiten eingenommen.

Belladonna (Tollkirsche): Die Milch fließt spontan, auch ohne dass Ihr Kind trinkt? Das könnte auf Belladonna hinweisen. Die Frau ist hitzig, verträgt keine Zugluft, keinen Lärm, kein grelles Licht und ist überhaupt sehr gereizt. Die Beschwerden sind eher der rechten Körperseite zugeordnet.

Bryonia alba (Weiße Zaunrübe): Denken Sie an diese Globuli bei spontanem Milchfluss bei prallen, schmerzhaften und verhärteten Brüsten. Großer Durst, große Trockenheit von Haut und Schleimhäuten und eine Verschlechterung durch Bewegung sind typische Merkmale dieses Mittels.

Calcium carbonicum (Austernkalk, Calciumcarbonat): erster und oft bester Rat für Frauen, die einfach zu viel Milch haben und gleich das Kind der Nachbarin problemlos mitstillen könnten. Typisch für dieses Mittel aus dem Kalk der Austernschale ist Frösteligkeit, Schwitzen, insbesondere am behaarten Kopf und an den Füßen, sowie Ängstlichkeit und hohes Verantwortungsbewusstsein. Immer einen Versuch wert!

Pulsatilla (Küchenschelle): Spontaner Milchfluss, dabei geschwollene und schmerzhafte Brüste mit brennenden Brustwarzen? Fühlen Sie sich weinerlich, sind Ihre Stimmungen wechselhaft und möchten Sie am liebsten immer jemanden um sich herum wissen? Die Küchenschelle könnte Ihr Mittel sein!

Brustentzündung (Mastitis)

Eine Brustentzündung kann durch die gleichen Ursachen wie ein Milchstau ausgelöst werden oder aber durch eine bakterielle Infektion. Diese wird durch wunde Brustwarzen oder durch meist noch im Krankenhaus erworbene Keime verursacht. Auch aus einem unzureichend behandelten Milchstau kann sich eine Mastitis entwickeln.

Alternative Behandlung

Die Behandlung ist an sich die gleiche wie bei einem Milchstau, allerdings ist konsequentes und rasches Handeln nötig. Wenn häufiges, möglichst vollständiges Leeren der Brust durch Ihr Baby nicht möglich ist, kann es notwendig sein, dass Sie abpumpen. Das Anlegen oder Pumpen kann sehr schmerzhaft sein. Trotzdem ist es wichtig, dass Sie durchhalten. Meist bessert sich die Entzündung zügig.

Durch Stillen oder sehr gutes Leeren der Brust und mit kühlen Auflagen sollte das Fieber innerhalb einer Stunde um circa 0,7–1 °C sinken. Lavendelöl – 2–3 Tropfen in einen Quarkwickel eingerührt oder direkt mit einem feuchten Baumwolllappen auf die betroffene Stelle aufgetragen – wirkt entzündungshemmend und unterstützt die rasche Heilung. Auch Akupunktur kann sehr hilfreich sein.

Die versierten und geübten Hände einer erfahrenen Hebamme schaffen es oft noch besser, die betroffene Stelle zu leeren, als das Ihr Baby oder eine

GUT ZU WISSEN

So erkennen Sie eine Brustentzündung

Eine Brustentzündung beginnt rasch bis plötzlich. Sie kann ein großes Areal oder die ganze Brust betreffen. Die Brust fühlt sich heiß an. Eine Mastitis verursacht deutliche bis heftige Schmerzen und ist sehr häufig von grippeähnlichen Symptomen begleitet. Diese beginnen oft schon vor den Krankheitszeichen an der Brust. Anzeichen sind Mattigkeit, Kopf- und Gliederschmerzen und hohes Fieber, nicht selten zwischen 39 und 40 °C.

Milchpumpe kann. Sie sollten aber selbst mit den notwendigen Maßnahmen beginnen, bis die Hebamme bei Ihnen eintrifft.

Spätestens wenn sich die Brustentzündung auf beide Seiten ausbreitet, ist eine Antibiotikaeinnahme notwendig. In den meisten Fällen lässt sich dies, vor allem wenn eine Seite betroffen ist, vermeiden, wenn die physikalischen und naturheilkundlichen Maßnahmen konsequent und richtig eingesetzt werden. Sollte eine Antibiotikaeinnahme notwendig sein, ist auch bei einem Rückgang der Krankheitszeichen darauf zu achten, dass die betroffene Stelle besonders gut geleert wird, damit sich der Entzündungsherd nicht abkapselt.

- Abstillen ist während der Entzündung in der Regel nicht notwenig.

Homöopathie

Neben all diesen wunderbaren Hilfestellungen aus der Naturheilkunde und physikalische Maßnahmen ist die Homöopathie bei Brustentzündungen nahezu ein Muss. Es erscheint oft wie ein Wunder, wie schnell eine hochfieberhafte Brustentzündung mit den richtigen Globuli wieder abklingt, als wäre nie etwas gewesen. Aber natürlich kann die Homöopathie umso besser helfen, je früher Sie die richtigen Globuli finden.

- Bleibt der Erfolg aus, müssen Sie Ihre Ärztin oder die Ambulanz des nächstgelegenen Krankenhauses aufsuchen. Die beste Naturheilkunde weiß immer um ihre Grenzen. Aber auch begleitend zu einer notwendigen Antibiotikatherapie ist Homöopathie sinnvoll.

Versuchen Sie die für Ihre Situation passendste homöopathische Arznei in D12, anfangs ½-stündlich, später stündlich und bei Besserung zunehmend seltener je 4 Globuli. Bei sehr heftiger Symptomatik mit hohem Fieber ist es sinnvoller, die Arzneien in C30 anzuwenden, je 4 Globuli alle 2–3 Stunden und deutlich seltener, wenn eine Besserung einsetzt.

Belladonna (Tollkirsche): Rot – heiß – schmerzhaft – heftig sind typische Merkmale aller Belladonna-Entzündungen. Die Brust ist erschütterungsempfindlich, die entzündete Stelle heiß und purpurrot und verursacht pochende Schmerzen und hohes Fieber, oft über 38,5 °C. Oft ist die rechte Brust betroffen.

Bryonia alba (Weiße Zaunrübe): Die Weiße Zaunrübe ist ein gutes Mittel bei Brustentzündungen, die sich langsam entwickeln. Reißende, stechende Schmerzen und Milchstau mit harten Brüsten lassen an dieses Mittel denken. Die Frau ist gereizt, möchte alleine sein, will ihre Ruhe haben. Jede Bewegung verschlimmert die Beschwerden. Auslöser können Ärger oder Sorgen um die Familie sein.

Hepar sulfuris (Kalkschwefel): Hahnemanns aus Kalzium und Schwefel gemischtes Mittel kommt dann zum Einsatz, wenn eine schon fortgeschrittene Entzündung beginnt zu eitern. Die Frau friert oder aber hat Fieber mit Schüttelfrost. Häufig sind auch Lymphknoten in den Achselhöhlen geschwollen. Hepar sulfuris kann auch dann noch helfen, wenn bereits eine Abszessbildung eingesetzt hat. Aber bitte nur in Absprache mit Ihrer Ärztin!

Phytolacca (Kermesbeere): Empfindliche, harte, sehr schmerzhafte Knoten in den Brüsten lassen an Phytolacca denken. Die Entzündung kann von eingerissenen und wunden Brustwarzen ausgehen, die linke Brust ist häufiger als die rechte betroffen. Häufig verringert sich der Milchfluss und droht zu versiegen. Der Schmerz strahlt zum Arm, zum Rücken oder über den ganzen Körper aus. Die Frau fühlt sich wie zerschlagen, kein Wunder!

Pulsatilla pratensis (Küchenschelle): Milchstau mit entzündeten und geschwollenen Brüsten und wandernden Schmerzen, insbesondere beim Stillen, sprechen gerade bei weinerlichen und niedergeschlagenen Frauen, die sich nicht genügend unterstützt fühlen, sehr gut auf die Küchenschelle an. Die Frauen frösteln, haben aber heiße Füße und ertragen keine Wärme. Sie wollen unbedingt frische Luft, die ihnen gut tut.

Silicea (Kieselsäure): Von »einfachen« Brustschmerzen beim Stillen bis hin zur hochgradigen Entzündung mit Abszessen und Fisteln hilft Silicea bei Brustentzündungen aller Art. Kieselsäure kann auch dann genommen werden, wenn empfindliche Knoten nach einer entzündeten Stillbrust zurückbleiben oder wenn die Stillprobleme durch eingezogene Brustwarzen hervorgerufen sind. Die Frau fühlt sich fröstelig, hat kalte Füße und schwitzt sehr. Manches Mal sind die Probleme durch zu großen Perfektionismus und den Wunsch, alles besonders gut machen zu wollen, ausgelöst. »Überaus gewissenhaft« zu sein gilt als typisch für Silicea.

Sulfur (Schwefel): Wenn die Entzündung von rissigen, blutigen, juckenden oder brennenden Brustwarzen ausgeht und mit großer Hitze und Verhärtung der Brüste einhergeht, kommt der homöopathische Schwefel infrage. Vor allem wenn sich auch feuchte, juckende Hautausschläge finden. Oft sind die Frauen sehr hitzig. Die Entzündung kann durch nicht vertragene Medikamente ausgelöst sein.

Wenn es Ihnen beim Stillen nicht gut geht

Beim Stillen handelt es sich um eine enge, intime Beziehung mit unterschiedlicher Eigendynamik zwischen 2 Menschen. Wenn sich die Entscheidung für Sie nicht richtig und gut anfühlt, Sie sich dazu gedrängt fühlen oder diese Art von körperlicher Nähe mit Ihrem Kind nicht leben wollen oder können, mag es richtig und gut für Sie sein abzustillen. Der Hygienestandard und die Qualität der Fertignahrungen lassen es zu, dass Ihr Kind auch ohne Stillen gut gedeihen wird!

Wenn Sie dagegen einfach nur Zweifel haben, alles richtig zu machen, oder Ihre Umgebung die Flasche für sicherer hält – denn da könne man ja genau sehen, wie viel das Baby getrunken hat –, lassen Sie sich nicht entmutigen.

- Sobald die ersten Hürden wie schmerzhafter Milcheinschuss, volle Brüste oder empfindliche Brustwarzen genommen sind, klappt das Stillen zunehmend einfacher und komfortabler.

Wenn Sie dann auch noch Ihr Baby immer besser kennenlernen, fällt es Ihnen leichter einzuschätzen, wann es wirklich Hunger hat, müde ist oder einfach bei Ihnen sein möchte. Und auf einmal ist Stillen einfach und wunderbar selbstverständlich und ermöglicht Ihnen eine innige Beziehung zu Ihrem Kind.

Flaschennahrung

Sie haben sich entschieden, nicht zu stillen? Aus irgendwelchen Gründen wird Zufüttern notwendig? Nun haben Sie die Qual der Wahl bei der Auswahl der Babynahrung.

Leiden Sie oder Ihr Mann an Allergien, klären Sie bitte mit einem Kinderarzt ab, ob eine hypoallergene (HA) Nahrung für Ihr Baby dauerhaft sinnvoll sein könnte. Wenn nur kurzfristig oder gelegentlich zum Stillen zugefüttert wird, sind diese Nahrungen in der Regel empfehlenswert. Die darin enthaltene Kuhmilch ist so weit in ihre Bestandteile zerlegt, dass der Körper sie möglichst nicht mehr als artfremd erkennt und eine mögliche allergische Abwehrreaktion ausbleibt. Allerdings ändert sich dadurch auch der Geschmack, sodass HA-Nahrungen eine bittere Note aufweisen. Es gibt nicht wenige Kinder, die das nur widerwillig akzeptieren oder gerade eben so viel trinken, dass sie nicht hungern und deshalb nur wenig zunehmen.

- Lassen Sie sich ausführlich von Hebamme und Kinderärztin beraten, bevor Sie Nahrungen versuchsweise wechseln.

2009 wurde die Zusammensetzung der Babynahrungen gesetzlich neu geregelt. Sie müssen nun noch mehr an den Kaloriengehalt von Muttermilch angepasst sein.

Ausnahmslos ist zu Beginn sogenannte Premilch für Neugeborene die richtige Wahl! Die Nahrung soll leicht verdaulich sein und die gesunde Entwicklung des Babys fördern. Folgemilch liegt schwerer im Magen und belastet dadurch den kindlichen Organismus unnötig. Ein frühes Umstellen von Pre- auf Folgemilch wird nicht mehr empfohlen. In der Regel werden Kinder, so sie selbst Menge und Rhythmus bestimmen dürfen, auch von Premilch gut satt. Nur in Ausnahmefällen mag es sinnvoll sein, innerhalb des ersten ½ Lebensjahres auf eine Folgemilch umzusteigen.

- Die Nahrungsaufnahme ist bei Babys natürlicherweise mit viel Körperkontakt zur Mutter vorgesehen. Wenn Sie Ihr Kind zum Füttern liebevoll bei sich halten und in ruhigem Kontakt mit ihm sind, helfen Sie ihm entspannt zu trinken und fördern eine gesunde Verdauung und Entwicklung.

Viele Kinder sind irritiert, wenn sie häufiger von verschiedenen Menschen gefüttert werden. Jeder hält Ihr Kind und die Flasche anders. Oft trinken Babys dann insgesamt schlechter oder hastiger und sind nicht ganz so zufrieden wie bei Mama oder Papa.

Die angegebenen Wasser- und Pulvermengen sind genau einzuhalten, weder ein Verdünnen noch ein Andicken ist hier möglich. Sie könnten Ihrem Kind damit sogar schaden, denn Pulver und Wasser sind in der entsprechenden Menge genau auf seine Bedürfnisse abgestimmt.

Vitamine und Mineralstoffe gehen bei längerem Warmhalten der Nahrung verloren. Stellen Sie sich also besser abgekochtes Wasser in der Thermoskanne bereit und mischen Sie das Pulver für jedes Fläschchen frisch ein. Flaschen und Sauger müssen sehr gründlich gereinigt und anfänglich ausgekocht werden oder aber in den Vaporisator. Sobald sich Ihr Kind am Boden vorwärts bewegt und alles, was es findet, in den Mund steckt, reicht natürlich auch die Geschirrspülmaschine oder gründliches Spülen.

Stillen in besonderen Situationen

Zwillinge

Sie haben Zwillinge geboren? Herzlichen Glückwunsch! Sie werden zwar beschäftigter sein, aber freudvolle, glückliche Momente erleben Sie gleich im Doppelpack. Stillen spart Arbeit und Zeit, denn das Zubereiten und Reinigen der Fläschchen ist aufwendig. Auch ist es leichter, Zwillinge gleichzeitig anzulegen, als mit der Flasche zu füttern. Stillen ermöglicht Ihnen und Ihren Kindern automatisch viel Haut- und Blickkontakt und fördert somit die Entwicklung. Eine gesunde Ernährung der Mutter ist übrigens günstiger als der Einkauf von Fertignahrung. Sie sparen bares Geld!

In der Regel reicht die Milchbildung für zwei Kinder aus. Wichtig ist ein frühzeitiges und häufiges Anlegen beider Kinder bereits vor dem Milcheinschuss.

Lassen Sie sich von Pflegepersonal und Hebammen helfen, damit Sie auch Ihre Kinder gleichzeitig anlegen können. Das gilt besonders, wenn Sie per Kaiserschnitt geboren haben. Wenn das Saugverhalten Ihrer Kinder sehr unterschiedlich ist, profitiert der langsamere, zögerlichere Trinker ganz besonders von der zeitgleichen Brustmahlzeit, da der Milchspendereflex an beiden Brüsten gleichzeitig stattfindet. Zwillingsforen im Internet und Stillgruppen bieten Zwillingseltern gute und hilfreiche Anregungen.

Sie können auch Ihre Hebamme fragen, ob sie noch andere Zwillingsmütter betreut. Der Kontakt könnte Sie unterstützen, und es tut gut, sich mit »Gleichgesinnten« auszutauschen.

Zu früh geborenes oder krankes Kind

Falls Ihr Kind nicht bei Ihnen sein kann, weil es auf der Überwachungs- oder Intensivstation liegt, ist jeder Tropfen Muttermilch besonders kostbar. Sie ist leicht verdaulich und schützt Ihr Kind vor Infektionen. Bestehen Sie darauf, dass Sie auch auf der Wochenstation die Möglichkeit haben, eine elektrische Milchpumpe zu nutzen, am besten mit Doppelpumpsystem, damit Sie beide Seiten gleichzeitig abpumpen können. Vor allem wenn Sie per Kaiserschnitt geboren haben, sollte in den ersten 2 Tagen eine Pumpe in Ihrem Zimmer für Sie zur Verfügung stehen.

Beginnen Sie am besten bereits innerhalb von 12 Stunden nach der Entbindung abzupumpen und von da an mindestens alle 6 Stunden, ab dem 2. Tag alle 4–5 Stunden und dann so oft, wie Sie es schaffen – alle 2–4 Stunden wäre einfach Klasse! Auch nachts, beispielsweise wenn Sie aufwachen oder zur Toilette müssen.

Lassen Sie sich vom Pflegepersonal zeigen, welche Hygienemaßnahmen Sie einhalten sollen und wie das Kühlen und der Transport der Milch gehandhabt werden. Bleiben Sie hartnäckig und fragen Sie häufig nach, ab wann Sie Ihr Kind anlegen und ob Sie zu den Stillmahlzeiten gerufen werden können.

In der Regel ist es auch dann noch empfehlenswert, zusätzlich mindestens 2-mal am Tag abzupumpen, damit immer eine Milchreserve bei Ihrem Kind ist und Sie genügend Milch zur Verfügung haben, wenn es plötzlich seine Trinkmenge erhöht.

Bestehen Sie ruhig und nachdrücklich darauf, dass jede noch so kleine Menge Muttermilch verfüttert wird, sobald Ihr Baby Nahrung erhalten darf. Wenn Sie den Eindruck haben, dass Sie vom Pflegepersonal diesbezüglich zu wenig Verständnis erhalten, besprechen Sie dies mit den zuständigen Ärztinnen.

Je nach Situation Ihres Kindes sind Sie mit heftigen eigenen Gefühlen konfrontiert wie Enttäuschung, Sorge, Wut, Hilflosigkeit oder Trauer. Außenstehende können Ihnen Ihre Not nicht abnehmen, aber zur Seite stehen. Nehmen Sie Gesprächsangebote von Ärztinnen oder Psychologinnen auf der Kinderintensivstation an. Trauen Sie sich, das Personal mit Ihren Empfindungen zu konfrontieren, damit sie sich besser auf Sie einstellen können. Rufen Sie ruhig die Hebamme an, die Sie im Wochenbett betreuen wird, und besprechen Sie mit ihr, wie die Betreuung für Sie weitergeht, wenn Sie aus dem Krankenhaus entlassen werden.

Um diese schwierige Zeit zu meistern, sollten Sie den Fokus auf jeden einzelnen Tag legen. In ganz schwierigen Momenten sogar auf jede Stunde. Versuchen Sie, sich möglichst nicht ständig die gesamte Situation mit den Auswirkungen auf die Zukunft vorzustellen. Das hilft Ihnen kein bisschen! Vielmehr in kleinen Schritten vorangehen, aufmerksam beim Kind sein, wenn Sie bei ihm sind, jeden Moment mit dem Kind bewusst verbringen.

Und sorgen Sie trotz allem auch gut für sich. Essen Sie ausreichend und gesund und trinken Sie 2–3 Liter pro Tag. Versuchen Sie, möglichst viel Schlaf zu bekommen, und umgeben Sie sich mit lieben Menschen, die bereit sind, Ihnen beizustehen.

Dunkle Wolken am Himmel

Eigentlich sollten Sie jetzt nur glücklich sein. Doch nicht jede Mutter kann sich so recht über die Geburt ihres Kindes freuen.

Die Hormonumstellung, enttäuschte Erwartungen, schon bestehende psychische Probleme oder Probleme mit der neuen Rolle können dazu führen, dass Sie sich kürzere oder längere Zeit nach der Geburt depressiv, überfordert, gereizt – einfach nur schlecht fühlen. Solche Phänomene treten nicht bei allen Müttern auf, aber Sie sollten die Anzeichen erkennen können und sich dann möglichst Hilfe holen. Das ist keine Schande, auch wenn Ihr Umfeld vielleicht mit Unverständnis reagiert. Denken Sie daran: Es geht in der Hauptsache darum, dass Ihnen und Ihrem Kind geholfen wird.

Baby-Blues

Der Baby-Blues kommt wie schwarze Wolken meist aus heiterem Himmel. Plötzlich fühlt sich die neugeborene Mama beunruhigt und ängstlich. Sie ist reizbar, weinerlich, hat keinen rechten Appetit und schläft schlechter. Oft passiert das um den 3. Tag nach der Geburt herum, manchmal aber auch erst nach gut einer Woche. Meist dauert dieser Umstand nur wenige Stunden an, selten auch 2–3 Tage.

25–40 Prozent aller Frauen sind vom Baby-Blues mehr oder weniger stark betroffen, Erstgebärende etwas häufiger als Frauen, die bereits Kinder haben. Zwei Drittel bis drei Viertel der betroffenen Frauen haben einen Jungen geboren. Was dieser Zusammenhang bedeutet, ist bis heute allerdings noch unklar.

Binnen Stunden finden nach der Geburt unglaubliche hormonelle Veränderungen statt, welche auch Ihre Emotionen beeinflussen. Hinzu kommen Stresshormone, die durch die neue Lebenssituation mit dem Baby ausgelöst werden. Und das Ereignis der Geburt ist auch noch ganz präsent und nicht verarbeitet.

Lassen Sie Ihren Tränen ruhig freien Lauf, schämen Sie sich nicht. Der Mensch besitzt die Fähigkeit, über die Tränenflüssigkeit Stresshormone loszuwerden, die andernfalls über viele Stunden erst mühevoll abgebaut

TIPP

Das hilft Ihnen jetzt:

- Gehen Sie jedem aus dem Weg, der für Ihre Gefühle jetzt kein Verständnis hat.
- Ein verständnisvoller, liebevoller Zuhörer, der Sie auch einfach mal in den Arm nimmt, hingegen tut gut.
- Legen Sie sanfte und entspannende Musik auf und lassen Sie sich von Ihrem Partner mit einer kleinen Streichelmassage verwöhnen.
- Vielleicht brauchen Sie mehr Ruhe. Laden Sie Besuch wieder aus oder gönnen sich einen besuchsfreien Tag im Krankenhaus.
- Richtig ist jetzt, was Ihnen gut tut. Und keine Sorge, der Baby-Blues verschwindet wieder!

werden müssten. Ihr Körper reagiert also durchaus weise, wenn Ihnen wegen vermeintlicher Kleinigkeiten oder auch aus Dankbarkeit, dass es Ihnen und Ihrem Baby gut geht, die Tränen kommen.

Wenn die Geburt zum Trauma wurde

Die Geburt kann ein unglaublich stärkendes Erlebnis für uns Frauen sein, bei dem wir in Kontakt mit unserer inneren biologischen Kraft kommen. Geburt kann aber genauso leider auch zu einem traumatischen Erlebnis werden. Dies kann passieren, wenn Sie sich hilflos und ausgeliefert oder von dem Geschehen überrollt fühlen, wenn die Geburt mit einem (unerwünschten) Kaiserschnitt oder mit der Saugglocke geendet hat oder Sie keine gute Betreuung seitens des Personals erlebt haben.

Solche traumatischen Erfahrungen alleine zu bewältigen ist schwer. Die Empfindungen können von tiefem Entsetzen bis hin zu gehöriger Wut und Ärger auf das Betreuungspersonal reichen. Hier übrigens mag ein Beschwerdebrief bereits Erleichterung verschaffen. Auch wenn die Umgebung vielleicht das Verhalten beschwichtigt oder gar entschuldigt, Ihnen ist es nicht gut ergangen. Und Sie haben ein Recht darauf, dies auch an geeigneter Stelle anzubringen.

Lassen Sie sich nochmals genau erklären, weshalb der ein oder andere Eingriff notwendig war. Suchen Sie sich Verbündete, die Ihre Gefühle ernst nehmen. Es ist bereits eine enorme Entlastung, sich verstanden zu fühlen und gehört zu wissen. Wenn Frauen so stützende und verstehende Hilfe von ihrer Umgebung erfahren und fachlich von Hebammen hierbei einfühlsam und verständig begleitet werden, besteht gute Hoffnung, dass sie wieder in ihr körperliches und seelisches Gleichgewicht zurückfinden können.

Häufig erleben wir, dass Frauen versuchen, ihre Erfahrungen zu verdrängen. In leichteren Fällen mag dies möglich sein. Allerdings neigt das Erlebte dazu, in einer anderen, unter Umständen unpassenden Situation wieder präsent zu werden, da Traumata im Stammhirn unauslöschlich gespeichert werden. In schwereren Fällen kann es zum ungefragten Wiedererleben der belastenden Situation kommen. Das Erlebte taucht wiederholt vor dem inneren Auge auf, als sei es wirklich. Oftmals begleitet von all dem Schmerz und der Angst, die erlebt wurde. Frauen beschreiben dann, dass sie sich beim bloßen Erzählen in die Situation zurückversetzt fühlen und von Albträumen geplagt werden. Sie werden immer ängstlicher, verspüren erhöhte Wachsamkeit, sind eher reizbar und neigen zu Wutausbrüchen. Insgesamt rutscht die Stimmung jedoch in Richtung Depression.

- Aus einer belastenden Situation kann so eine posttraumatische Belastungsstörung werden.

Dies bedarf der Behandlung speziell dafür ausgebildeter Psychologinnen oder Psychotherapeutinnen. Wir empfehlen Ihnen deshalb, bereits beim telefonischen Erstkontakt genau nachzufragen, ob die Therapeutin für die Behandlung von Traumata ausgebildet ist, das heißt über eine Zusatzausbildung verfügt, die sich an den neuen Erkenntnissen der Gehirnforschung orientiert. Eine wunderbare Methode ist beispielsweise Somatic Experiencing, eine von dem Amerikaner Peter Levine begründete Traumaarbeit.

Grau in grau – wenn die Welt die Farbe verliert

Etwa 15 von 100 Frauen erleben innerhalb des ersten Jahres nach der Geburt ihres Kindes anhaltende depressive Phasen. Der überwiegende Anteil der betroffenen Frauen kennt dabei Depressionen schon aus der Zeit vor der Schwangerschaft.

- Auch wenn das Kind ein Wunschkind war, lösen Mutterschaft und das Leben mit einem Baby nicht selten eine Lebenskrise aus.

Diese erleben Frauen, je nach begleitenden Umständen und eigener

Lebensgeschichte, mehr oder weniger schlimm. Krisen sind selten die Ursache für Depressionen, können aber ein Auslöser dafür sein.

Typische Beschwerden für eine Depression sind:

- anhaltende Antriebslosigkeit
- immer weniger Mimik und Gestik
- Freudlosigkeit
- Teilnahmslosigkeit
- zunehmend Konzentrationsschwierigkeiten. Die sind nicht zu verwechseln mit der typischen Vergesslichkeit, die durch den hohen Prolaktinspiegel beim Stillen ausgelöst wird
- Schuldgefühle dem Baby gegenüber, das Gefühl dem eigenen Kind eine schlechte Mutter zu sein
- anhaltende Ängste, auch Panik
- innere Leere und Erschöpfung

Gelegentlich wird dies auch durch anhaltenden Schlafentzug, der durch das Versorgen eines Babys rund um die Uhr entsteht, ausgelöst. Das ist unbedingt auch ernst zu nehmen. Sorgen Sie dann für Entlastung und ausreichendes Schlafen. Die Symptome verschwinden in diesem Fall binnen Tagen.

Behandlung

Depressionen können zu schweren Krankheitsverläufen führen. Stellen Sie sich einen entzündeten Blinddarm vor. Depressionen sind ebenso möglicherweise gefährlich! Wichtig ist deshalb, die Beschwerden sehr ernst zu nehmen und möglichst unverzüglich zu handeln.

Informieren Sie deshalb unbedingt Ihre Hebamme oder Ihre Frauenärztin, wenn es Ihnen nicht gut geht. Auch Ihre Hausärztin oder eine Psychotherapeutin oder Psychiaterin, bei der Sie bereits in Behandlung waren, können die richtigen Ansprechpartner sein. In leichteren Fällen kann eine Kombination aus Haushaltshilfe und Psychotherapie, auch Hypnotherapie, Ihnen ausreichend helfen. Homöopathie und

GUT ZU WISSEN

Auch Väter können betroffen sein

Die sogenannte postpartale Depression betrifft auch circa 10 Prozent der Väter. Leider wurde und wird diese Tatsache immer noch nicht ausreichend beachtet. Deshalb laufen Männer Gefahr, mit ihren Beschwerden nicht ausreichend ernst genommen zu werden. Lassen Sie sich also nicht mit dem Hinweis: »Das wird schon wieder, reduzieren Sie einfach den Stress in der Arbeit etwas!« abspeisen. Verschaffen Sie sich das Gehör, das Sie brauchen, damit es Ihnen bald wieder besser gehen kann.

Traditionelle Chinesische Medizin (TCM) sind hierbei ergänzend oft sehr wertvolle Naturheilverfahren.

Wenn es sich um einen schweren akuten Krankheitsverlauf handelt, hilft Ihnen die Einnahme von Psychopharmaka durch die schwerste Krankheitsphase. Dann kann auch ein stationärer Aufenthalt notwendig sein. Einige psychiatrische Kliniken verfügen über Mutter-Kind-Stationen.

Ist vorbeugen möglich?

Wenn Sie bereits Depressionen aus der Vergangenheit kennen, mag es hilfreich sein, sich nochmals zu vergegenwärtigen, was Ihnen damals geholfen hat, die depressiven Phasen zu bewältigen. Die Geburt und das Leben mit einem Baby bringen viele Neuerungen mit sich. Gut und realistisch darauf vorbereitet ist dies in der Regel viel besser zu bewältigen. Spüren Sie genau hin, welcher Geburtsort mit welcher Betreuung der richtige für Sie sein könnte. Planen Sie bereits im Voraus viel Hilfe und Entlastung für die ersten Wochen nach der Geburt ein. Vielleicht mag oder kann auch eine Freundin oder Schwester ein paar Tage bei Ihnen sein, eventuell im Anschluss an dem Urlaub Ihres Partners?

Sprechen Sie mit Ihrem Partner möglichst konkret über Ihre Vorstellungen, wie die Wochen nach der Geburt verlaufen sollen. Das entlastet und gibt Ihnen das Gefühl, aktiv am Verlauf mitzugestalten. Sie können sich hierbei als Paar auch von Ihrer Hebamme beraten lassen. Unbedingt sollten Sie auch rechtzeitig die Möglichkeit einer ärztlich verordneten Haushaltshilfe in Erwägung ziehen.

Umgeben Sie sich möglichst mit Menschen, die Sie unterstützen. So bleiben Sie selbst handlungsfähig und die Situation bestimmend. Besserwisser und Rechthaber sind in dieser Situation hingegen fehl am Platz. Besprechen Sie möglichst ganz konkret, was Ihr Partner für Sie tun kann und wird. Klären Sie direkt, wenn Sie sich bei einer Hebamme zur Betreuung anmelden, ob diese das ganze Wochenbett über – die ersten 8 Wochen nach der Geburt – sicher die Betreuung für Sie übernehmen wird und auch später noch als Ansprechpartner für Sie zur Verfügung steht.

Wissenschaftlich belegt ist auch die hervorragende Wirkung von Johanniskraut. Besprechen Sie mit Ihrer Ärztin, ob die vorbeugende Einnahme bereits am Ende der Schwangerschaft oder zumindest gleich in den ersten Tagen nach der Geburt für Sie von Vorteil sein könnte. Bis die Wirkung von Johanniskraut eintritt, dauert es nicht selten mindestens 2–3 Wochen.

- Lassen Sie sich dieses Kraut verordnen und besorgen Sie es in der Apotheke. Nur eine entsprechend hohe Dosierung ist hilfreich, und die sollte nur auf ärztliche Verordnung hin erfolgen.

Beachten Sie jedoch, dass Johanniskraut unter Sonneneinfluss Hautausschläge hervorrufen kann und die Wirkung der Minipille (zur Verhütung) deutlich mindert!

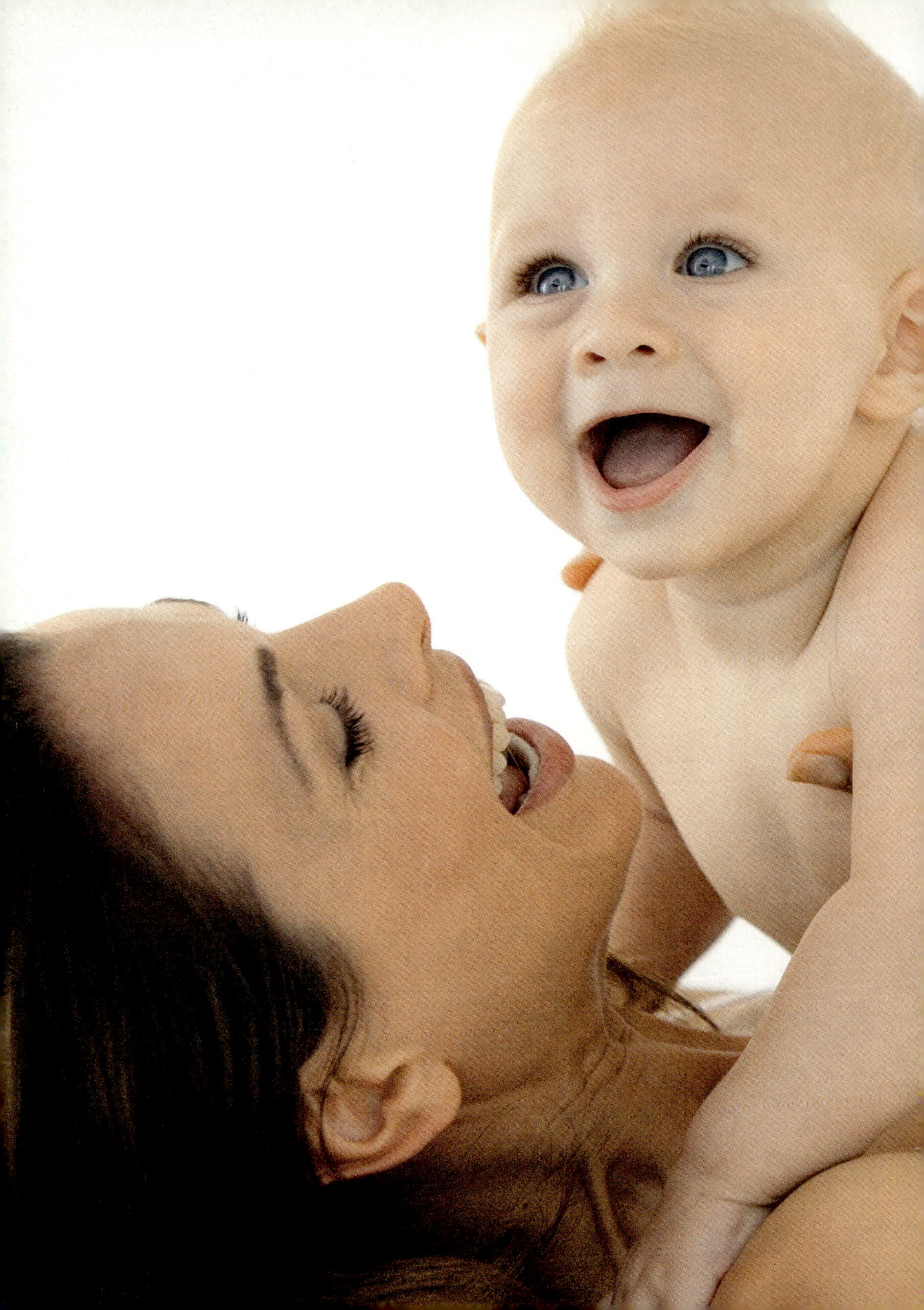

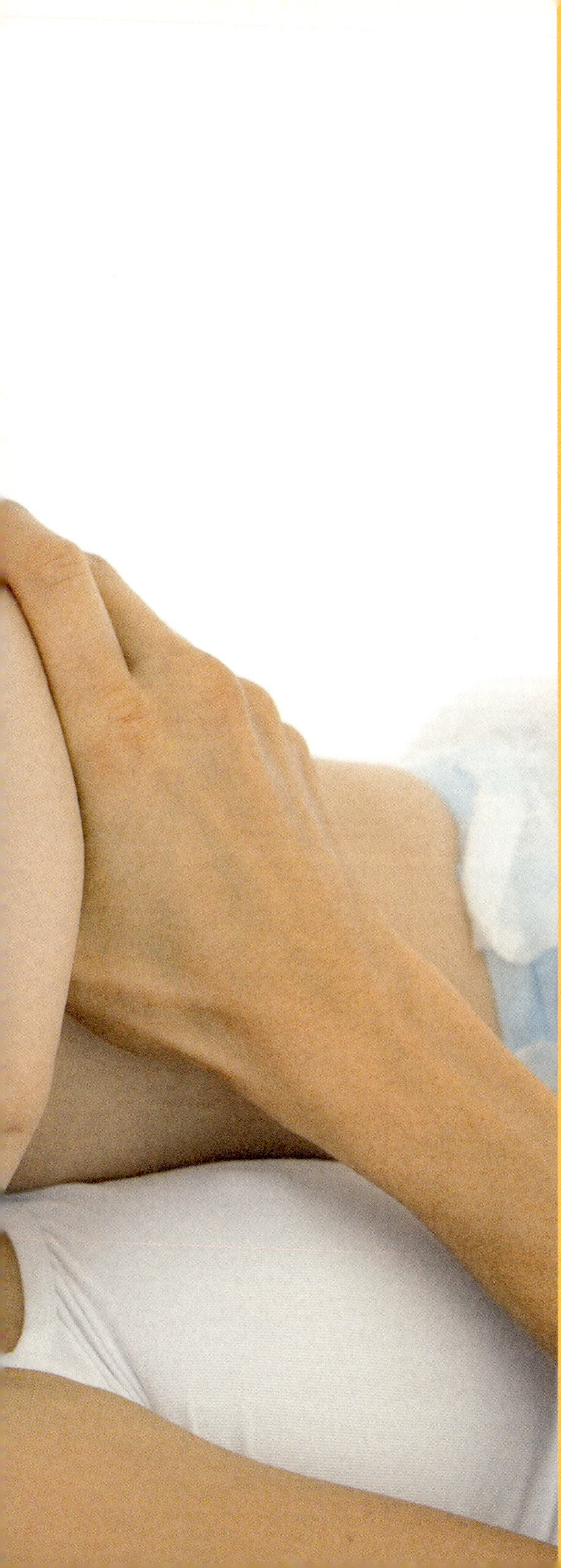

Das erste Jahr

Die ersten Hürden beim Leben mit einem Säugling haben Sie bereits genommen. Doch immer noch gibt es viel Neues, an das Sie, Ihr Kind und Ihre Familie sich gewöhnen müssen. Wie Sie alle gut durch das erste Lebensjahr Ihres Kindes kommen, erfahren Sie in diesem Kapitel.

Meine Form wiederfinden

Nach der Geburt gleich wieder in schönster Jungmädchenform? Gut Ding will Weile haben. Für die meisten Frauen bedeutet die Zeit nach der Geburt eine Zeit der Üppigkeit.

Die nun milchgebenden Brüste sind wahrscheinlich viel größer und üppiger, als Sie es von sich kennen, und meistens braucht auch der Bauch und der ganze Körper eine Weile, um sich neu zu modulieren. Warum sollten Sie die noch sichtbaren Veränderungen Ihres Körpers, der doch ein Kind hat wachsen lassen und geboren hat, durch Diäten und Sportprogramme möglichst rasch, am besten gleich in den ersten Wochen, verschwinden lassen? Diese Idee kann nur eine Erfindung unserer heutigen Fitness- und Leistungsgesellschaft sein!

- Die weichen und runden Formen einer Frau nach der Geburt sind urweiblich – und verbunden mit allen emotionalen, körperlichen und mütterlichen Fähigkeiten, die Sie im Leben mit einem Neugeborenen brauchen.

So wie es 9 Monate dauerte, in denen das Baby heranwuchs, so braucht es nun 9 Monate, bis Sie wieder die Alte sind. Im ersten Jahr mit Ihrem Baby gibt es so viele Veränderungen, Umstellungen und Neues. Machen Sie sich nicht noch zusätzlich selber Stress! Lassen Sie sich die Zeit, die Sie brauchen, um Ihre Form zu finden. Zudem gehört das Stillen zu den zehrendsten Tätigkeiten einer Frau. Wahrscheinlich werden Ihre Pfunde in den Stillmonaten nur so purzeln, auch ohne sonstiges Dazutun.

Ernährung während der Stillzeit

Essen Sie regelmäßig, ausgewogen und gesund. Die Stillzeit sollte keine Zeit strenger Diäten sein. Ob Sie und damit Ihr Kind Zwiebeln, Knoblauch und Blähendes wie Kohl oder Sauerkraut vertragen, probieren Sie am besten einfach nach ein paar Wochen aus. Sie können davon ausgehen, dass alles, was Ihnen bekommt, auch Ihrem Baby keine Bauchschmerzen bereitet.

Häufig jedoch berichten Frauen in den Wochen nach der Geburt über Verdauungsschwierigkeiten und Blähungen. Besonders wichtig ist es dann, regelmäßig und wirklich reichlich zu trinken. Allerdings kann auch hier ein Übermaß schaden. Drei Liter und mehr brauchen Sie wirklich nur, wenn Sie stark schwitzen oder es im Sommer sehr heiß ist. Vielleicht gewöhnen Sie sich an, sich zum Stillen auch für sich selbst etwas zu trinken hinzustellen. Wunderbar sind stilles Wasser oder milde Kräutertees, denn nicht allen Müttern (und Babys) tun kohlensäurehaltige Getränke gut.

Ob Sie Alkohol trinken dürfen? Bedenken Sie, Sie bauen pro Stunde circa 0,1 Promille Alkohol ab. Sämtliche Genussmittel sind ebenso wie in der Schwangerschaft entweder gar nicht oder nur begrenzt sinnvoll. Alles, was Sie essen oder trinken, geht über die Muttermilch auf Ihr Baby über.

Rückbildung

Viele Hebammen bieten Kurse zur Rückbildung an, die von der Krankenkasse gezahlt werden. Dabei führen viele Wege zum Ziel und die Schwerpunkte der Kurse sind sehr unterschiedlich. Erkundigen Sie sich deshalb bereits bei der Anmeldung, ob der angebotene Kurs Ihren Vorstellungen entspricht. Denken Sie daran: Fitnessstudiokurse sind keine Alternative zur Rückbildungsgymnastik! Bevor Sie wieder Ihr gewohntes Sportprogramm aufnehmen oder auch etwas Neues ausprobieren, sollten Sie mit speziellen Übungen die Bauch-, Beckenboden- und Rückenmuskulatur sanft, aber kräftig stärken.

- Unter der Anleitung einer fachkundigen Hebamme oder einer anderen Person wird vor allem geübt, die Beckenbodenmuskulatur wieder zu spüren und anzuspannen. Das ist nach Schwangerschaft und Geburt sehr wichtig.

Die Muskeln und die Haltebänder, die zwischen den Hüftknochen und den Sitzbeinhöckern gespannt sind, bilden den Beckenboden. Sie bilden einem Kelch gleich den Abschluss des Rumpfes nach unten. Durch die enorme Dehnung dieses Gewebes unter der Geburt und der Belastung durch die Schwangerschaft wird diese Muskulatur fast immer geschwächt und muss nun langsam wieder aufgebaut werden. Sollten Sie mit Kaiserschnitt entbunden haben, ist ein sorgsamer Aufbau der Bauchmuskulatur in Kombination mit dem Beckenboden gleichwohl wichtig. Regelmäßig gezielt üben ist dabei ganz wichtig. Und das geht unter Anleitung eben leichter.

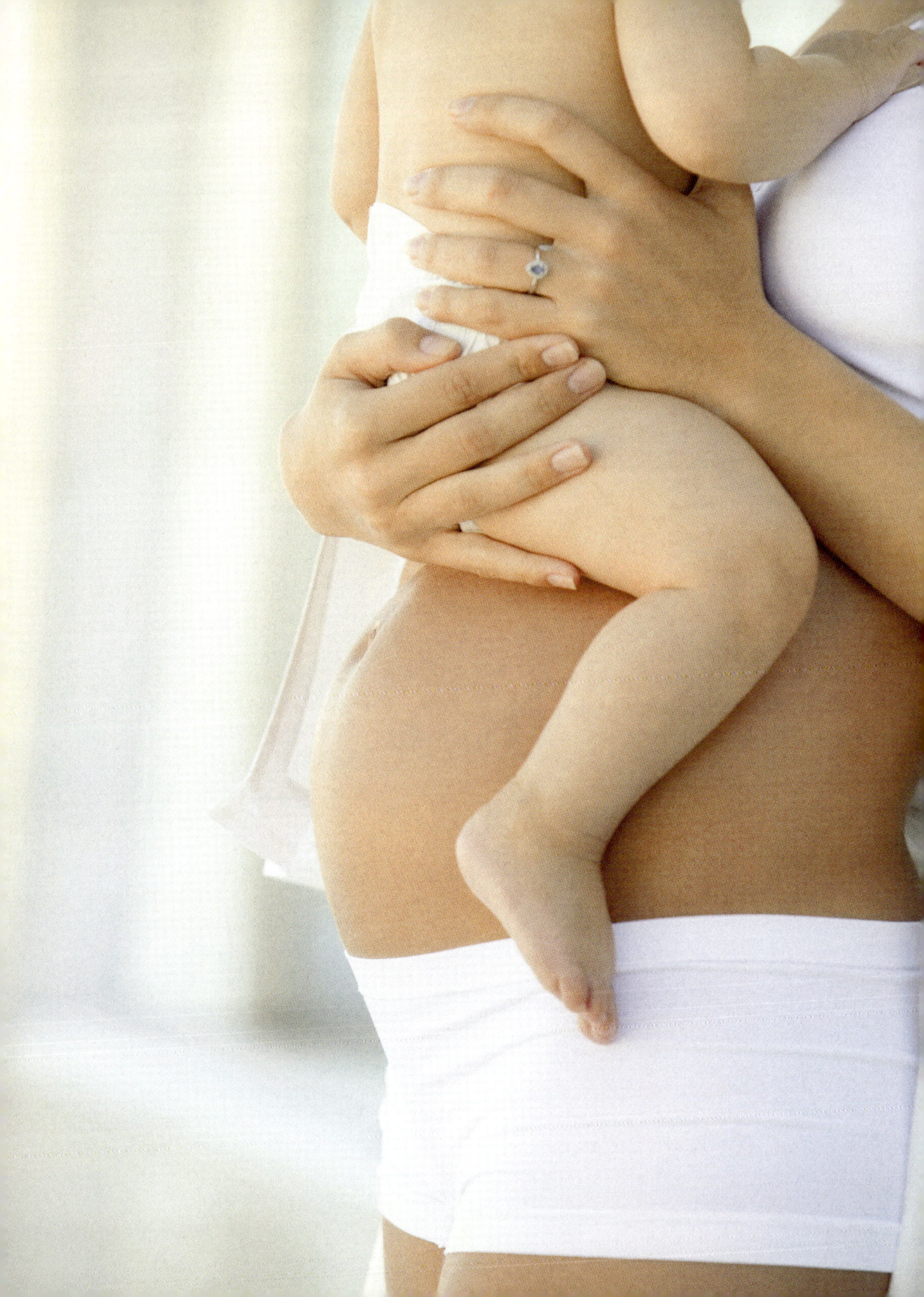

Den Beckenboden wieder spüren

Im übertragenen Sinne ist der Beckenboden der Ort in unserem Körper, der symbolisch »Ich öffne mich, ich bin ganz für dich da« und »Ich verschließe mich, ich bleibe allein bei mir« unterscheidet. Das erklärt die enorme Wichtigkeit dieser Muskelgruppen für unser Erleben als Mensch und Frau.

Nun sind Schwangerschaft, Geburt und Stillen natürlich Zeiten, in denen dieses »Ich öffne mich dir in Hingabe« an Bedeutung gewinnt. Darum sollte mit einem stark aufbauenden Beckenbodentraining erst nach Abschluss des Wochenbettes, etwa 6–8 Wochen nach der Geburt, begonnen werden, wenn Mutterliebe und Milch gut fließen.

Gerade Frauen, die ihr erstes Kind geboren haben, haben gar nicht selten das Gefühl, den Beckenboden gar nicht mehr kontrollieren zu können. Dann ist es hilfreich, sich ganz bewusst vorzustellen, dass die Geburt nun tatsächlich vorüber ist und der Beckenboden wieder elastisch schließen kann. Versuchen Sie folgende Tipps für eine kräftige und elastische Beckenbodenmuskulatur.

- Versuchen Sie es mit einem ausgelassenen Tanz, schwingen Sie befreit und mit weichen Bewegungen dazu Ihr Becken.
- Schnalzen Sie fest und häufig mit der Zunge und stellen Sie sich dabei vor, wie der Beckenboden versucht, sich mitzubewegen, indem Sie aktiv die Schließmuskeln anspannen und leicht nach innen ziehen.
- Gehen Sie immer wieder bewusst einige Schritte leicht federnd auf dem Fußballen (Zehenspitzen).
- Legen Sie sich einen Tennisball unter einen Fuß und rollen Sie mit leichtem Druck den Ball circa 5 Minuten auf der Stelle, dann mit dem anderen Fuß. Dies ist eine hervorragende Fußgymnastik, die einen guten Stand fördert und damit Ihren Beckenboden vor einseitigen Belastungen schützt.

Auf keinen Fall sollten Sie mit Bauchmuskeltraining beginnen, ehe der Beckenboden wieder kräftig und stark ist. Das Zusammenziehen der Bauchmuskulatur belastet nämlich indirekt durch erhöhten Druck im Bauchraum den Beckenboden. Bauch, Rücken und Beckenboden müssen gleichermaßen gestärkt werden, dann spielen sie zum gegenseitigen Schutz zusammen. Eine funktionierende Beckenbodenmuskulatur federt wie ein Trampolin elastisch mit, eine Hängematte dagegen kann kaum Kraft aufbringen.

Das ist ein wunderbares Beispiel dafür, wie komplex und perfekt unser weiblicher Körper funktioniert!

Haut und Haare

Für viele Frauen ist die Schwangerschaft in jedem Sinne die schönste Zeit: Die Hoch-Zeit der Hormone lässt sie erblühen, Haut und Haare sind kräftig und rein wie nie, ein Strahlen umgibt sie und macht sie wunderschön.

Leider ändert sich dies nicht selten irgendwann während der Stillzeit. Insbesondere Haarausfall ist dann ein häufiges Problem. Meistens finden sich keine medizinischen Gründe dafür, die Hormonumstellung und das Anstrengende des Stillens tun das Ihre.

Wirklich schlimm ist das nicht. Es hört irgendwann ganz von allein wieder auf. Aber natürlich tragen Haarausfall und unreine Haut in diesen Monaten, in denen Sie ohnehin so wenig zu sich selbst kommen, nicht zum Wohlgefühl bei.

Alternative Behandlung

Brennnessel- und Zinnkrauttee kräftigen Haut und Haare und wirken Haarausfall entschieden entgegen. Trinken Sie ½ Liter Tee täglich. Dafür übergießen Sie 2 Esslöffel des getrockneten Krauts (erhältlich in jeder guten naturheilkundlich orientierten Apotheke) mit abgekochtem Wasser und lassen das Ganze 10 Minuten ziehen.

Silicea versorgt Haut, Haare und Nägel mit allem, was nötig ist, damit sie glänzen, und ist als Kieselerde oder Kieselsäure in Kapseln in Drogeriemärkten erhältlich.

Nahrungsergänzungsmittel können insbesondere dann sinnvoll sein, wenn Sie durch das Stillen sehr ausgezehrt sind und einfach nicht die Zeit für gesundes Kochen finden. Fragen Sie nach entsprechenden Präparaten, zum Beispiel Orthomol Natal (Orthomol) oder aufbauenden Säften zum Beispiel von Weleda oder in Naturkostläden.

Homöopathie

Versuchen Sie gleich folgende Zauberkügelchen, jeweils 2–3-mal 4 Kügelchen täglich in der Dosierung D12. Das richtige Mittel wird prompt helfen!

Lycopodium clavatum (Bärlapp): Haarausfall kurz nach der Geburt und Schwierigkeiten mit der Verdauung, weil alles Essen bläht? Dann sollten Sie den homöopathischen Bärlapp versuchen. Dieses Mittel hilft auch Frauen, denen es schwer fällt, sich auf die neue Lebenssituation mit dem Kind ganz einzulassen, denen die Nähe und Verbindlichkeit auch mal zu viel werden.

Natrium muriaticum (Kochsalz): Das homöopathische Kochsalz ist das Hauptmittel für Haarausfall in der Stillzeit, Haarausfall, der erst im Laufe der ersten Lebensmonate Ihres Babys auftritt. Natrium-Globuli helfen insbesondere, wenn Sie Ihre Mutterpflichten überaus ernst nehmen, ernster als Ihnen gut tut.

Platinum (Platin): Platin-Globuli passen für Haarausfall kurz nach der Geburt bei Frauen, die sich durch Stillen und Babyzeit eingeengt fühlen und sich mehr Freiheit und Bewegungsradius wünschen. Wie es halt vor der Schwangerschaft war. Aber alles kann man eben nicht auf einmal haben.

Sulfur (Schwefel): Die Kügelchen aus Schwefel-Substanz helfen den hoffnungsvollen Träumerinnen. Viele wunderschöne Gefühle und der Alltag erscheint dann oft mühsam. Hilft bei Haarausfall, der kurz nach der Geburt auftritt.

Einen Rhythmus finden

Ihr Kind braucht Sie rund um die Uhr. Da kommen die eigenen Bedürfnisse oft zu kurz. Vor allem das Bedürfnis nach Schlaf.

Ein Neugeborenes schläft circa 18 Stunden am Tag. Nach ein paar Wochen reichen Kindern oft auch 15–16 Stunden Schlaf aus, um fit und wach den Tag zu erleben. Mehr als die Hälfte der Kinder wacht auch nach dem 6. Lebensmonat noch 2-mal nachts auf. Wenn Kinder 6 Stunden am Stück in der Nacht schlafen, spricht man von durchschlafen. Aber tatsächlich wacht jeder Mensch nachts öfter auf. Allerdings können wir in der Regel sofort wieder weiterschlafen und uns deshalb am Morgen nicht mehr daran erinnern. Ihrem kleinen Kind geht es nicht anders. Die kurzen Wachphasen werden dazu genutzt um nachzusehen, ob die Eltern auch wirklich in der Nähe sind, und um zu essen.

Der Tagesrhythmus wird in den ersten 3 Monaten vom Hunger bestimmt. Erst dann etabliert sich langsam ein angepasster Biorhythmus an den Tagesablauf in der Familie, der aber grundlegend mit davon bestimmt wird, ob Ihr Kind eher zu den Eulen oder zu den Lerchen gehört (siehe »Eule oder Lerche«, Seite 42).

Wie findet mein Kind in den Schlaf?

Sie können Ihrem Kind helfen, indem Sie für die Nachtruhe ein kleines Ritual einführen. Singen Sie abends immer das gleiche Lied, vielleicht sprechen Sie ein kleines Gebet, streicheln Sie es liebevoll und helfen Sie ihm, zur Ruhe zu kommen. So verbindet Ihr Kind die Nacht damit, dass alles dunkel und leise wird.

Wickeln Sie nachts nur, wenn die Windel wirklich voll ist. Lassen Sie das Wechseln der Windeln nachts nicht zum Ritual werden. Es ist bewiesen, dass wir alle im Dunkeln einen erholsameren Schlaf finden. Ihr Kind fürchtet sich nicht in der Dunkelheit. Falls Ihr Kind weint, wenn Sie das Licht ausschalten, dann eher weil es nun nichts mehr zu sehen gibt. Spätestens wenn es eingeschlafen ist, sollten Sie auch kleine Nachttischleuchten ausschalten.

Am leichtesten schlafen Kinder ein, wenn sie zeigen, dass sie müde sind. Anfangs ist dies nach circa 45–75 Mi-

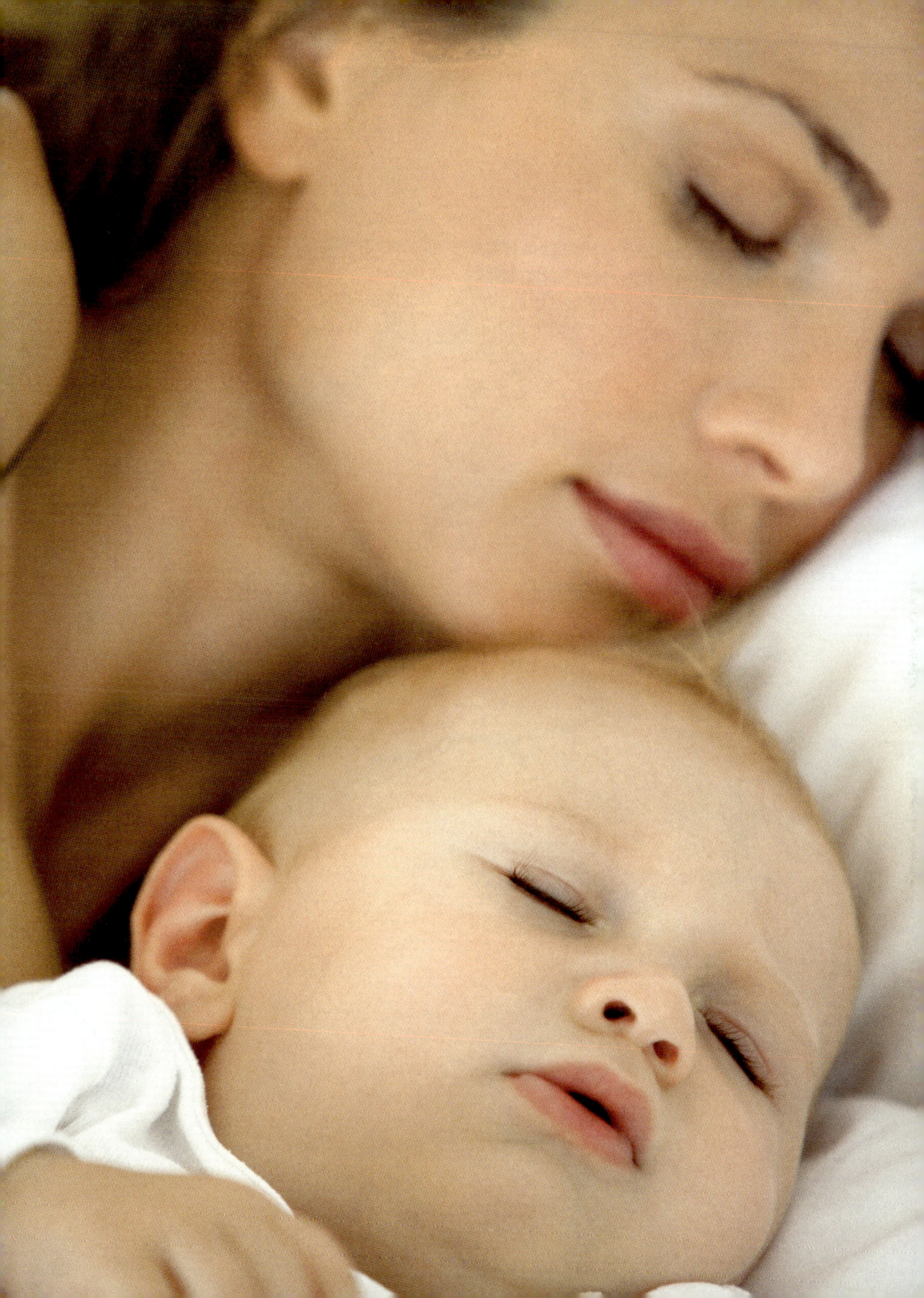

nuten der Fall, nach ein paar Monaten schaffen Babys durchaus auch 1 ½–2 Stunden am Stück wach zu sein. Wichtig ist, Müdigkeitsanzeichen nicht mit Langeweile zu verwechseln. Quengeliges Verhalten zeigt in den ersten Monaten fast immer Hunger oder Müdigkeit an.

- Wenn Sie den passenden Zeitpunkt zum Einschlafen versäumen und Ihr Kind stattdessen von seiner Müdigkeit ablenken, dauert es oftmals erneut bis zu 45 Minuten, bis es wieder zur Ruhe kommen und einschlafen kann.

Wenn Sie das Zeitfenster zum Einschlafen mehrmals am Tag übersehen, wird Ihr Kind immer unruhiger und prompt auch schwerer einschlafen können. Oftmals schreien sich Babys dann regelrecht in den Schlaf.

Nachlassende Aufmerksamkeit, fahrige, unkoordinierte Arm- und Beinbewegungen und haltlos im Raum umherschweifende Augen sind häufig erste Anzeichen von Müdigkeit. Diese sind oftmals vor den Klassikern wie Gähnen, Augenreiben oder Ohrenzupfen zu beobachten.

- Beobachten Sie Ihr Kind mit innerlicher Ruhe, Aufmerksamkeit und Einfühlungsvermögen. Nehmen Sie sich Zeit, die Körpersprache Ihres Kindes zu erlernen. Je schneller Sie auf die Bedürfnisse Ihres Babys reagieren, umso zufriedener wird es sein.

Oh je – Babygeschrei

Babygeschrei ist das Natürlichste von der Welt. In den ersten Lebenstagen weinen kleine Kinder oft noch sehr wenig. Mit einigen Wochen allerdings steigert sich das Weinen und erreicht bei den meisten Kindern mit 6 Wochen den Höhepunkt. Am häufigsten sind Schreiphasen gegen Abend, zu einem Zeitpunkt, an dem auch die Eltern gern zur Ruhe kommen würden.

- Weinen ist eine Möglichkeit der Kommunikation. Ein Kind kann damit ausdrücken, dass es Hilfe braucht, es kann aber auch ein Ausdruck von Frustration sein, besonders wenn sich ein neuer Entwicklungsschritt anbahnt.

Nach Aufregendem wie fremden Besuchern, dem Bestaunen eines besonders bunten Bildes oder irgendwie Erschreckendem ist Weinen auch hervorragend geeignet, um emotionale Spannungen abzubauen. Kleine Kinder können noch nicht aufgeregt und aus sich heraus sprudelnd erzählen, um sich zu entlasten. Also schreien sie einfach alles heftig heraus.

Nicht jedes Weinen ist zu verhindern oder verlangt gar danach, dass Eltern aktiv handeln. Oft brauchen die Kinder einfach nur jemanden, der bei ihnen ist und ihnen »zuhört«. Kleine Kinder verstehen Körpersprache besser als Worte. Wenn Ihr Kind sich auf Ihrem Arm sicher fühlt und dort spürt, dass Sie entspannen können, kann auch Ihr Kind leichter einschlafen und zur Ruhe kommen. Nicht selten verweigern Kinder gänzlich zu schlafen, wenn die Personen in ihrer Umgebung gestresst und unruhig sind oder unter erhöhter Anspannung stehen. Gelassenheit und ein entspannter sicherer Körperausdruck hingegen wiegen Kinder in Sicherheit und sie trauen sich schneller und leichter einzuschlafen.

Finden Sie heraus, was für Sie und Ihr Kind hilfreich ist, um mit ausreichend Schlafphasen gut durch den Tag zu kommen. Das können Tragehilfen wie Tragetücher oder ein Schlafplatz nah bei Ihnen sein. Kinderzimmer, Gitterbettchen und Kinderwagen sind eine Erfindung der jüngsten Zeit unserer Zivilisation und aus biologischer Sicht sicherlich nicht notwendig.

- Denken Sie immer daran: Man kann Kinder nicht dadurch verwöhnen, dass sich Eltern liebevoll, einfühlsam und ihrem Entwicklungsstand entsprechend kümmern.

Tipp

Atmen Sie selbst tief durch, spüren Sie bewusst den Boden unter Ihren Füßen, versuchen Sie Stress abzuschütteln oder schließen Sie kurz Ihre Augen. Vielleicht hilft es auch, ein ruhiges Lied zu summen.

Finden Sie heraus, wie Sie selbst am besten binnen Minuten entspannen können. Und das gilt selbst, wenn Ihr Kind einmal längere Zeit am Stück weint oder sich gar heftig einschreit, ohne sich beruhigen zu lassen. Je gelassener Sie selbst bleiben und darauf vertrauen, dass jede Schreiphase auch wieder ein Ende findet, desto schneller wird sie auch tatsächlich vorüber sein.

Babys schlafen besonders gut, wenn sie dabei gewohnte Geräusche hören. Der Mensch gehört evolutionsbiologisch zu den Säugetieren. Diese werden auch Traglinge genannt. Sie verstehen nun, warum Ihr Baby sich am sichersten fühlt, wenn es immer andere Menschen in seiner unmittelbaren Nähe weiß.

Kleine Kinder haben häufigere und ausdauerndere Traumphasen als Erwachsene. Während dieser Zeit arbeitet das Gehirn auf Hochtouren, um das in den Wachphasen Aufgenommene zu verarbeiten. Nah bei Ihnen wird das am allerbesten gehen.

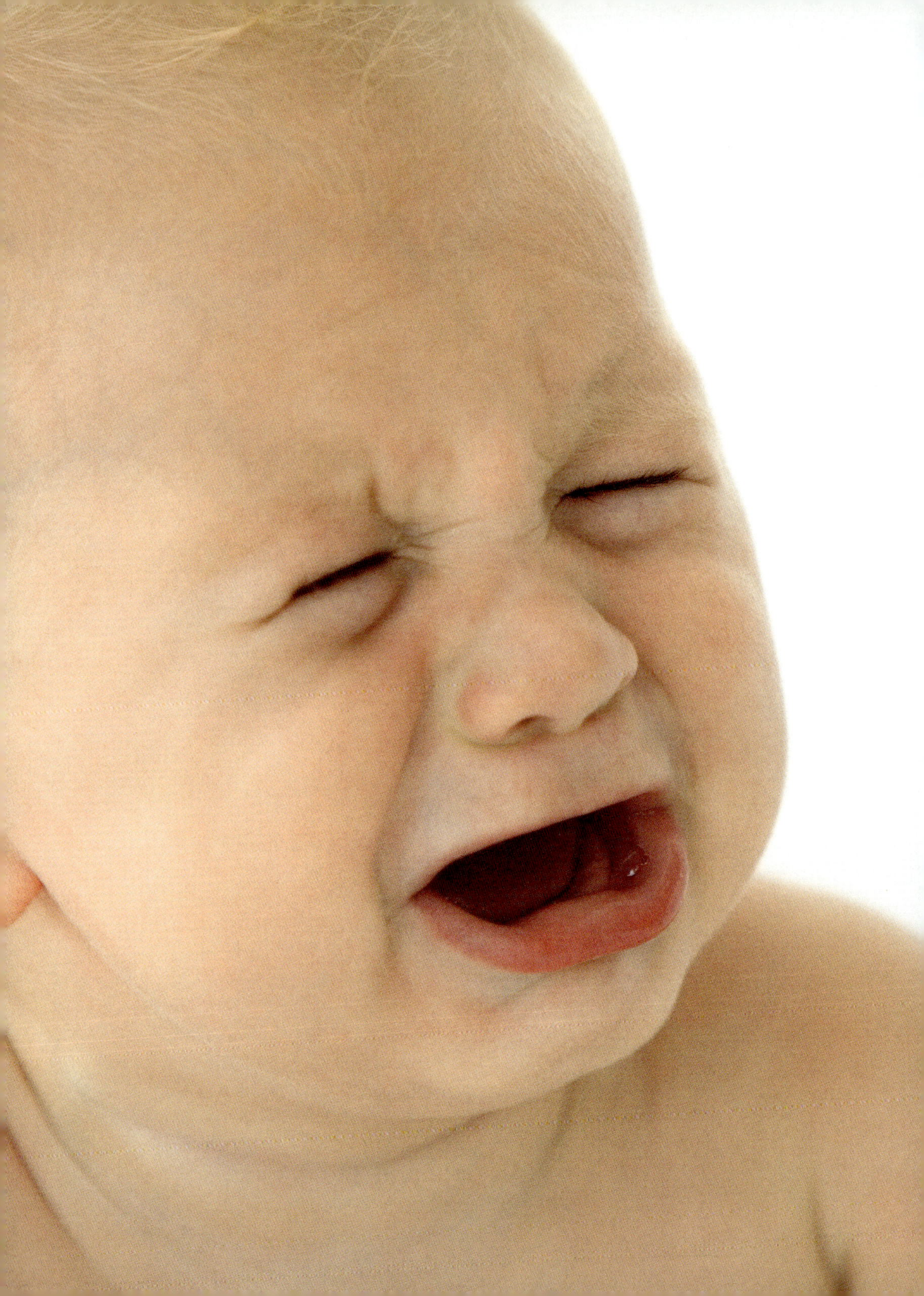

Was Sie für Ihren Schlaf tun können

Das Leben mit einem Baby verändert den Tagesablauf komplett. Im Berufsleben ist ein Arbeitstag, gleich wie lang er ist und wie viel man arbeitet, irgendwann vorbei. Mutter dagegen sind Sie rund um die Uhr. Alles kreist am Anfang um das kleine Wesen, und die ersten Wochen sind oftmals sehr anstrengend und ganz anders als erwartet, auch wenn sie viel Aufregendes und unglaublich Schönes für die jungen Eltern bereithalten. Kein Wunder also, wenn Schlafmangel Sie durch die erste Zeit begleitet.

Versuchen Sie sich gedanklich auf die neue Situation einzustellen. Das nimmt den Schrecken, dass Sie nun keinen Feierabend im klassischen Sinn mehr haben. Gönnen Sie sich genügend kleine Pausen während des Tages und haushalten Sie mit Ihren Kräften, da Sie nicht wissen, ob Sie sich in der Nacht genügend ausruhen können. Ein Mittagsschläfchen ist Balsam für gestresste Nerven und wichtiger, als noch schnell etwas im Haushalt zu erledigen, während Ihr Baby schläft. Niemand wird vorbeikommen und Ihnen eine Auszeichnung oder eine Medaille für ausgezeichnete Haushaltsführung verleihen. Wenn Sie hingegen möglichst ausgeruht und gelassen den Alltag gestalten, profitieren davon Ihr Kind, Sie selbst und Ihre ganze Familie.

Gehen Sie viel an die frische Luft. Nehmen Sie sich immer nur wenig vor, was Sie am Tag erledigen wollen. Sie wissen ja: Es dauert einfach seine Zeit, bis Sie und Ihr Kind ein eingespieltes Team sind. Und leider hilft es gar nichts, abends bereits zu grübeln, wie die Nacht wohl werden wird. Nehmen Sie sich fest vor, jede mögliche Minute nachts fest und tief zu schlafen und trotzdem Ihr kleines Kind zu hören, wenn es Sie braucht. Mit etwas Übung kann man sich selbst tatsächlich entsprechend programmieren.

Alternative Behandlung

Mutter Natur weiß so manche gute Hilfe, wenn das Schlafen zum Problem geworden ist.

- Baldrian verkürzt die Einschlafzeit und verbessert die Schlafqualität. Beinahe ein Muss für alle unfreiwillig Nachtwachenden.
- Hopfen ist ein mildes Beruhigungsmittel, das schlaffördernd und entkrampfend wirkt.
- Kamille ist ein wunderbares Beruhigungsmittel, nicht nur für Kinder. Sie wirkt krampflösend und mild beruhigend.
- Lavendel duftet nicht nur wunderbar, sondern wirkt entspannend, beruhigend und klärend auf schwarze Seelenwolken. Bei allen Einschlaf-

störungen, Unruhezuständen und Nervosität sehr hilfreich!

- Passionsblume aus dem tropischen Regenwald wirkt schlaffördernd, mild beruhigend und entkrampfend und hilft auch bei Angst- und Panikzuständen.

Als Tee gekocht können Sie auch mehrere Pflanzen miteinander kombiniert trinken. Wählen Sie eine oder mehrere dieser Heilpflanzen entsprechend Ihrer persönlichen Situation aus. Ihre Apotheke mit gutem naturheilkundlichen Schwerpunkt wird Sie gerne beraten.

Für Ihren Schlaftee sollten Sie 1 Esslöffel Heilpflanzenmischung mit ½ Liter kochendem Wasser übergießen und diesen Sud 10 Minuten ziehen lassen. Nicht zuletzt ist das Teetrinken eine wunderschöne Kultur und kann wie ein Ritual wirken: »Jetzt bin ich mal dran. Jetzt gönne ich mir ein wenig Zeit und Gutes!« Wie schön!

Eine wundervolle Alternative, gerade auch für Kräuterteemuffel, sind Urtinkturen, zum Beispiel von der Firma Alcea. Diese entsprechen destillierten Pflanzenextrakten und sind so hochwirksam, dass Sie jeweils nur wenige Tropfen brauchen. Die Hersteller haben sich intensiv nicht nur mit der pharmakologischen Wirkung der Pflanzen, sondern auch mit deren Seelenthema beschäftigt. So lehren sie, dass Lavendel als Lavandula-Urtinktur eine stark klärende Wirkung hat. Der Begriff Lavendel kommt schließlich aus dem Lateinischen von lavare (reinigen). Gerade wenn Schlafstörungen in Zeiten schwieriger Lebensumstände und großer Veränderungen auftreten, kann der Lavendel, so angewendet, immens hilfreich sein.

Homöopathie

Schlafprobleme sind wie alle gestörten Regelkreisläufe eine Domäne der Homöopathie. Die detaillierte Beschreibung der homöopathischen Arzneimittelbilder ermöglicht eine genau auf die persönliche Problematik zugeschnittene Arzneimittelwahl. So finden sich genaue Angaben der Aufwach- oder Nicht-Schlaf-Zeiten für jedes Mittel. Homöopathie ist eben die »Medizin der Person« und ermöglicht ein ganz individualisiertes Vorgehen. Auch begleitende gesundheitliche Probleme oder aber auslösende Lebensumstände finden hier Gehör.

Gerade bei Schlafproblemen, die erst nach der Geburt Ihres Kindes entstanden sind, finden Sie unter den folgenden Mitteln sicher das für Sie richtige. Versuchen Sie es in der Dosis D12, am Morgen, am späten Nachmittag und vor dem Zubettgehen je 4 Globuli. Schlafen Sie daraufhin besser, aber noch nicht gut, können Sie auch vorsichtig die Potenz C30 versuchen, einmalig 4 Kügelchen, die Sie erst dann wiederholen sollten, wenn die Mittelwirkung nachlässt.

Arsenicum album (Arsen): Ängstlichkeit, aufgeregte Ruhelosigkeit und panische Verzweiflung stehen im Mittelpunkt der Wirkung der Arsenverbindung. Extremes Frieren, Kopfschmerzen, Durchfall und Magenschmerzen entstehen vor diesem Hintergrund. Und verständlicherweise Schlaflosigkeit mit typischem Erwachen zwischen Mitternacht und 1 Uhr morgens, Ruhelosigkeit und Albträumen.

Cocculus: Mittel aus den getrockneten Früchten des Cocculus-Strauchs. Ganz wichtiges Mittel für Mama in der Babyzeit! Erschöpfung, Schwindel, Kopfschmerzen, Übelkeit, Schlaflosigkeit, all das ausgelöst durch Schlafmangel, durch ständiges Sorgen für jemand anderen, nämlich Ihr Baby? Das genau ist die Symptomatik von Cocculus.

Coffea (Kaffee): Überreizt oder überdreht ist wohl das beste Wort, um den Kaffee-Zustand zu beschreiben. Alle Sinne sind wie übererregt und dementsprechend wird Schlaf zur Mangelware. Coffea erwacht durch das geringste Geräusch, die Gedankenflut macht jedes Schlafen unmöglich.

Kalium carbonicum (Kaliumkarbonat, Pottasche): Typisch für diese Kalium-Verbindung ist Aufwachen zwischen 2 und 4 Uhr. Unruhiges Schlafen, Reden und erschrecktes Hochfahren im Schlaf sowie grundlose Schlaflosigkeit, weil Sie einfach die Tagesgeschäfte nicht loslassen können, sind typische Kalium-Symptome. Dann unbedingt versuchen!

Nux vomica (Brechnuss): Die Brechnuss kommt typischerweise infrage bei nächtlichem Erwachen um 3 oder 4 Uhr morgens und Wachbleiben vor lauter Gedanken an die Arbeit. Nux vomica ist das Mittel für Manager, alle Stressgeplagten, für alle, die mit höchstem Anspruch und gereizt alles perfekt machen wollen. Und irgendwann nicht mehr schlafen können. Vielleicht trifft das auch auf Ihren Wunsch, eine wirklich perfekte Mutter zu sein, zu?

Sulfur (Schwefel): Schwefel ist eine großartige homöopathische Arznei mit vielen Gesichtern. Hilft bei Schlaflosigkeit, nachdem man 3–4 Stunden gut geschlafen hat und dann den Rest der Nacht nur noch dahindöst und Albträume hat. Sulfur schläft bevorzugt auf der linken Seite und hat oft Verdauungsprobleme wie übelriechenden Durchfall und Blähungen. Schmerzen werden als brennend empfunden.

Jetzt sind wir eine Familie

Mit der Geburt des ersten Kindes wird aus einem Paar eine Familie. Das bringt viele Veränderungen mit sich.

Die Geburt eines Kindes verändert die Paarbeziehung gravierend. Bisher haben das Arbeitsleben und die Spontaneität in der Freizeitgestaltung das Leben gestaltet. Nun sind es der Rhythmus und die Bedürfnisse des Babys.

In Deutschland wird jede 3. Ehe geschieden, am häufigsten in den ersten Jahren nach der Geburt des ersten Kindes. Viele Paare kommen mit den Veränderungen, die das Familienleben mit sich bringt, nicht zurecht.

Wenn aus Partnern Eltern werden

Je kinderfreundlicher die Freizeitgestaltung des Paares vor der Ankunft des Nachwuchses bereits war, umso einfacher wird die Umstellung ins Familienleben fallen. Der Bar-Besuch nach einem langem Arbeitstag, Partys und feiern durch die Nacht, lange Kinoabende, ausdauernde Sportaktivitäten, spontane Kurztrips mit Freunden hingegen lassen sich nur mehr schwer oder gar nicht integrieren.

Für die Veränderungen haben Freunde ohne Kinder häufig kein Verständnis, und so reduzieren und ändern sich die sozialen Kontakte. So erleben manche Paare eine regelrechte Krise. Sie fühlen sich erschlagen von der Verantwortung für das Kind, trauern der Zeit zu zweit nach und können sich gar nicht auf die veränderte Situation einlassen.

Wie so oft im Leben ist es die Kunst, die Situation von ihrer schönsten Seite aus zu betrachten und nicht mit ihr zu hadern. Ihr Baby wird von nun an bei Ihnen leben. Da erleichtert es die Freizeitgestaltung, mit anderen Eltern statt mit Singles befreundet zu sein, und das bietet auch Austauschmöglichkeiten. Es gibt unendlich viele schöne Aktivitäten mit Kindern. Vielleicht fehlt Ihnen zurzeit nur der Blick hierfür? Wie heißt es so schön, geht irgendwo eine Tür zu, wird woanders wieder eine neue Tür aufgehen.

- Es ist ein großes Abenteuer, die Elternschaft bewusst zu leben. Denken Sie sich nichts dabei, wenn Sie nicht nur Freude verspüren und alles perfekt und mit links meistern. Schwierigkeiten gehören eben auch dazu.

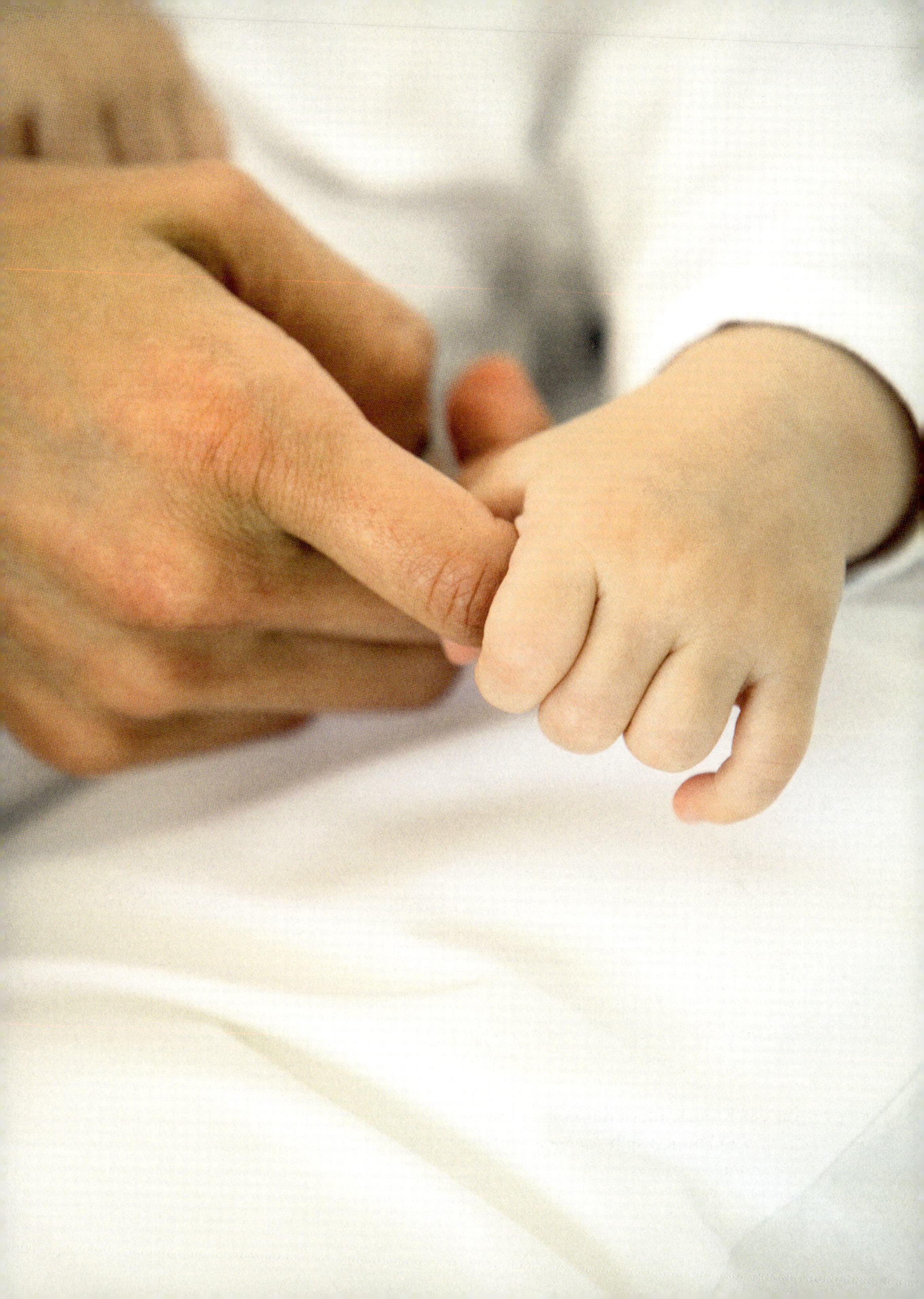

Tipp

Wichtig ist es, mit dem Partner in Kontakt zu bleiben, aktive Redezeit für einander einzuplanen und Rücksicht aufeinander zu nehmen. Junge Väter erleben nicht selten Phasen von Eifersucht auf die enge Verbindung zwischen Mutter und Kind. Frauen hingegen, die zu Hause das Baby versorgen, beneiden ihre Männer um die Möglichkeit, aktiv am Arbeitsleben teilhaben zu können. Die Unzufriedenheit mit den eigenen Bedürfnissen führt leider allzu oft dazu, dem anderen Vorwürfe zu machen, statt offen darüber zu sprechen.

Schlafmangel, Stress und Zeitdruck sind nicht die besten Voraussetzungen, um Konflikte zu lösen. Bedenken Sie aber: Herunterschlucken funktioniert selten! Unzufriedenheiten, die einfach hingenommen werden, neigen dazu, zu einem anderen, meist komplett unpassenden Zeitpunkt wieder aufzubrechen. Dies kann zu heftigen, unfair ausgetragenen Konfliktsituationen führen, in denen alles mehr oder weniger unreflektiert in einen Topf geworfen wird. Da ist heftigstes Streiten beinahe vorprogrammiert.

Bleiben Sie darum unbedingt miteinander im Gespräch. So können Sie sich nicht nur über Ihre augenblicklichen Gefühle, sondern auch über Ihre Vorstellungen, die Sie voneinander in der neuen Rolle als Eltern haben, austauschen. Was bedeutet für Sie, eine »gute Mutter«, was ein »guter Vater« zu sein?

Für nicht wenige Erwachsene kommt es erst zur endgültigen Abnabelung vom eigenen Elternhaus, wenn sie selbst Eltern werden. Eltern zu sein verändert oftmals unsere Wahrheiten von der Welt genauso wie die Sichtweise, die wir von uns selber und von anderen Menschen haben. Wenn Sie es schaffen, sich offen und mit Empathie mit Ihrem Partner auszutauschen und Verständnis füreinander zu haben, kann das Leben mit Kindern eine wundervolle Bereicherung auch für Ihre Partnerschaft sein.

Was mit dem zweiten Kind anders wird

Die wissenschaftlichen Erkenntnisse, welcher Abstand zwischen Kindern denn nun der vermeintlich richtige ist, ändern sich ständig. Fakt ist, jedes Elternpaar erlebt die Belastung durch ein Kind anders und jedes Kind hat andere Bedürfnisse. Mag für den einen die Idee, dass die Kinder mit möglichst wenig Abstand nah beieinander aufwachsen und damit Baby- und Kleinkindalter für beide Kinder in einem Abwasch zu erledigen ist, die passende sein, bekommen andere Eltern hingegen Panik, wenn sie sich vorstellen, 2 Wickelkinder versorgen zu müssen. Wichtiger als psychologischen Empfehlungen zu folgen ist es, dass Sie selbst spüren, was sich für Sie und Ihren Partner richtig anfühlt.

Welcher Abstand ist richtig?

Jeder Altersabstand hat seine Vorteile. Die Belastungen für die Eltern sind geringer, wenn die Kinder wenigstens 2 ½, besser 3 Jahre auseinander sind. Ihr Erstgeborenes ist dann schon den Windeln entwachsen und kann verbal gut mit Ihnen kommunizieren. Partnerschaften werden oft erst wieder 2 Jahre nach der Geburt des ersten Kindes so stabil, dass sie den Belastungen eines 2. Kindes standhalten. Jedes weitere Kind verändert die Familienkonstellation erneut, da mehr Interaktionen untereinander möglich werden.

Beim 2. Kind sind Sie bereits routinierter. Sie machen sich weniger Gedanken und fühlen sich sicherer. Jedoch erwartet Sie mehr Arbeit als bisher, denn Ihr Erstgeborenes braucht weiterhin Ihre Aufmerksamkeit und Fürsorge. Das dürfen Sie bei aller Sorge um das Neugeborene nicht vergessen.

Die Geschwisterkinder

Wenn ein Baby geboren wird, machen die Geschwisterkinder innerhalb von Tagen einen großen Entwicklungsschub durch. Eigentlich klar, denn so viel hat sich bisher in kurzer Zeit für sie noch nie verändert. Ihr Kind muss in seine neue Rolle erst hineinfinden. Bleiben Sie deshalb aufmerksam und feinfühlig, was seine Bedürfnisse angeht.

Vielleicht macht es kurzzeitig einen Rückschritt und fällt ins Babyverhalten zurück. Meist ist hier Nachgeben der beste Rat. Hält der Zustand an, ist Konsequenz angesagt. Wer Baby sein will, ist es dann auch ganz. Das heißt, es gibt nur Milch zu trinken, Babyspielzeug und es wird geschlafen, wenn das Neugeborene schläft. Ihrem Kleinkind wird dies ganz schnell zu langweilig werden. Machtkämpfe mit den Eltern sind häufig, denn schließlich sind die Erstgeborenen nun wirklich »groß« und wollen auch so behandelt werden.

- Nehmen Sie sich Zeit darüber nachzudenken, wo und wie Grenzen erweitert werden können, dem Entwicklungsstand Ihres Großen angepasst.

Viele Geschwisterkinder verändern ihr Bindungsverhalten zur Mutter nach der Geburt. Sie spüren intuitiv, dass ein kleines Baby die Mama nun ganz besonders braucht. Wichtig ist deshalb, dass der Vater und auch nahe Verwandte besonders liebevoll und aufmerksam zu den größeren Kindern sind, sodass sie nicht zu sehr über die veränderte Situation mit der Mutter trauern. Als Mutter können Sie Ihrem Großen helfen, indem sie ihm besonders häufig sagen, wie lieb sie es haben und wie froh und glücklich Sie sind, schon so ein großes Kind zu haben.

Geschwisterkinder hören auch sehr gerne Geschichten von sich selbst als Baby. Aber vergleichen Sie nicht, sondern erzählen ihm, was für ein besonders tolles und liebes Baby es selbst war. Integrieren Sie Geschwister in die Pflege des Neugeborenen und seien Sie nicht zu übervorsichtig. Babys halten viel mehr aus, als Sie denken, und Kleinkinder müssen einfach ausprobieren, wie viel sie dem Baby zumuten können, bis es anfängt zu weinen.

- So wichtig es ist anzuerkennen, dass die älteren Geschwister nun mehr können, achten Sie darauf, Ihre »Großen« nicht zu überfordern. Denn sie haben emotionale Bedürfnisse wie die Kleinen.

Hilfreich ist es, wenn Sie selber Ihre eigene Geschwisterposition in der Familie überdenken und sich mit Ihrem Partner austauschen. Zu schnell rutscht man als Eltern in die Gefahr, nur die Position des Kindes zu stärken, mit der man selbst vertraut ist. Ein Elternpaar, das selbst als Zweit- oder Drittgeborene aufgewachsen ist, hat oftmals große Probleme, sich in sein Erstgeborenes einzufühlen. Und erstgeborene Elternpaare stärken seltener die Position der jüngeren Geschwisterkinder.

Tauschen Sie sich deshalb mit Ihren Geschwistern aus, versuchen Sie sich in die verschiedenen Positionen einzufühlen, besorgen Sie sich Bücher, lassen Sie sich von Ihren Eltern deren Sichtweise erzählen, tauschen Sie sich im Freundeskreis aus. Verschiedene Standpunkte und Sichtweisen sind hier Gold wert, Ihren Kindern innerhalb der Familie einen guten, wertvollen Platz einzuräumen.

Sexualität und Verhütung

Wann nach der Geburt wird Sexualität wieder ein Thema für Sie und Ihren Partner sein? Auf diese Frage gibt es keine allgemeingültige Antwort. Der richtige Zeitpunkt ist einzig der, den Sie spüren. Manche Paare brauchen wenige Wochen, andere Monate, manche auch länger, ehe sie nach einer Geburt wieder Sexualität leben möchten. Die Mutter- und Vaterrolle muss gefunden und erprobt werden, für die Partnerschaft bleibt anfangs nicht mehr viel Zeit und Energie.

- Es gibt nicht DIE, sondern nur IHRE Wahrheit. Erlauben Sie sich bedingungslos, diese zu spüren und zu leben. Es gibt kein Richtig und kein Falsch in der Frage Sexualität.

Nun ist es wichtig wie nie, wirklich ehrlich über Ihre Wünsche nach Sexualität oder auch nicht und Ihren Wunsch nach Nähe und Zärtlichkeit mit Ihrem Partner zu sprechen. Vielleicht entsteht gerade jetzt eine ganze neue und authentische Gesprächskultur zwischen Ihnen? »So ist es gerade jetzt wirklich für mich!« Sie werden staunen, wie gut das tut, so miteinander sprechen zu können!

Guter Rat: Üben Sie sich in Ich-Botschaften! Das sind Sätze, die Ihr Empfinden, Ihre Wahrheit ausdrücken und damit versuchen, Beurteilungen des anderen zu vermeiden. »Mir ist nach der intensiven Erfahrung von Geburt und all dem Neuen des Mutterseins im Augenblick noch gar nicht wieder danach, Sexualität zu leben.« Ist doch viel ehrlicher und wohltuender als: »Du denkst immer nur an Sex und nimmst keine Rücksicht auf mich!« Auch wenn das anfangs ungewohnt klingt, Ich-Botschaften kann man lernen und üben.

GUT ZU WISSEN

Umstände machen Lust

Wenn Sie merken, dass der zu anstrengende Alltag oder die ständig unterbrochenen Nächte mit dem Baby Ihrer Lust im Wege stehen, können Sie in Ruhe nach Lösungen suchen. Vielleicht wäre es, nachdem ein paar Wochen oder Monate vergangen sind, doch sinnvoll, sich 1-mal in der Woche einen Babysitter zu gönnen, um neben Windeln und Babys Bedürfnissen auch wieder einmal Paarzeit genießen zu können? Vielleicht möchten Sie genau dazu Ihre Mutter oder Schwiegermutter einspannen, die Sie bislang ganz bewusst nur in der Besucherrolle haben wollten, um die Zeit mit Ihrem Kind allein erleben und genießen zu können?

Seien Sie erfinderisch, gönnen Sie sich unbedingt die Hilfe und Unterstützung, die Sie brauchen! So wird es leicht, neben der Mutterschaft auch die Frau und Partnerin in sich zu leben und rundum zu genießen.

Wenn Babys Schlafplatz in Ihrem Schlafzimmer oder Ihrem Bett ist, genießen Sie vielleicht ein gemeinsames Bad mit Ihrem Liebsten oder gestalten sich ein Liebesnest in einem anderen Raum in Ihrem Haus. So können Sie Ihr Baby zwar hören, sich und Ihre Sinne aber sonst auf Ihren Partner einlassen. Vielleicht ändert sich auch die Tageszeit, in der Sie Lust aufeinander haben. Seien Sie einfach erfinderisch.

Sie sind für eine gelingende Kommunikation in der Partnerschaft ungemein wichtig, das wissen Paartherapeuten.

Solange Sie voll und regelmäßig stillen, wird Ihre Fruchtbarkeit sehr wahrscheinlich in den Startlöchern warten. Es findet kein Eisprung statt. Dies gilt allerdings nur, wenn die Stillabstände höchstens 4 Stunden betragen, und auch nur fast immer. Es gibt Ausnahmen, Frauen, bei denen das anders ist.

Wenn Sie nach der Geburt sicher nicht gleich wieder schwanger werden wollen, müssen Sie verhüten. Daran führt kein Weg vorbei. Sie können zwischen folgenden Möglichkeiten wählen:

- Kondome sind als mechanische Verhütung praktisch, sicher und nebenwirkungsfrei. Sie stellen, gerade wenn Sie nur gelegentlich Sexualität leben, eine einfache und gute Möglichkeit der Verhütung dar.
- Alternativ oder in Kombination können Frauen auch ein Diaphragma wählen. Dies setzt allerdings eine gute Rückbildung der Gebärmutter voraus. Und hier sind die richtige Größe und der perfekte Sitz das Nonplusultra. Fragen Sie deshalb Ihre Frauenärztin, wie viel Erfahrung sie mit der Anpassung hat, oder informieren Sie sich bei Ihrer Hebamme oder in Frauenzentren oder Beratungsstellen.
- Möglich ist auch die Einlage einer Spirale in Ihre Gebärmutter. Dies ist zumeist bereits bald nach der Geburt möglich und stellt eine sehr sichere und komfortable Methode der Verhütung dar. Zuvor sollte in einer ausführlichen gynäkologischen Untersuchung geklärt werden, ob Ihr Körper für diesen Eingriff bereit ist. Dazu wird ein PAP-Abstrich vom Gebärmutterhals entnommen und untersucht, um Entzündungen oder gar Zellveränderungen auszuschließen. Außerdem sollte die Rückbildung Ihrer Gebärmutter weitgehend abgeschlossen sein, was in der Regel 6–8 Wochen nach der Geburt der Fall ist. Es gibt die althergebrachte Kupferspirale oder neuere Hormonspiralen. Besprechen Sie Vor- und Nachteile beider Methoden mit Ihrer Gynäkologin. Dann werden Sie die für Sie passende finden.
- Des Weiteren gibt es die Möglichkeit der Einnahme eines östrogenfreien Hormonpräparates. Die in diesen Pillen enthaltenen Gestagene erreichen allerdings über die Muttermilch auch Ihr Baby. Diese Methode ist sehr praktisch und wird oft von den Frauen gewählt, die auch vor der Schwangerschaft eine Pille genommen haben. Oder aber von denen, die nur für kurze Zeit eine sichere Verhütung wünschen, weil bald ein weiteres Kind geplant ist.

Wie auch immer Sie sich entscheiden, nehmen Sie sich ausreichend Zeit, in Ruhe die für Sie und Ihren Partner richtige Methode zu finden. Eine sichere und komfortable Verhütungsmethode wird Ihnen und Ihrem Partner in den im ersten Babyjahr sowieso seltenen Momenten von Zeit füreinander gut tun und zu Ihrer Entspannung und damit Lust beitragen.

Nützliche Adressen

Schwangerschaft, Geburt und Babyzeit

Arbeitsgemeinschaft freier Stillgruppen (Afs)
Rüngsdorfer Str. 17
53173 Bonn
Tel. 02 28/3 50 38 71
Fax 02 28/3 50 38 72
E-Mail: afs-stillgruppen@t-online.de
www.stillen.org

Cara e. V. Beratungsstelle zur vorgeburtlichen Diagnostik
Große Johannisstr. 110
28199 Bremen
Tel. 04 21/59 11 54
Fax 04 21/5 97 84 59
E-Mail: cara-ev@t-online.de

Deutscher Hebammen Verband e. V. (DHV)
Postfach 1724
76006 Karlsruhe
Tel. 07 21/98 18 90
Fax 07 21/9 81 89-20
E-Mail: info@hebammenverband.de
www.dhv.de

Bund freiberuflicher Hebammen Deutschlands e. V.
Am Alten Nordkanal 9
41748 Viersen
Tel. 0 21 62/35 21 49
Fax 0 21 62/35 85 92
E-Mail: bfhd@hebamme.de
www.bfhd.de

Initiative Regenbogen – Glücklose Schwangerschaft e. V.
In der Schweiz 9
72636 Frickenhausen
Tel. 0 55 65/13 46
E-Mail: BV@initiative-regenbogen.de
www.initiative-regenbogen.de

LLL-La Leche Liga Deutschland e. V. Stillgruppen und Stillberatung
Postfach 65 00 96
81214 München
Tel. und Fax 0 68 51/25 24
E-Mail: mail@lalecheliga.de
www.lalecheliga.de

Netzwerk der Geburtshäuser in Deutschland
Tel. & Fax 0 22 41/39 57 67
www.geburtshaus.de

Netzwerk gegen Selektion durch Pränataldiagnostik c/o Bundesverband für Körper- und Mehrfachbehinderte e. V.
Brehmstraße 5-7
40239 Düsseldorf
Tel. 02 11/64 00 40
Fax 02 11/6 40 04 20
E-Mail: BV-KM@t-online.de
www.bvkm.de

Gesundheit

AKF – Arbeitskreis Frauengesundheit in Medizin, Psychotherapie und Gesellschaft e. V.
Hindenburgstr. 1 a
32257 Bünde
Tel. 0 52 23/18 83 20

Arbeitsgemeinschaft Gestose-Frauen e. V.
Geldener Str. 45
47661 Issum
Tel. 0 28 35/26 28
www.arcos.de/gestose

Belladonna (Öle und Tees)
Kohlstattweg 21 d
83229 Aschau i. Ch.
Tel. 0 80 52/90 95 52
www.heb-versand.de

Berufsverband Deutscher Psychologen (BDP)
vermittelt Therapeuten, Patienten-Informationsdienst
Heilsbachstr. 20-24
53123 Bonn
Tel. 02 28/74 66 99

FFGZ Feministisches Frauen Gesundheitszentrum e. V.
Bamberger Straße 51
10777 Berlin
Tel. 0 30/2 13 95 97
Fax 0 30/2 14 19 27
E-Mail: ffgzberlin@snafu.de
www.snafu.de/-ffgzberlin

Frauengesundheitszentren Dachverband
Goethe-Allee 9
37073 Göttingen
Tel. 05 51/48 45 30

Psychotherapie-Informationsdienst des BDP
Heilsbachstraße 22-24
53123 Bonn
Tel. 02 28/9 87 31-0
Fax 02 28/9 87 31-70
E-Mail: info@bdp-verband.org
www.bdp-verband.org

Schatten und Licht – Krise nach der Geburt e. V.
c/o Bianca Dietrich
Postfach 1106
67355 Lingenfeld
Tel. 0 63 44/93 91 73

Stadelmann I. Tees und Öle – Bahnhof-Apotheke
Bahnhofstr. 12
87435 Kempten
Tel. 08 31/5 22 66 11
www.bahnhof-apotheke.de

Verband klassischer Homöopathen Deutschlands e. V.
Monika Kindt
Wagnerstraße 20
89077 Ulm
Tel. 07 31/9 31 40 40
Fax 07 31/9 31 40 41
E-Mail: vkhd.ev@t-online.de
www.vkhd.de

WALA Heilmittel GmbH
Dorfstraße 1
73087 Bad Boll/Eckwälden
Tel. 07164/9300
Fax 07164/930297
(auch in Apotheken und Naturläden)

Weleda AG Heilmittelbetriebe
Postfach 1320
73503 Schwäbisch Gmünd
Tel. 07171/9190
Fax 07171/919362
(auch in Apotheken und Naturläden)

Familie

Bundesverband allein erziehender Mütter und Väter e. V. (VAMV)
Beethovenallee 7
53173 Bonn
Tel. 0228/352995
Fax 0228/358350
E-Mail:
vamv-bundesverband@t-online.de
www.vamv.de

Bundesministerium für Familie, Senioren, Frauen und Jugend
Kostenlose Broschüren:
Mutterschutzgesetz, Elterngeld-Berechnung, Staatliche Hilfen, Broschüren für werdende Mütter und Väter, Studieren mit Kind, Erziehungsgeld, Erziehungsurlaub und Mutterschutzgesetz
Taubenstr. 42/43
10117 Berlin
Tel. 030/206550
Fax 030/20655 1145
www.bmfsfj.de
E-Mail:
broschuerenstelle@bmfsfj.bund.de

GEPS Deutschland e.V. Bundesverband Elterninitiative plötzlicher Säuglingstod e.V.
Rheinstr. 26
30519 Hannover

Wildwasser e.V.
Beratungsstelle gegen sexuellen Missbrauch
Kaiserstraße 19
26122 Oldenburg
Tel. 0441/16656
Fax 0441/2589553

Verband Alleinerziehender Mütter und Väter
Bundesverband Bonn e.V.
Beethovenallee 7
53173 Bonn
Tel. 0228/352995
Fax 0228/358350

Bücher zum Weiterlesen

Bloemeke V J: Es war eine schwere Geburt. Wie traumatische Erfahrungen verarbeitet werden können. München: Kösel; 2003

Graf F: Homöopathie und Gesunderhaltung von Kindern und Jugendlichen. Ascheberg: Spangsrade; 2003

Janus L: Wie die Seele entsteht. Heidelberg: Mattes; 2004

Lorenz-Wallacher L: Schwangerschaft, Geburt und Hypnose. Heidelberg: Carl-Auer-Systeme; 2003

Schaefer C: Arzneiverordnung in Schwangerschaft und Stillzeit. München: Urban & Fischer; 2001

van der Zee H: Homöopathie und Geburtstrauma. Haren/Niederlande: Homeolinks Publishers; 2007

Stichwortverzeichnis

D

E

F

G

H

Bibliografische Information
der Deutschen Nationalbibliothek
Die Deutsche Nationalbibliothek verzeichnet diese Publikation in der Deutschen Nationalbibliografie; detaillierte bibliografische Daten sind im Internet über http://dnb.d-nb.de abrufbar.

Programmplanung: Dr. Elvira Weißmann-Orzlowski

Redaktion: Jutta Martini

Bildredaktion: Christoph Frick

Umschlaggestaltung und Layout:
CYCLUS Visuelle Kommunikation

Bildnachweis:
Umschlagfoto: Istock
Fotos im Innenteil:
Goodshoot/Jupiterimages: S. 4, 5 oben, 6, 8, 10, 12/13, 21, 29, 34, 41, 62, 88/89, 174/175, 178, 183, 186, 191; Imagesource: S. 48, 71; Istock: S. 3; KIDSIMAGE/vario: S. 146; McPHOTO/vario: S. 107; Pixland: S. 54, 59, 78; Profimedia/vario: S. 5 unten, 112/113, 117, 140; sodapix/vario: S. 99

Liebe Leserin, lieber Leser,
hat Ihnen dieses Buch weitergeholfen?
Für Anregungen, Kritik, aber auch für Lob sind wir offen. So können wir in Zukunft noch besser auf Ihre Wünsche eingehen. Schreiben Sie uns, denn Ihre Meinung zählt!

Ihr Haug Verlag

E-Mail Leserservice:
heike.schmid@medizinverlage.de

Adresse:
Lektorat Haug Verlag, Postfach 30 05 04,
70445 Stuttgart, Fax: 0711-8931-748

Printed in Germany

Satz: Fotosatz Buck, 84036 Kumhausen
gesetzt in: InDesign CS3
Druck: AZ Druck und Datentechnik GmbH,
87437 Kempten

Gedruckt auf chlorfrei gebleichtem Papier

ISBN 978-3-8304-2192-4 1 2 3 4 5 6

Wichtiger Hinweis:
Die Ratschläge und Empfehlungen dieses Buches wurden von Autoren und Verlag nach bestem Wissen und Gewissen erarbeitet und sorgfältig geprüft. Dennoch kann eine Garantie nicht übernommen werden. Eine Haftung der Autorinnen, des Verlages oder seiner Beauftragten für Personen-, Sach- oder Vermögensschäden ist ausgeschlossen.